这是　　　　的书

给萨尔、露易丝和彼彼

身体的秘密
从细胞到不可思议的你

［荷］扬·保罗·舒腾 Jan Paul Schutten —— 著

［荷］弗洛尔·李德 Floor Rieder —— 绘

张佳琛 —— 译

人民文学出版社
PEOPLE'S LITERATURE PUBLISHING HOUSE

著作权合同登记：图字 01-2021-2616 号

© 2015 text Jan Paul Schutten
© 2015 illustrations Floor Rieder
Originally published under the title **Het wonder van jou en je bijoenen bewoners**
by Uitgeverij J.H. Gottmer/H.J.W.Becht bv, Haarlem, The Netherlands;
a division of the Gottmer Uitgeversgroep BV.

图书在版编目（CIP）数据

身体的秘密：从细胞到不可思议的你 /（荷）扬·保罗·舒腾著；（荷）弗洛尔·李德绘；张佳琛译. —— 北京：人民文学出版社，2021（2023.3 重印）
ISBN 978-7-02-015930-7

Ⅰ.①身… Ⅱ.①扬…②弗…③张… Ⅲ.①人体 - 普及读物 Ⅳ.① R32-49

中国版本图书馆 CIP 数据核字 (2020) 第 008563 号

责任编辑　甘　慧　王雪纯
装帧设计　高静芳

出版发行　人民文学出版社
社　　址　北京市朝内大街 166 号
邮政编码　100705
印　　制　凸版艺彩（东莞）印刷有限公司
经　　销　全国新华书店等
字　　数　220 千字
开　　本　889 毫米 × 1194 毫米　1/16
印　　张　10
版　　次　2021 年 1 月北京第 1 版
印　　次　2023 年 3 月第 4 次印刷
书　　号　978-7-02-015930-7
定　　价　198.00 元

如有印装质量问题，请与本社图书销售中心调换。电话：010-65233595

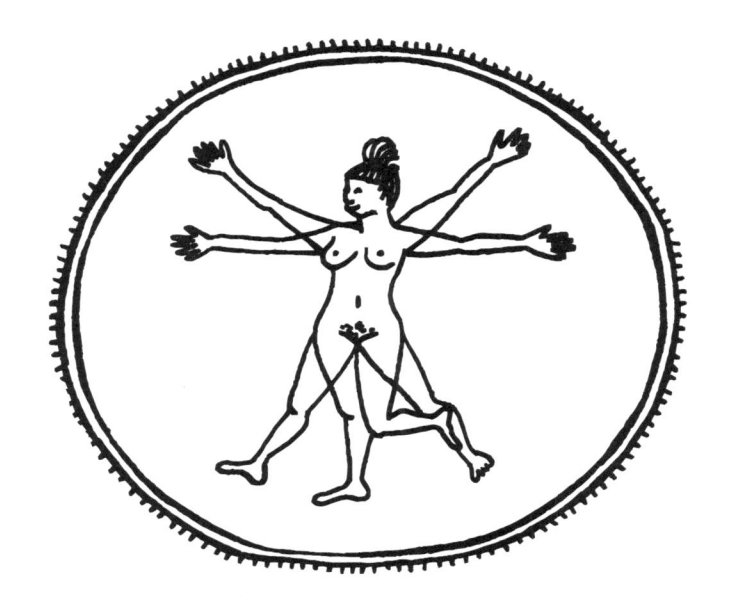

目 录

前言
整本书都是关于你的   6
    为什么这本书值得拥有？   6
    为什么科学家总爱装腔作势？   6
生命的赛跑   8
    为什么你从一出生开始就是幸运的？   8
    为什么你是冠军？   8
一只蚂蚁不算是蚂蚁   10
    为什么看起来是一只水母，实际上是成千上万只水母的集合？   10
    为什么你永远不会孤单？   11
哦，真对不起！   12
    为什么氢可以用来做炸弹，但是水不行？   13

第一部分　奇妙的细胞
细胞之间的液体   16
    为什么此细胞非彼细胞？   16
    为什么你的细胞需要保护？   16
细胞里面   18
    为什么你的细胞里面有个马达？   18
    为什么细胞还需要一个发电站？   18
细胞的总部   20
    为什么我们还进不去细胞核？   20
    为什么DNA才是身体的主人？   20
    为什么核糖体知道它该制造什么？   21
警报警报警报警报警报警报警报警报！   22
    为什么这场旅行要先暂停一下？   22
    为什么有些病毒简直就是忍者机器人？   23
    为什么还有些病毒是吸血鬼忍者机器人？   24
    为什么一个小小的病毒能消灭整个细胞？   25
    为什么你会鼻塞？   25
细胞里的其他东西——其实不说也行   26
    为什么没有人可以说你懒？   26
    为什么你的体温总是37摄氏度？   26
    为什么嘴对大脚趾来说很重要？   27

第二部分　探索你的身体
夜深人静的墓地   30
    为什么安德烈·维萨里要偷尸体？   30
    为什么单独一块肌肉什么都做不了？   31
    为什么你做动作还需要骨头参与？   31
身体最深处   32
    为什么解剖不是一件容易的事情？   32
    为什么你吃掉的食物要花一天才能离开你的身体？   33
    为什么维萨里在他的年代完全没有名气？   33

第三部分　让你思考的物质
身体的控制室   36
    为什么画爱心其实有点傻？   36
    为什么人脑不是电脑？   36
    为什么你的肠子比你想象的要聪明？   36
脑的下面两层   38
    为什么人的脑容量这么大？   38
    为什么高兴的事情很快会被忘记，难受的经历却总能记得？   39
    为什么下丘脑不能正常工作的人，需要别人二十四小时看护？   39
脑的三楼   40
    为什么猴子不会算数？   40
    为什么每个人的身体里可能都藏了一个杀人犯？   40
    为什么急诊室里的青少年永远比图书管理员多？   41
脑的地下室   42
    为什么有的时候你的行动比思想快？   42
    为什么你的脑总会捉弄你？   43
记忆的洞穴   44
    为什么你以为自己忘掉了一些事情？   44
    为什么脑震荡会让你失去一些记忆？   45
    为什么一个人可能永远觉得自己只有三十岁？   45
你脑中的珍奇百宝屋   46
    为什么眼睛正常的人也可能看不见任何东西？（第一集）   46
    为什么有人会觉得他太太的脑袋是一顶帽子？   46
你脑中的男孩或女孩专属房间   48
    为什么你可能没办法决定要爱上谁？   48
    为什么男孩看起来比女孩强？   49

身体的电子邮箱 ... 52
    为什么你一到晚上就会犯困？ ... 52
    为什么有的女游泳运动员看起来比较像男生？ ... 53
脑中的化学实验室 ... 54
    为什么斯堪的纳维亚的高气压区会导致战争？ ... 54
    为什么你偶尔也想打扫一下房间？ ... 55
你脑中的小人儿的脑 ... 56
    为什么你可能什么也决定不了？ ... 56
    为什么脑中的那个声音也会捉弄你？ ... 57
    为什么你可以比你的脑更聪明？ ... 57
日常生活 ... 58
    为什么你的身体不擅长撒谎？ ... 58
    为什么测谎仪能辨别谎言？ ... 58
    为什么你能知道那个人是不是也爱上了你？ ... 59
穿着睡衣 ... 60
    为什么你要睡觉？ ... 60
    为什么睡不饱的人反而吃得更多？ ... 61
床上的时间 ... 62
    为什么睡眠有不一样的感觉？ ... 62
    为什么中学的上课时间太早了？ ... 62
    为什么周末最好不要睡懒觉？ ... 63

第四部分　听，是什么在跳？
德古拉公爵的城堡 ... 66
    为什么每一个血液细胞都是大英雄？ ... 66
    为什么血液比浆果汁更适合在身体里流动？ ... 66
    为什么血细胞也会觉得累？ ... 66
你的血液 ... 68
    为什么你每秒钟都需要300万个新的血细胞？ ... 68
    为什么伤口流血会自己止住？ ... 68
    为什么瘀青其实不是蓝色的？ ... 69
发炎的耳朵 ... 70
    为什么喉咙里有扁桃体？ ... 70
    为什么有的时候耳朵会发炎？ ... 70
    为什么刚睡醒的时候你的眼睛容易睁不开？ ... 71
惊慌失措 ... 72
    为什么心脏是个特别的机器？ ... 72
    为什么肚子里有蝴蝶在飞？ ... 73
在你心里 ... 74
    为什么心脏长得根本不像桃心？ ... 74
    为什么你没法命令你的心脏停止跳动？ ... 75
    为什么老鼠的心跳像机枪扫射一样快？ ... 75
在血管里 ... 76
    为什么外科医生要穿奇怪的丝袜？ ... 76
在医院里 ... 78
    为什么奥运会没有老年组？ ... 78
    为什么不用水做蛋黄酱？ ... 78
    为什么运动可以降低你得心脏病的概率？ ... 79

第五部分　我们的肺
呼，吸；呼，吸；呼，吸 ... 82
    为什么要对你的肺好一点？ ... 82
    为什么你的嘴其实有点像吉他？ ... 83
肺部 ... 84
    为什么你其实没有那么重？ ... 84
    为什么鼻毛其实很有用？ ... 84
    为什么抽烟一点都不酷，抽烟的人其实很可怜？ ... 85

第六部分　肚子和那里面的上万亿个居民
嫩豌豆先生的肚子 ... 88
    为什么食道能帮你成功吃下一架飞机？ ... 88
    为什么说"人如其食"？ ... 89
口腔里面 ... 90
    为什么学外语需要口腔帮忙？ ... 90
    为什么只有笨蛋才会随地吐痰？ ... 90
    为什么其实应该饭前刷牙？ ... 91
胃和胃的下一站 ... 92
    为什么喝下去的汤在跑步时不会反上来？ ... 92
    为什么胃其实是个杀手？ ... 93
    为什么小肠在37摄氏度开始溶解工作？ ... 93
（正确的）姿势 ... 94
    为什么肝脏非常重要？ ... 94
    为什么胃里的胃酸不会把你的屁股烧穿？ ... 94
    为什么有些人笨到连大便都不会？ ... 95
热带岛屿上一座漂亮的乡间别墅 ... 96
    为什么存活下去对你的身体来说是最重要的事情？ ... 96
    为什么减肥这么难？ ... 96
    为什么可以靠减肥书发家致富？ ... 97
非常非常多 ... 98
    为什么你永远不会孤独？ ... 98
    为什么别人的细菌也是好的？ ... 98
对你有好处 ... 100
    为什么我们离不开细菌？ ... 100
    为什么细菌能帮你保持健康？ ... 101
你的DNA ... 102

为什么细菌比"007"的黑科技还好用？　　102
为什么水稻比人都复杂？　　102
为什么有些药不能一直吃？　　103

关于马桶　　104
为什么厕所里面发臭的不只大便？　　104
为什么一位医生需要汽车加肠衣再加轰炸机？　　105
为什么小便其实很有用？　　105

第七部分　皮肤和毛发

不穿衣服　　108
为什么我们对待皮肤的方式很奇怪？　　108
为什么种族主义是很愚蠢的？　　109

皮肤里面　　110
为什么吸尘器能把你的一部分吸走？　　110
为什么洗澡时间太长的话，你手指上面的皮肤会皱起来？　　110
为什么你身上其实有很多毛发？　　111
为什么手很灵活？　　111

第八部分　闻闻听到的声音

五味杂陈　　114
为什么戴着耳机吃饼干味道更好？　　114
为什么眼见为实其实并不完全对？　　115

大大的拥抱　　116
为什么拥抱对健康有好处？　　116
为什么止疼药对全身都有效？　　116
为什么疼和痒没有关系？　　117

臭气熏天　　118
为什么我们的鼻子其实不太好使？　　118
为什么卖松露油的人能欺骗你的鼻子？　　118
为什么就算不吃草莓嘴里也会有草莓味？　　119

厨房　　120
为什么舌头和鼻子有点像？　　120
为什么味觉有时也是个谜？　　121
为什么生日的时候就该吃抱子甘蓝？　　121

眼中世界　　122
为什么眼睛比鼻子重要？　　122
为什么猫的夜视能力特别好？　　123
为什么埃及艳后会给自己的眼睛下毒？　　123
为什么眼睛工作正常的人也可能看不见任何东西？（第二集）　　124

为什么我们其实有三只眼睛？　　124

保持平衡　　126
为什么耳朵可以听到一根细针落地的声音？　　126
为什么感官是买五送一的？　　127

第九部分　跑着跳着飞起来再蹲下摔倒了再站起来然后继续

姿势要对　　130
为什么要先来撒个欢？　　130
为什么你没见过举重的水母？　　130

健身房　　132
为什么心脏肌肉可以锻炼，但是大肠肌肉不行？　　132
为什么想变得强壮，得先把肌肉打碎？　　132
为什么举重运动员要比马拉松运动员重多了？　　133

生命　　134
为什么骷髅头应该代表生命才对？　　134
为什么骨骼比警棍还坚固？　　134

动起来　　136
为什么挥手的时候也会用到脚趾？　　136
为什么人需要软骨？　　136

第十部分　生存

孕育　　140
为什么现在我们要回到这本书的开头？　　140
为什么不用打扮就能变漂亮？　　141
为什么不要太相信广告？　　142
为什么精子不能走红毯？　　142

子宫里面　　144
为什么一个孩子能不能成为钢琴家其实在受精时就已经决定好了？　　144
为什么其实婴儿已经会走了？　　144
为什么胎儿都"长成"了还不能出生？　　145
为什么肚子里的宝宝的口味是妈妈决定的？　　145

我们的未来　　148
为什么死亡其实不那么可怕？　　148
为什么不是所有的百岁老人都要住到养老院里去？　　148
为什么如果你活到一百二十岁，可能比现在还健康？　　149
为什么也许未来的人根本就不会死去？　　149

致谢　　150

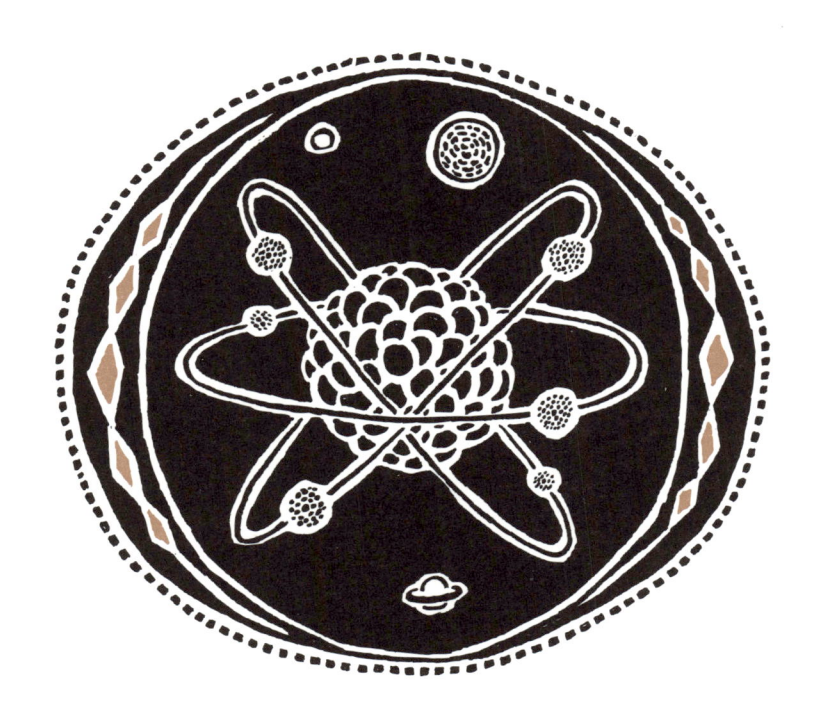

前言

整本书都是关于你的

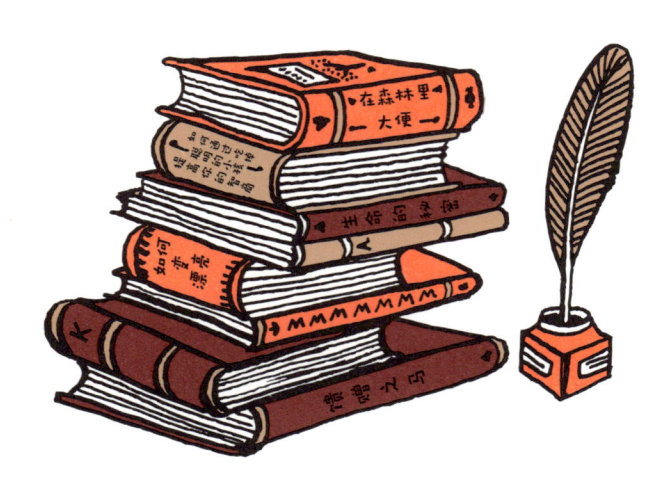

为什么这本书值得拥有？

你肯定没看过《我教我的小狗学物理》或者《如何通过吃掉聪明的小孩提高你的智商》，那这本《在森林里大便——一种被人遗忘的有利于环境的艺术形式》呢？真没开玩笑，这些书都是真实存在的。你如果上网搜一搜，还能发现更奇怪的图书主题。它们太奇怪了，你可能不会去读。还好现在有了这本书，它的主题绝对是最棒的——关于你。它值得拥有。确切地说，这是你的身体应得的。我们会讲到你的身体是由什么组成的、为什么它能完成各种任务等等这些主题。

这些主题有一个听起来很科学的名字——解剖学，它的古希腊语是"anatomē"。"Ana"是"打开"的意思，而"tomē"是"切"，合在一起就是"切开"的意思。别担心，我们不是要"解剖"你。这本书会带你走进你自己的细胞，在身体里来一场旅行，你可能会看到一点血，但是不用怕，你不会受伤的。

为什么科学家总爱装腔作势？

你的身体是一台结构复杂的机器，复杂得超出你的想象。所以直到最近几十年我们才真正了解人体的器官和各个部分是如何运作的。能有这些新的认识我们要感谢现代医学。但是这些医学专家不仅善于发现人体结构的奥秘，更爱装腔作势、故弄玄虚，他们给人体的每个器官和身体的各个部分都起了非常复杂的名字。比如说，我们称为"屁股"的部位他们叫它"臀肌"，还有其他很多创造出来的复杂名词。

当然，我在这本书里会尽量少用这些名词，但是有些概念没有通俗的说法，比如线粒体、细胞外基质或者内质网。你在书里能看到它们，不过你不用记住它们。然而，这本书的插画师弗洛尔·李德居然很迷恋这些超级复杂的名词，所以你会在她的插画中看到它们。当然，你完全没有必要记住它们，有的名词根本没有出现在书的正文中，或者仅仅出现了一次而已。如果你真的想了解核糖体和氨基酸到底是什么，可以查找这些概念第一次出现时所在的位置。一个概念第一次出现时，会有简单的解释。我写这本书最重要的目标就是希望你在读过之后能了解自己身体是如何运作的，并了解你的身体结构是多么奇妙，以及如何保持健康的身体状态。你一定想不到你自己有多特别，看完这本书后，你就会明白的。

整本书都是关于你的
看看这是谁?

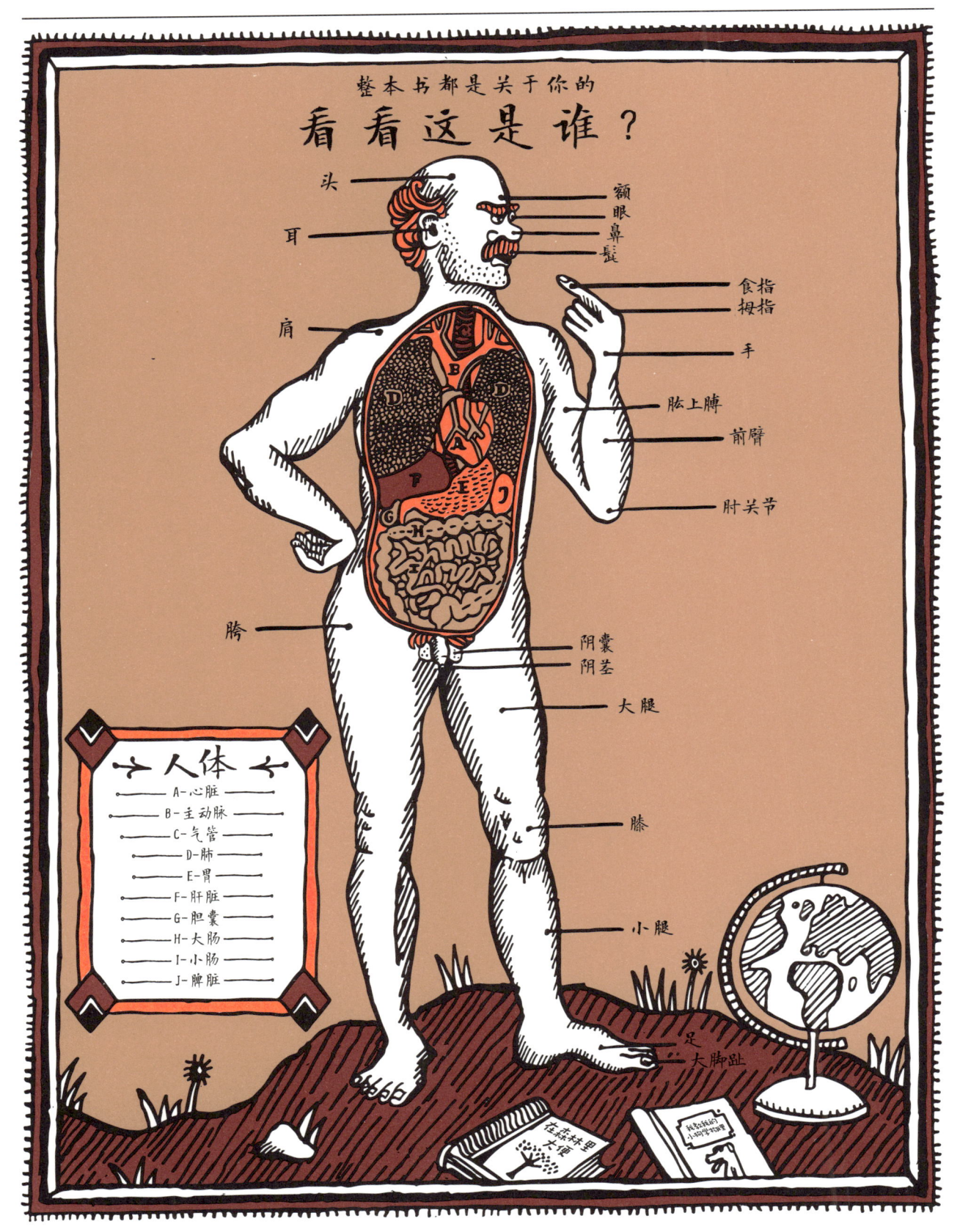

头
耳
肩
额
眼
鼻
髭
食指
拇指
手
肱上膊
前臂
肘关节
胯
阴囊
阴茎
大腿
膝
小腿
足
大脚趾

人体
- A—心脏
- B—主动脉
- C—气管
- D—肺
- E—胃
- F—肝脏
- G—胆囊
- H—大肠
- I—小肠
- J—脾脏

— 7 —

生命的赛跑

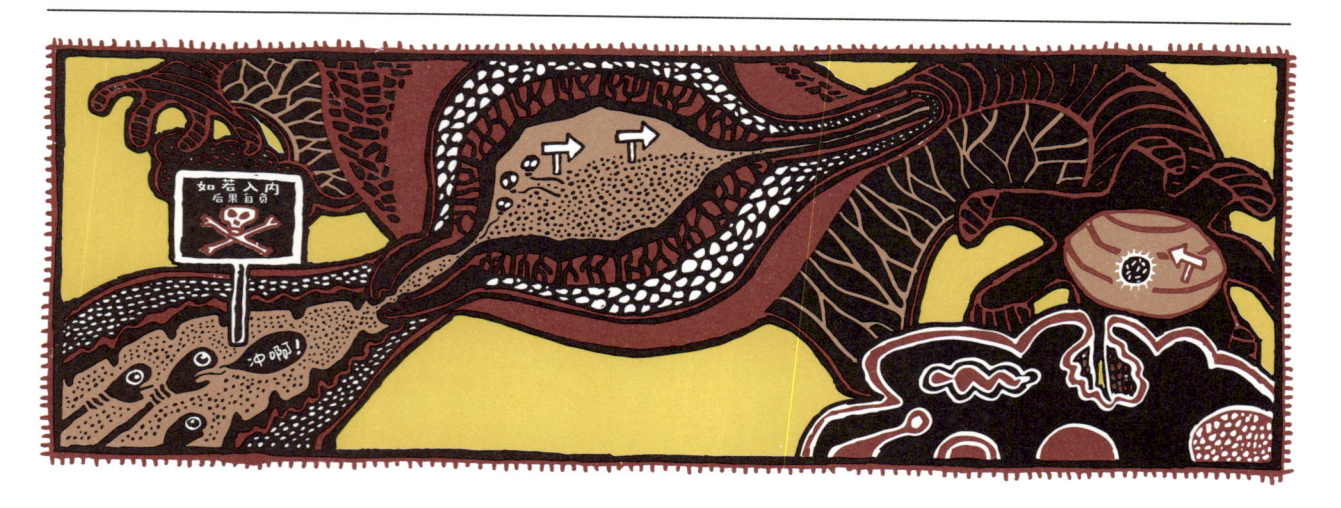

为什么你从一出生开始就是幸运的？

有时候你会觉得，自己做什么事情都不顺利：别人都比你做得好，也比你更聪明，而你就是个倒霉蛋。千万不要这样想，这种想法完全不对！你就是冠军。这点你已经靠自己证明了。在一场有好几亿个选手参赛的赛跑中，你是那个最快、最强的选手。而且你是最幸运的那一个。不信的话你可以读一读关于很久以前那场比赛的报道。你在这场比赛中获得了第一名，过程是这样的：

"欢迎参加你一生中最难的一场比赛。你有3亿个对手，只有冠军能生存下来。但这还不是最坏的消息：在大多数情况下，比赛结束后连一个幸存下来的选手都没有。可是如果你想看到这个世界的话，你就必须参加比赛。那么……准备好了吗？……预备，跑！"

哎？这是怎么回事？为什么选手们都像无头苍蝇一样乱窜？比赛现场简直乱成一团，跑道上连方向指示牌都没有。可你还不能向主办方抱怨，因为根本没有时间，你必须硬着头皮开跑。这简直就是战场！

比赛环境实在太恶劣了，以至于百分之九十九的选手在比赛一开始就失去了机会。就算是这样，也还有大概300万名选手能进入第二轮。第二轮比赛的难度当然更大，你不仅要在迷宫里找出路，而且随时面临着被发现并被消灭的危险……

为什么你是冠军？

一场新的拼杀就要拉开序幕。你不但要速度快、身手敏捷，还要运气好。选往左走还是往右走决定了你的生死。幸运的是，你选对了方向，和你一起的还有100万名选手。

"马上就要冲刺了，千万不能迷路！速度、耐力和成为冠军就是一切。第二名意味着失败，而且和最后一名一样都是致命的。你现在的奔跑速度已经最快了，有一分钟4毫米那么快。可别因为跑得太快冲出跑道！你一直跑啊跑啊……成功了吗？成功了吗？是的！你赢了，打败了其他3亿个选手！你获得了出生的机会！恭喜你！"

你现在一定知道这次赛跑的目的了吧：让你爸爸的精子和你妈妈的卵子相遇。不过这还只是故事的一半。你是那个精子，但这并不是全部。你也是那颗卵子，因为它也是你的一部分。而这颗卵子甚至在你妈妈出生前就存在了，和其他200万颗卵子一起。不过一个月只会有一颗卵子成熟并出现。所以，精子和卵子成功结合并产生你的概率非常低，比同时获得世界游泳锦标赛冠军和乐透大奖的概率还要低。但你还是成功了！

不过，和其他证明你多么特别的理由比起来，这不算什么。关于你，还有很多可以说的。关于你身体里很细微的部分，关于肉眼可以看到的你的身体部位，比如说，呃……你的眼睛。还有一些大到无法测算尺寸的身体部分，你的身体里也放得下。所以说，赶紧读一读这本书吧！了解一下你的身体各个部分的组合是多么奇妙。你能够出生在这个世界上本身就是一个奇迹，能够继续健康长大，就更加神奇了。

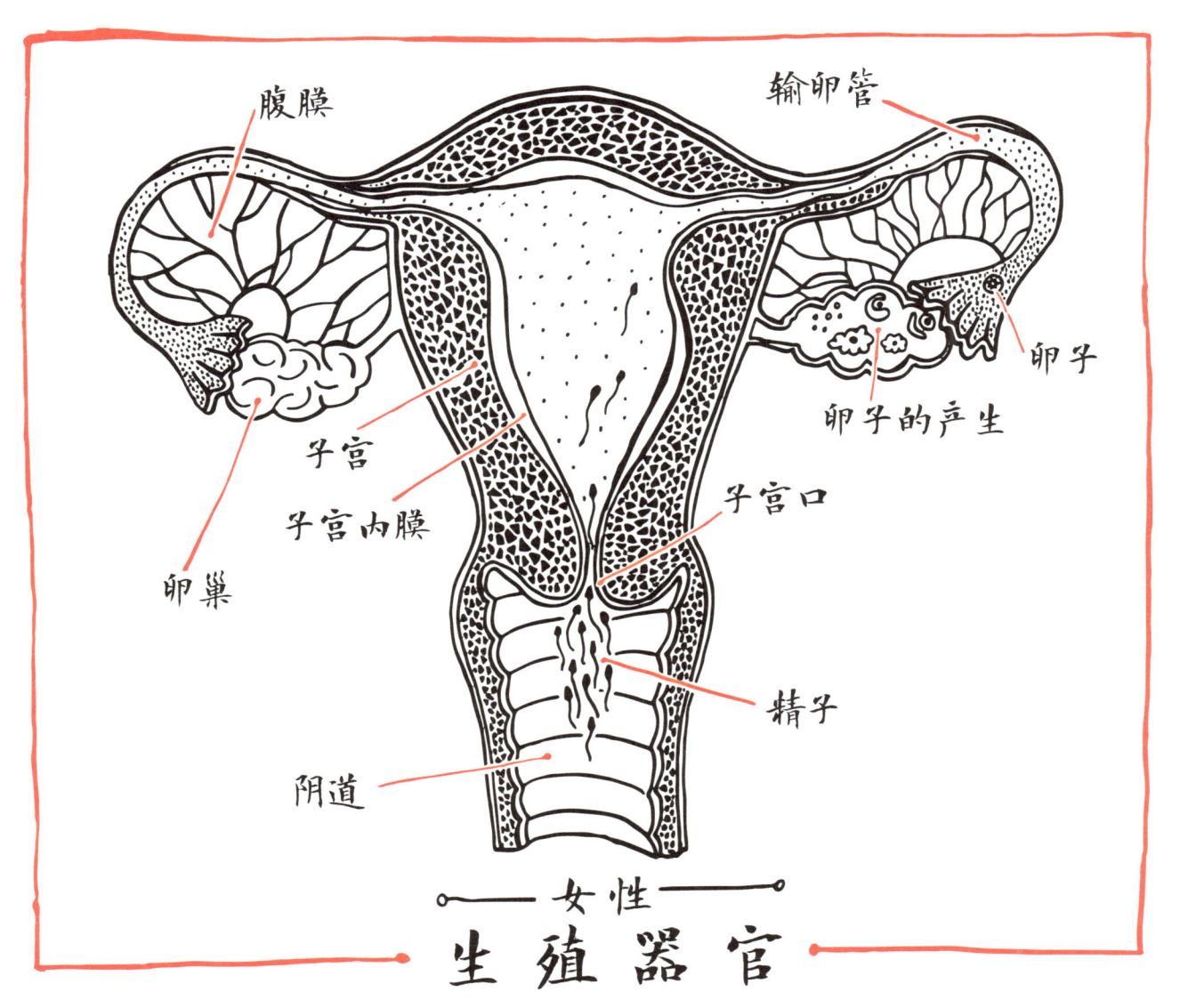

女性生殖器官

- 腹膜
- 输卵管
- 卵子
- 卵子的产生
- 子宫
- 子宫内膜
- 子宫口
- 精子
- 卵巢
- 阴道

一只蚂蚁不算是蚂蚁

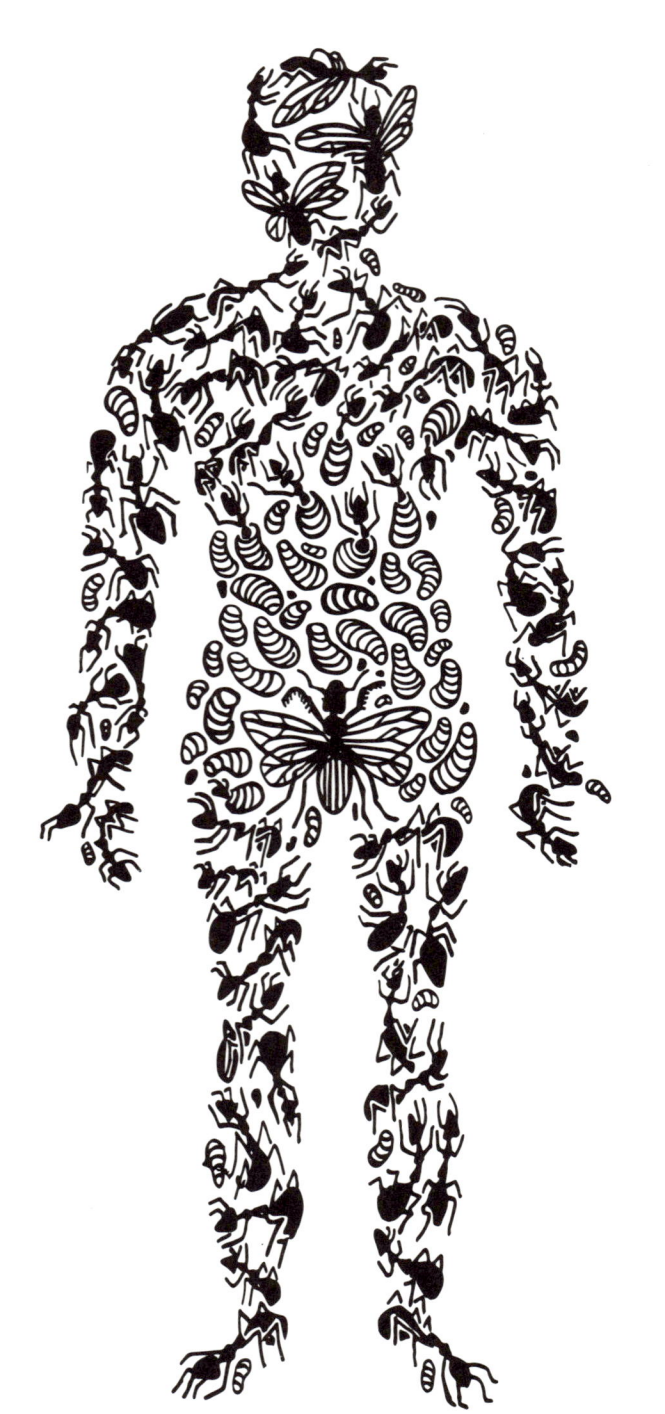

为什么看起来是一只水母，实际上是成千上万只水母的集合？

你见过树林里的蚂蚁窝吗？那里面住着成百上千只蚂蚁。这样一个蚂蚁窝其实是一个很大的王国，它有很多通道和房间，是一座结构复杂的建筑，由这些蚂蚁自己建造而成。这样艰巨的任务只有分工合作才能完成。单独一只蚂蚁几乎什么也做不了，但是一旦它们联合在一起，就变得无所不能。你如果发挥一下想象力，可以把这群蚂蚁看成人的身体。收集食物的兵蚁相当于人的眼睛、耳朵、嘴巴和鼻子；除了产卵以外什么也不做的蚁后相当于人的生殖器官；负责建造蚂蚁窝的工蚁相当于手掌和手臂。

再举个合作的例子。你听说过"葡萄牙战舰"吗？它其实和葡萄牙没有关系，也不是什么战舰。这么说起来，叫它"瑞典餐桌"都可以。它是一种水母，或者说，它看上去像一只水母。虽然你只看到了一只，但实际上那是成百上千只水螅体汇集在一起形成的。很多的小水母互相紧扣、结合在一起形成了"葡萄牙战舰"。一类水螅体承担鳔的功能，让"战舰"能够浮在水面上，并随着海风移动。而其他的水螅体则通过有毒的触须杀死小鱼和小虾等猎物。还有一类水螅体形成"葡萄牙战舰"的"胃"和"肠子"。另外，还有专门的水螅体负责孕育新的水螅体。这些小水螅体单独存在的时候什么也做不了，可是一旦它们聚集在一起，就形成了"葡萄牙战舰"。

那我们应该怎么看这种水母呢，是单独的一只水母，还是很多只？

为什么你永远不会孤单？

让我们来聊聊你吧。毕竟这本书就是关于你的。那么，你只是单独的一个"你"还是各个身体部分的结合体？你是胳膊、腿、脑、肾脏、胃、心脏和肝等等的组合，而这些身体部位又是由更小的部分组成的，例如肌肉、血管、骨骼和其他组织等，而这些部分又是由更小的单元组成的：那就是鲜活的细胞。

一个成年人的身体大约由 37 万亿个细胞组成，而小小的你大概有二十多万亿个细胞。单个细胞的功能比单只蚂蚁或者单只水螅体的功能更少。你完全感觉不到自己身体里的细胞，而且也看不见它们。你身体内不断有细胞在死亡，又不断有新的细胞被制造出来。所有的细胞一起组成了你：860 亿个脑细胞负责你的思想、记忆和情感。如果这些细胞不能很好地合作，那么你就会像一棵花菜一样，没有思想也没有感情。

在你身体内部和表面还住着上百万亿的"居民"。这可是千真万确的：你身体里的生命体比组成你身体的细胞还多！这些生命体是你皮肤上、嘴里和肠胃里面非常微小的细菌。它们是你的一部分。它们和你的脑细胞还有红细胞一样重要。你现在开始理解为什么你是如此特别了吧！不过在看完下一章以后，你才会真正大吃一惊……

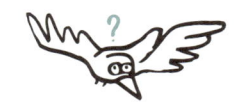

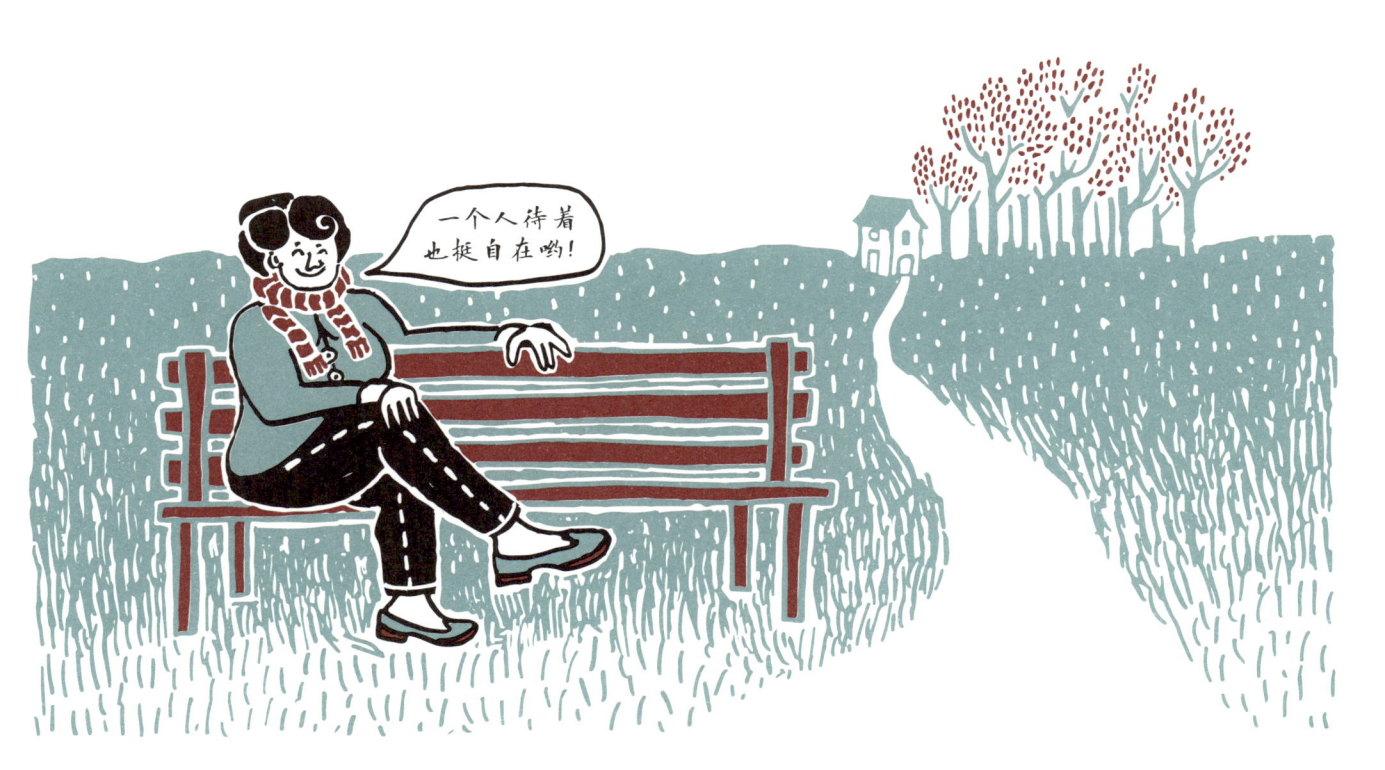

哦,真对不起!

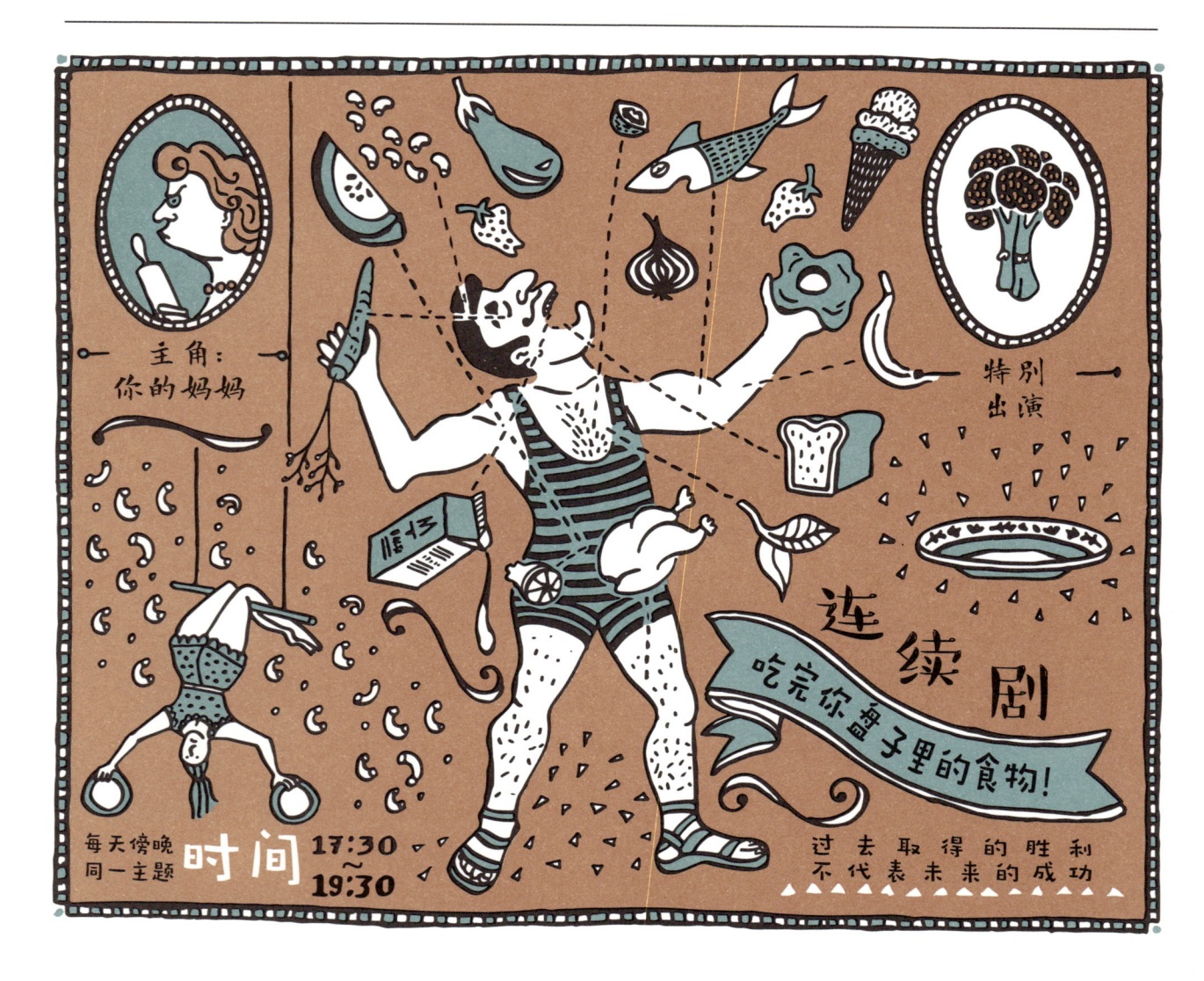

哎哟,真抱歉,我忘了件事儿。如果你想开车,那么先得熟悉交通规则。这个道理也适用于接下来的这一章:要理解这本书的内容,你必须先具备一定的知识。现在,我就把这些知识教给你——化学和生物速成课。这节速成课非常有意思,也会让后面的内容更加好玩,我保证!

你想不想知道你的身体是由什么组成的?每个月你都会长大一点点,你的头发和指甲都会长长一些,骨头也会变长一些。你的肌肉越来越多,也越来越长。多出来的那部分是怎么来的呢?当然来自你吃掉的食物了!如果你是个正常人,你肯定不会吃指甲、头发和骨头的;也就是说,你吃的食物是由很小的单元组成的,它们会在你体内被分解然后再被组合成骨头、肌肉或者头发。听起来很有道理,不是吗?我们身体最重要的成分是蛋白质。你吃的东西里面就有蛋白质，比如：肉类、奶制品、面包和像大豆这样的豆类蔬菜。你在盘子里面是看不到蛋白质的，因为它们比 1 毫米的百万分之一还要小。

为什么氢可以用来做炸弹，但是水不行？

蛋白质本身也是由很小的成分组成的，我们叫它们氨基酸。一个蛋白质通常由大约 1000 个氨基酸组成。也有一些蛋白质是由数十万个氨基酸组成的。蛋白质先在你体内被分解成氨基酸，这些氨基酸再组成新的蛋白质。

而氨基酸又是由更小的成分组成的：分子。分子是组成物质的最小单位，有着这种物质的全部特点。水分子有水的特性，氧分子有氧气的特性。

如果你把一个分子单独拆开，事情就又不一样了。分子其实是由更小的原子组成的。一个水分子是由两个氢原子和一个氧原子组成的。氢原子和水可是完全不同的东西：一杯水可以在你口渴的时候帮你解渴；要是你有一杯氢原子，就能造炸弹了……

一个成年人大约由 18 千克碳元素、满满一果酱瓶的氮元素、50 升水、从 2000 根火柴里面刮下来的磷元素、一根铁钉里面全部的铁元素，以及二十来种在元素周期表里能看到的其他元素组成。但是要让这些元素在一起组成生命体是很困难的，可我们还是做到了。是怎么做到的呢？这一切都要归功于细胞。接下来可要注意看啦！

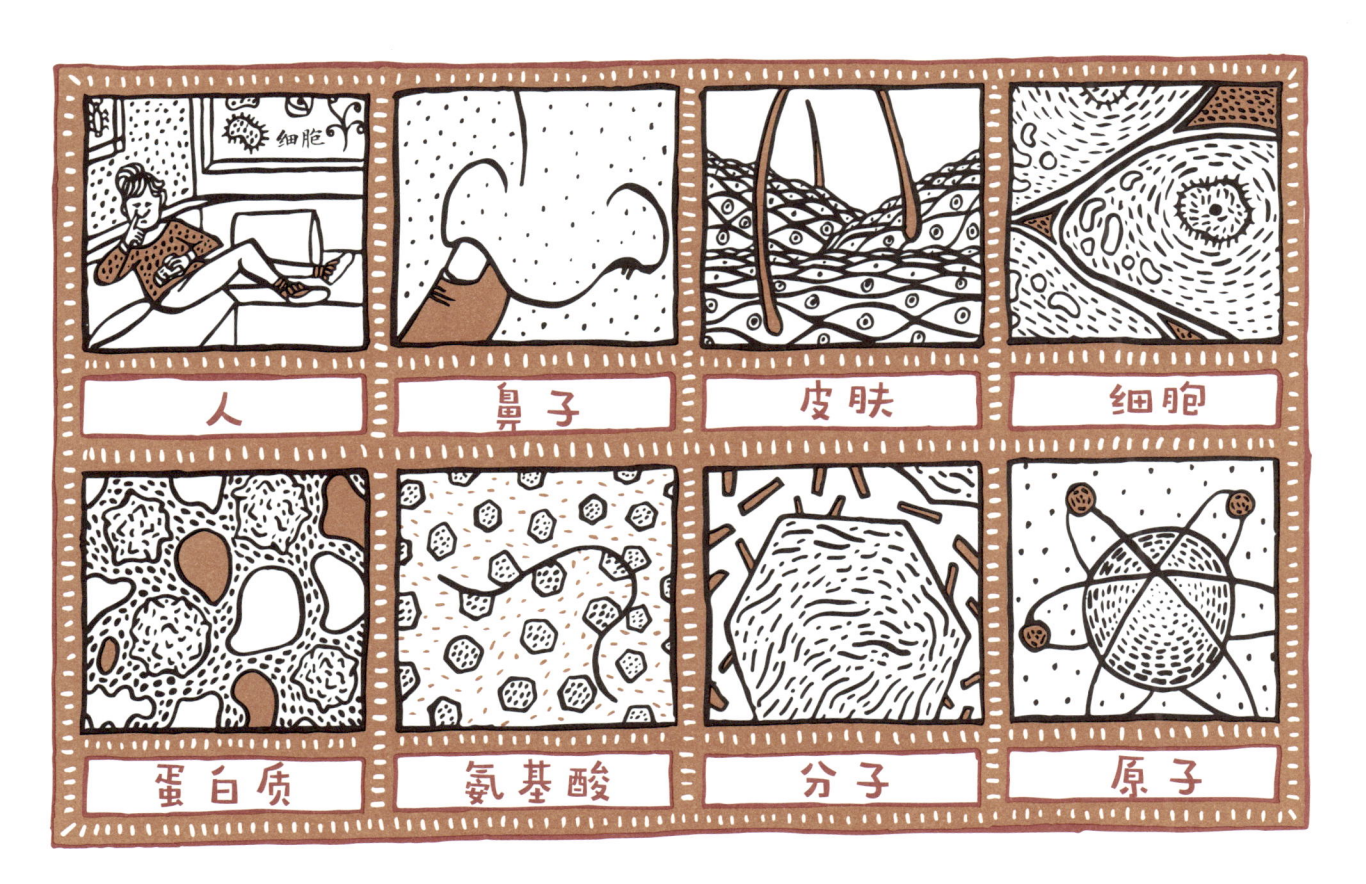

人	鼻子	皮肤	细胞
蛋白质	氨基酸	分子	原子

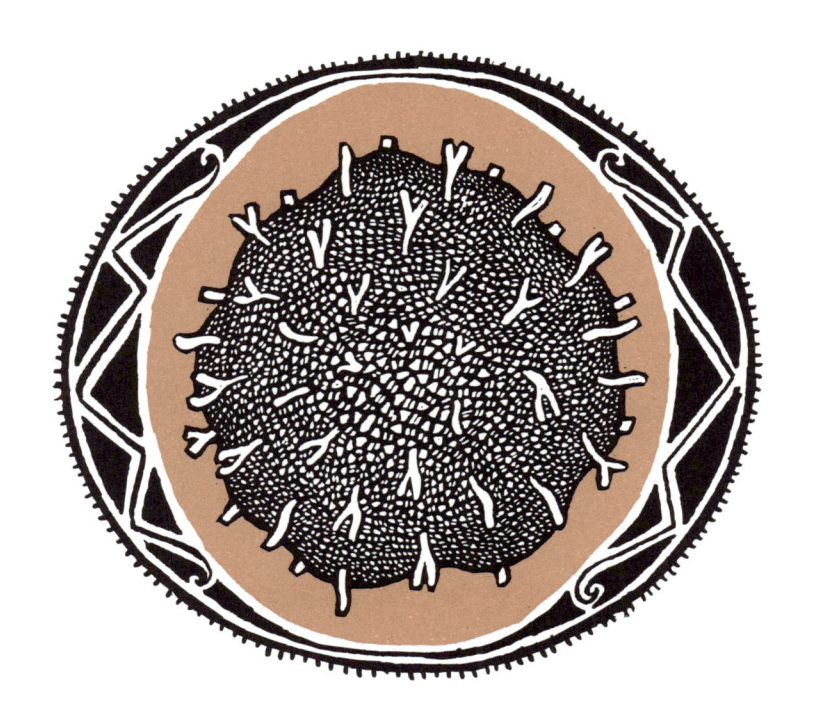

— 第一部分 —

奇妙的细胞

── 第一部分 ──

细胞之间的液体

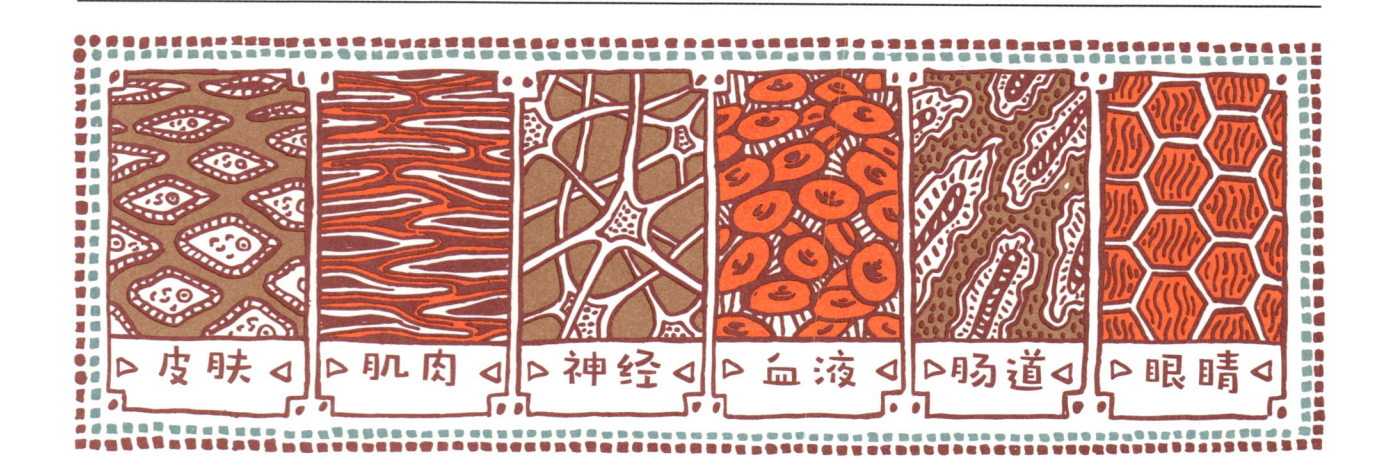

为什么此细胞非彼细胞?

如果把细胞比作乐高积木,那么你可以用大约两百种不同的"积木"搭一个"你"出来。这些细胞各不相同。比如说,神经细胞大概有一米那么长,但是非常薄,你用肉眼是无法看到的。肌肉细胞有好几分米长,但也特别薄。一个普通的细胞平均直径只有一百分之一毫米到五十分之一毫米而已。

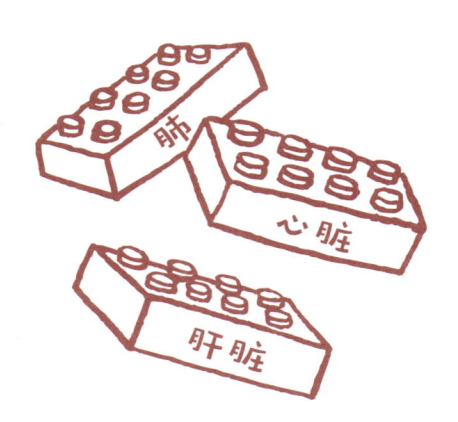

以前介绍人体的书中关于细胞的章节都十分无聊,有的信息还是错的。那是因为我们以前无法观察细胞,那时候的显微镜不如现在的先进。由于现代科技的不断进步,我们现在完全可以了解到细胞里面在发生什么,事情可不少呢,多到无法想象。我可以直接告诉你细胞的样子,可是让你自己体会一下肯定更有意思。让我们到你身体的一个细胞里旅行一次吧!

为什么你的细胞需要保护?

想象一下,你穿上一套潜水服,然后被微缩机变成1毫米的千分之一那么小。有多小呢?正常的一根头发看上去和一条河一样宽,你一眼望去根本看不到那边在哪里。接着,你通过针管被打进了你的手臂里,旅程就这么开始了。

欢迎来到你的身体里面!幸好你穿了潜水服,因为你的身体里可全是水。我希望你会游泳。

细胞之间的液体叫"组织液"。这个名词听上去挺复杂,其实意思就是"细胞间液"。这些到处漂动的小球就是细胞。它们现在大概是你的十倍大。你看到细胞表面的小突起了吗？那些是受体蛋白。它们能让必要的物质顺利进入细胞。因为细胞膜上没有其他的入口，所以一些重要的物质只能通过受体蛋白进入细胞。细胞膜不需要开口，不然外来的入侵者就能很容易地进入细胞了。

由此可见，我们可以把受体蛋白看成门卫，它们负责判断哪些物质可以进入细胞，哪些不能进入。现在你再仔细看看细胞膜，就能发现上面有很多非常小的洞。像氧分子和水分子这样的小分子能通过这些小洞进入细胞。这些分子非常微小，它们不仅不会对细胞造成任何伤害，细胞还非常需要它们呢。

好啦，先说到这儿。我可是保证过让你们看到非常精彩的画面，我们现在要进入细胞了！不过要想看得更清楚，你得先变得更小才行。好了，你现在只有1厘米的十万分之一那么小了，细胞是你的一千倍那么大。想象一下，这只是一个细胞，是你身体中最普通的细胞。你身体中有几十万亿个这样的细胞。这些你都不需要记住，先看看你的四周吧！

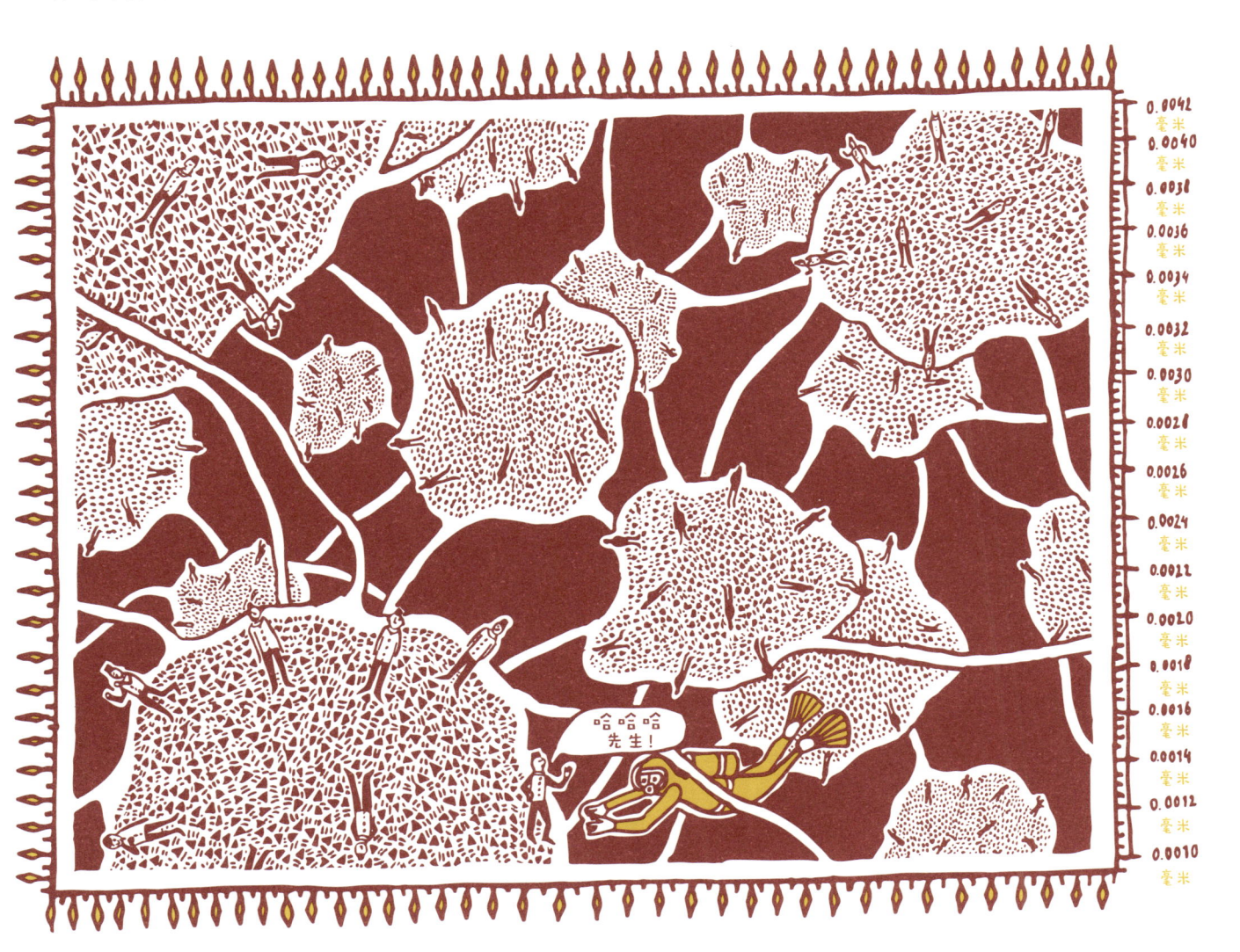

哈哈哈
先生！

0.0042 毫米
0.0040 毫米
0.0038 毫米
0.0036 毫米
0.0034 毫米
0.0032 毫米
0.0030 毫米
0.0028 毫米
0.0026 毫米
0.0024 毫米
0.0022 毫米
0.0020 毫米
0.0018 毫米
0.0016 毫米
0.0014 毫米
0.0012 毫米
0.0010 毫米

第一部分

细胞里面

为什么你的细胞里面有个马达？

右手页上的这张图就是你的细胞。很漂亮吧！从里面看，你的细胞就像一架宇宙飞船，里面都是很长的管道和神奇的复杂结构。这些组成你细胞的单元叫细胞器。你游泳的液体是细胞质基质。细胞质基质里面第一眼看上去像垃圾的东西其实是细胞需要的建筑材料、营养物质和其他的有益物质。它们已经帮细胞做了很多事情，之后还会继续做对细胞有益的事情。你看到的那些管道其实是你细胞的骨架。这些管道是由微管组成的，它们是很细的空心管，可以自动拉伸长短。这些微管是马达蛋白通行的高速公路。马达蛋白看上去就像有两条腿一样。它们通过微管在整个细胞里迅速移动，运送重要的物质。

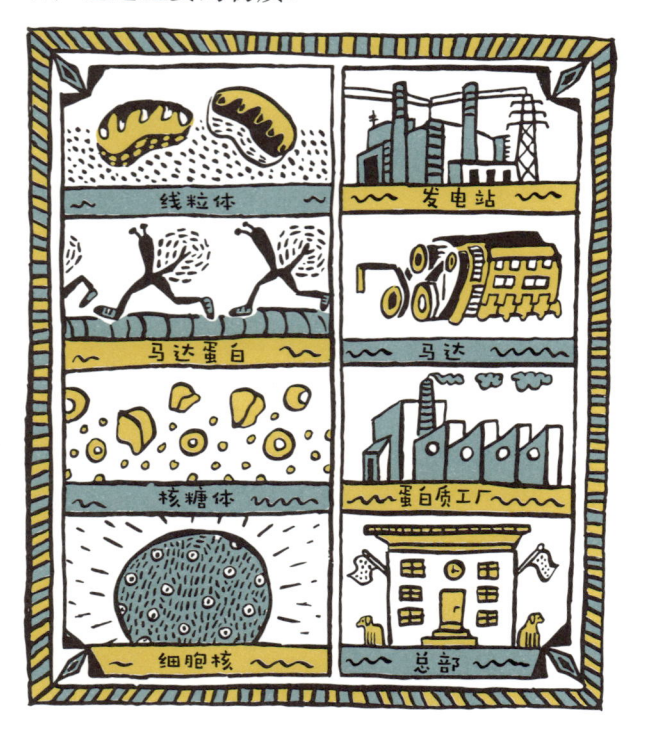

是的，你没有看错：你的细胞里有长了脚的蛋白质。没想到吧！它们每分钟能走一百步呢！普通的马达用的是汽油，那马达蛋白呢？它们靠的是ATP（三磷酸腺苷）分子。这些ATP分子就像给细胞用的电池，它们来自你吃下去的食物，比如面包里的碳水化合物和你抹在面包上的花生酱里的脂肪。这些营养物质先被分解得很小很小，再通过细胞膜表面的突起进入细胞里，这些突起就是我们之前说的门卫蛋白，哦，不对，它们叫受体蛋白。

为什么细胞还需要一个发电站？

看到那些长得很像超大的蚕宝宝的东西了吗？它们是线粒体，是负责把碳水化合物和脂肪转化成ATP的小型发电站。线粒体通过它里面类似涡轮机的结构为细胞提供能量，它有点像自行车上面通过车轮转动发电的车灯，但是每秒钟能转上一千次。你没听错，你的细胞里有个发电站，里面的发电机转得飞快。不仅仅你的细胞有，你奶奶身体里的细胞里也有。甚至你奶奶家养的猫咪、奶奶家窗台上的秋海棠，它们的细胞里都有发电站。

细胞里还有什么呢？那些小球是核糖体，它们是蛋白质工厂，能够将附近的物质生产加工成各种各样的蛋白质。至于加工成哪种蛋白质，它们可不能自己做主，而是由总部决定。总部就是细胞核。细胞核就是那个漂在远处的庞然大物，它是你细胞里最大的细胞器。要不要一起去看看？

- 奇妙的细胞 -

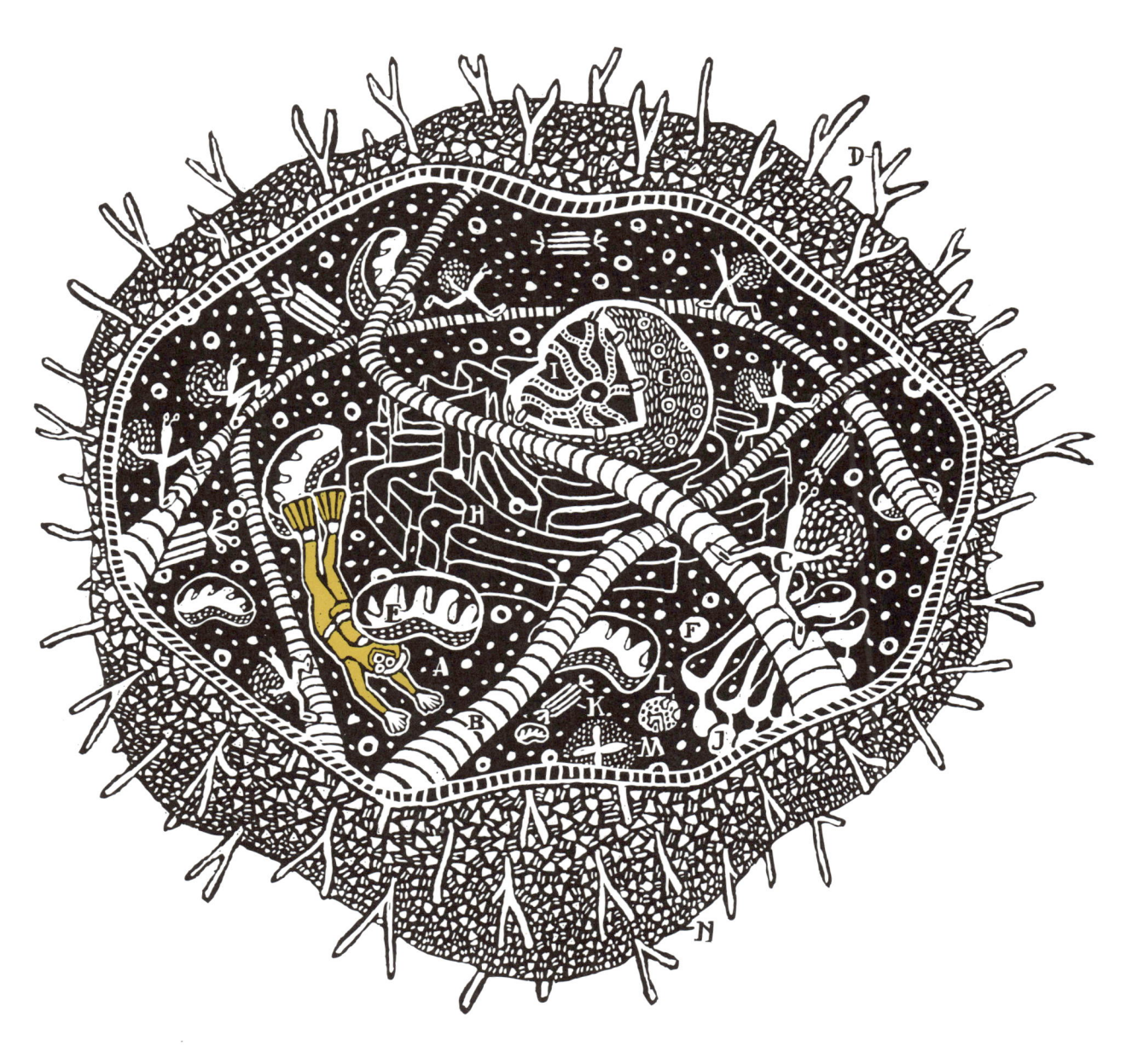

A 质基
B 微管
C 马达蛋白
D "门卫"蛋白/受体蛋白
E 线粒体
F 核糖体
G 细胞核
H 内质网
I 染色体和DNA
J 高尔基体
K 中心粒
L 溶酶体
M 过氧化物酶体
N 细胞膜

细胞质

— 19 —

细胞的总部

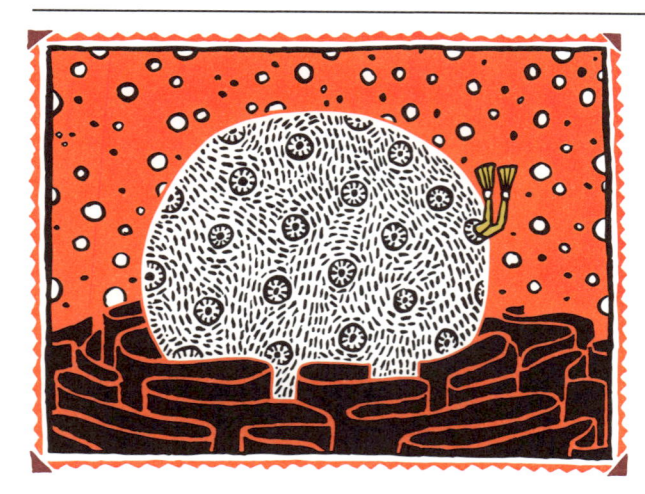

为什么我们还进不去细胞核？

要想去细胞的总部，我们得先穿过一个迷宫，那就是内质网。对了，内质网是合成和运输蛋白质的通道。但是别忘了，我们现在的目的是进到细胞核里面去。要是你贴近了看，细胞核就像一颗巨大的松露巧克力，上面还有好些小洞。这些小洞是通往细胞核的入口。这些入口的大小可以让分子通过，还有一些蛋白质也可以通过，但不是所有的蛋白质都能进入细胞核。你现在需要再缩小一点点，就可以进入细胞核里面了。

做得很好！看到了吗，那些是染色体。它们看上去像中间被拧在一起的两股绳子，也像一个在学写字的幼儿园小朋友练字的时候写出来的歪歪扭扭的字母"X"。我们人类有23对染色体。再仔细看的话，你会发现这些染色体是由很长的线组成的。再靠近一点看，这些线更像很多看不到头的绳梯。这些绳梯就是DNA分子。DNA是总部的管理员，负责安排与你身体相关的一切。你没听错，就是所有一切！听起来它们管得很多，是吧！

为什么DNA才是身体的主人？

如果你不小心切到了手指，过不了几天，伤口就自己好了。你要感谢谁呢？当然是你的DNA了！你刚出生的时候只是个小婴儿，有着大大的脑袋和短短的手脚。慢慢地，你越长越大，变成了现在的样子。这一切都是DNA的功劳。你头发的颜色由什么决定？是你的DNA。眼睛的颜色呢？也是你的DNA。那么你鼻子的长度或者脚趾的大小呢？还是DNA决定的。那谁来决定你可不可以戴鼻环呢？呃，这个是你父母决定的。开个玩笑，最后一个问题当然不归DNA管，但是DNA绝对是很强势的分子，而且它还非常精明。

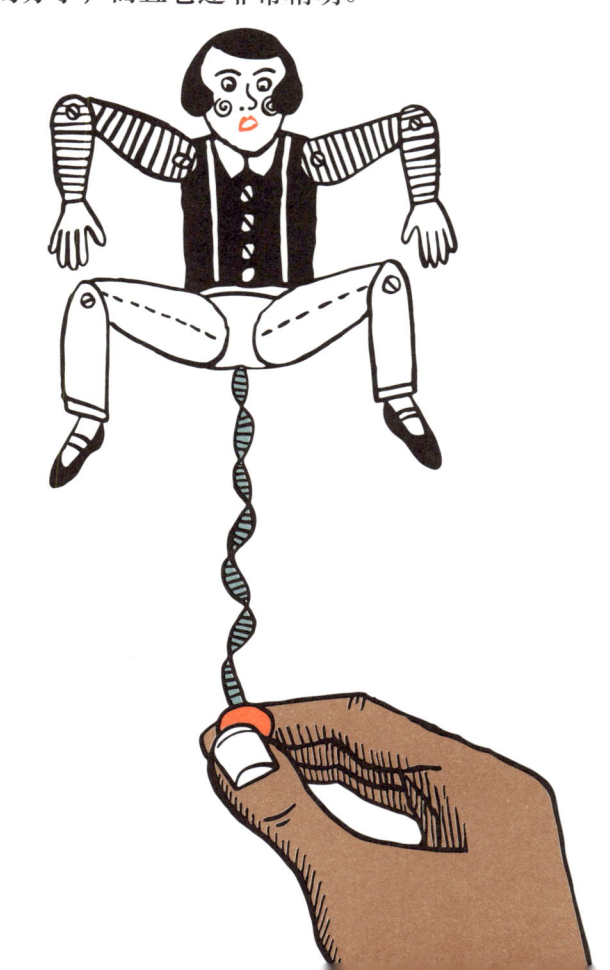

如果你把 DNA 分子一个个拆开，再把它们连起来，总共大约 180 厘米长。不过好在它们非常非常细，否则你的细胞核里根本放不下它们。在这 180 厘米长的 DNA 上记录了如何制造出你的说明。如果用文字来描述一段 DNA，我们可以这么写："……鼻子左上方是你的左眼。左眼的颜色和右眼的一样，都是深褐色……"而你的 DNA 代码实际上是："AT，AT，TA，GC，CG，TA，GC，GC，CG，AT，AT，AT，GC，TA，CG，CG，AT。"你的制造说明是由四个不同的字母组合起来的：A、T、C 和 G。当然了，这些并不是真正的字母，而是腺嘌呤、胸腺嘧啶、胞嘧啶和鸟嘌呤这四种物质的缩写。你之前看到的 DNA 绳梯的每一个台阶都是由这四种物质中的两种组成的。比如说，第一个台阶左边是腺嘌呤（A），右边是胸腺嘧啶（T），或者只是顺序反过来。第二个台阶则是由胞嘧啶（C）和鸟嘌呤（G）组成的。A 和 T 这一对物质总是在一起，C 和 G 也是。如果你只看到绳梯的一侧，也可以猜出这级台阶的另一侧是哪一种物质。

为什么核糖体知道它该制造什么？

总部的 DNA 给出的指令是一串字母组合。DNA 阅读器负责扫描这段字母组合，制造出一串链子。这一串链子就不再是 DNA 了，而是被称为 RNA（核糖核酸）。RNA 离开细胞核到达核糖体，也就是蛋白质工厂。通过对 RNA 的扫描和解码，核糖体得到总部给它的工作指令，制造出需要的蛋白质。所有这一切都在你的细胞里发生，每秒钟都要完成好几十亿次。

我们现在要离开细胞核了，因为除了细胞核，你的细胞里还有很多有趣的细胞器，比如高尔基体、中心粒、溶酶体……等一下，不好了，出事了，好像出大事了……

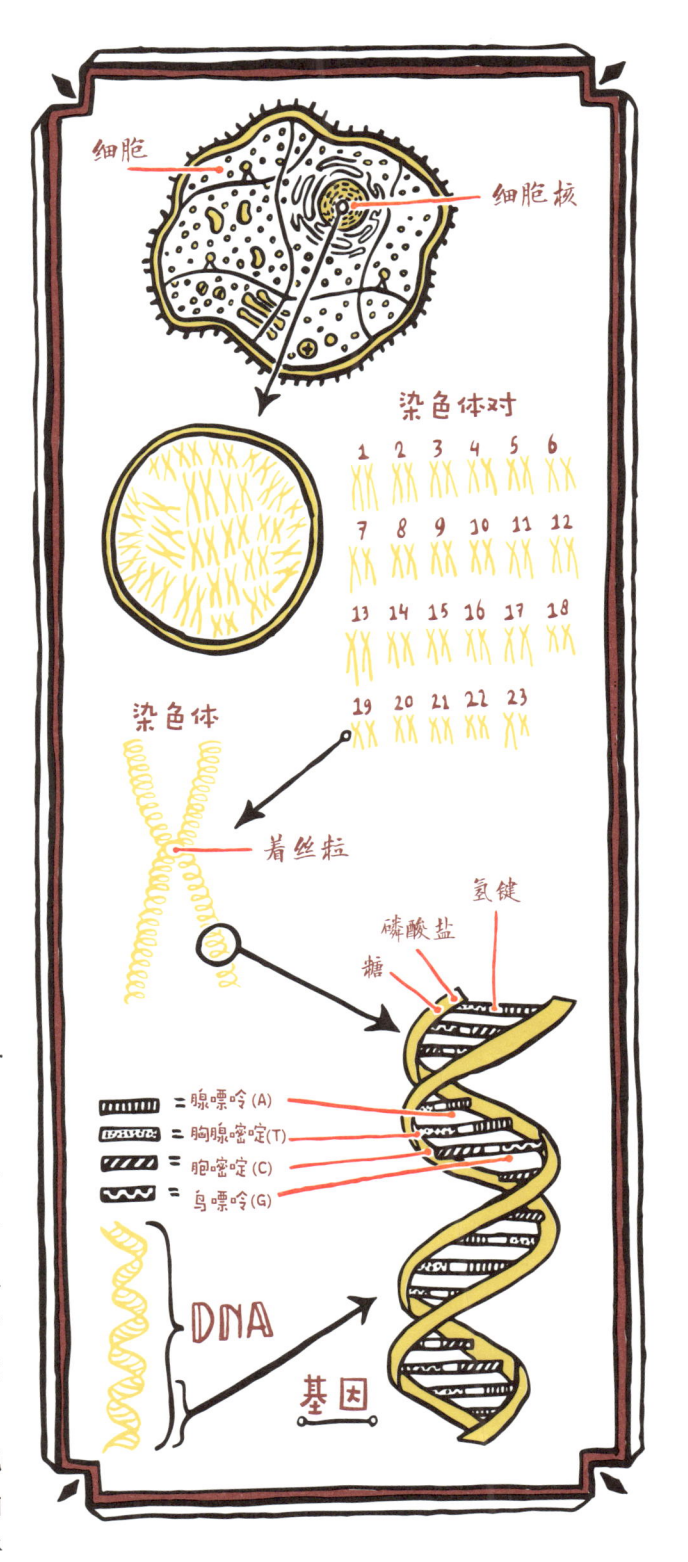

— 第一部分 —

警报警报警报警报警报警报警报！

为什么这场旅行要先暂停一下？

病毒正在侵入你的身体。真的！你在看这本书的时候，病毒就在入侵。现在你的细胞有危险。就像你在科幻片里看到的外星战队入侵另一个星球一样，病毒也开始侵入你的细胞了。唯一的不同是，科幻大片是编出来的，而病毒侵入是真实的。更糟的是，你可以杀死外星人，却杀不死病毒。为什么呢？因为病毒本身不是生命。它们不吃不喝，也不会动。你可以把它们想象成是机器人，它们的目标只有一个——占领你的身体。而且它们总是集体行动，队伍以千万为单位。你现在明白了吧，真的出大事了。当然，还是有好消息的。你的身体是不会随随便便就被病毒打败的，因为它一直防备着病毒的到来。

你身体的第一条防御线是你的抗体。这些抗体是能够识别病毒的蛋白质。它们像侦察兵

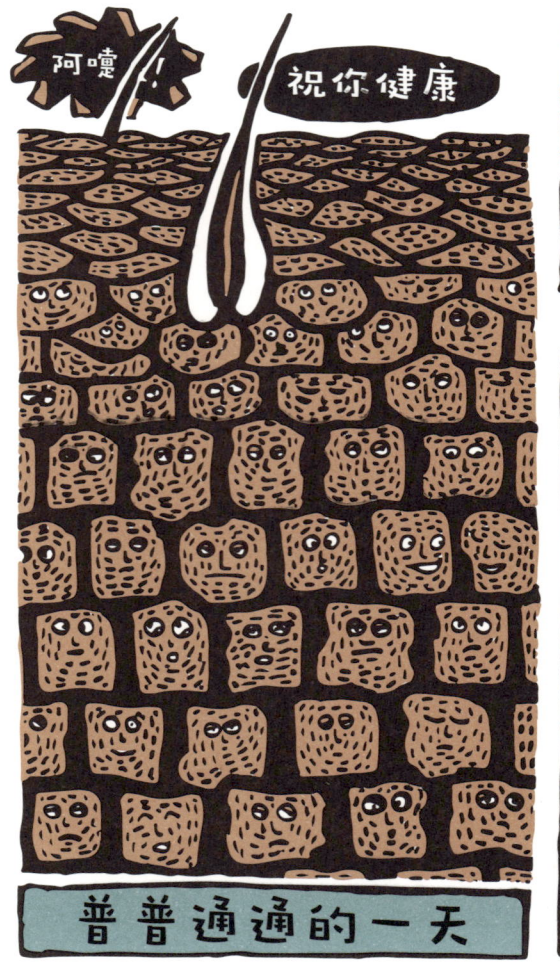

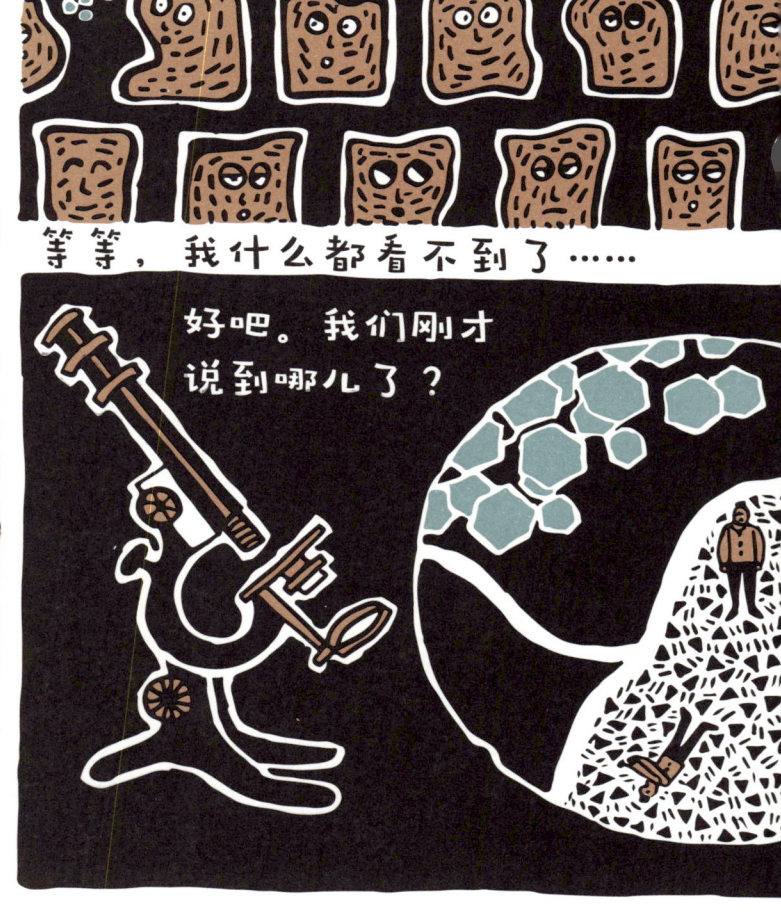

阿嚏
祝你健康

普普通通的一天

等等，我什么都看不到……
好吧。我们刚才说到哪儿了？

一样紧紧贴在病毒上面，再给你身体里的白细胞发警报，让它们准备采取行动。你体内的白细胞没办法杀死这些病毒——因为它们本来就没有生命——但是，它可以消灭很多病毒。这当然也是个很棒的解决办法。大部分病毒就这样被白细胞消灭了，但不是所有病毒都能被消灭。还有好几十万的病毒正在向你的细胞进发……

为什么有些病毒简直就是忍者机器人？

细胞外还有你的第二道防御线：细胞膜。病毒根本没办法通过细胞膜进入细胞。因为细胞膜上面的那些门卫非常负责，会把这些病毒隔离在细胞外。另外，细胞膜四周还有其他守卫来回巡逻。它们一旦发现病毒，马上就会有抗体贴上来，病毒就完全没有机会了。

这样看来你的细胞一定很安全。可是有一些病毒还是能够用某种神秘的方法进到细胞里面。这些病毒可不是普通的机器人，简直就是忍者机器人。蛋白质和其他物质要先通过门卫的检查，才能进入细胞，在进去之后，它们要先经过分类站。病毒也是。在这里，所有的物质都会被分解成对细胞有用的小包裹。病毒当然也会被分解掉。你肯定觉得这下肯定万无一失了，但病毒被分类站分解掉之后，可能会有

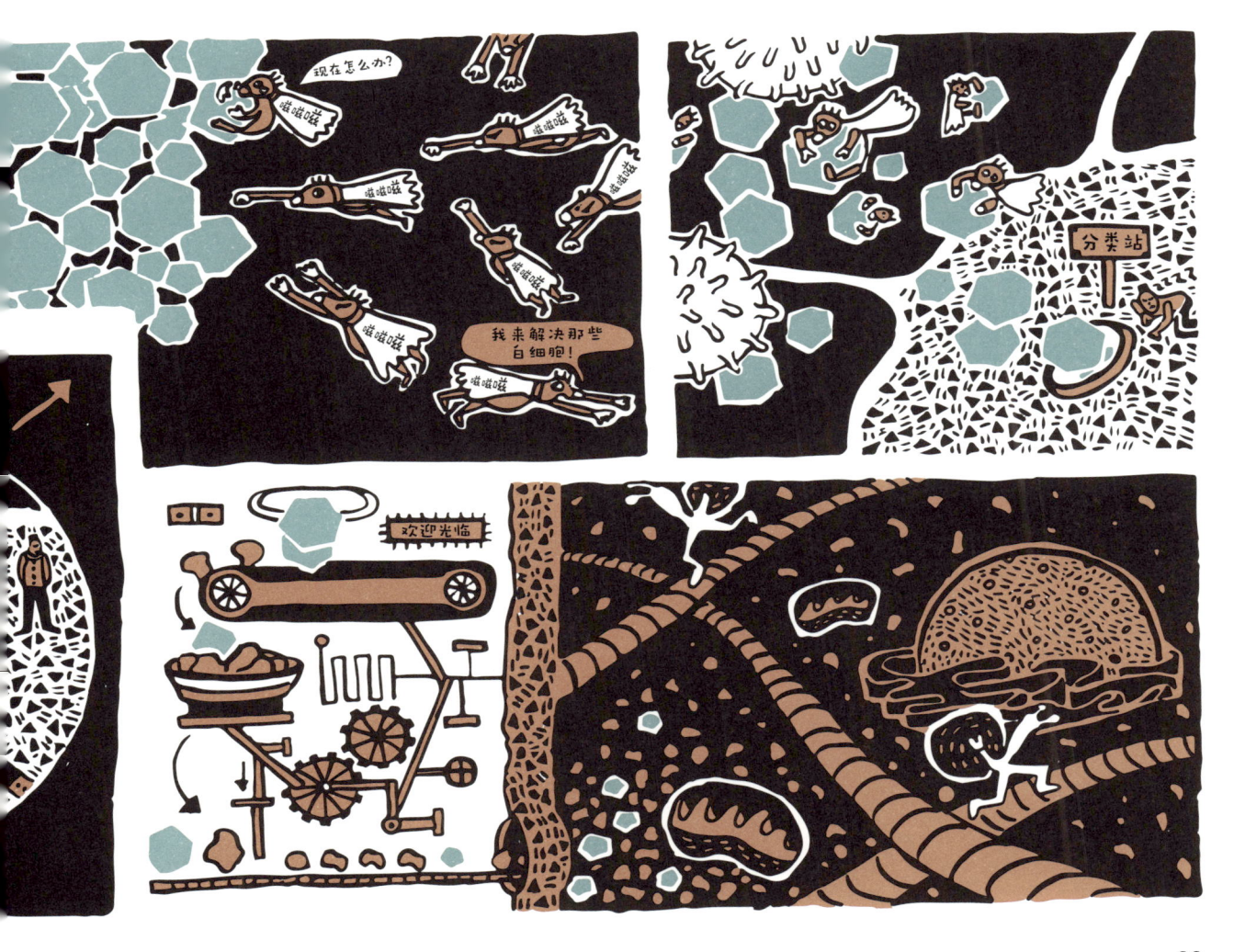

蛋白质成功逃脱。它们会贴在分类站的墙壁上，把墙壁打穿。这样其他病毒就能通过这个被破坏了的分类站进入细胞！不过，它们可还没到达自己的目的地。这些病毒虽然很像忍者机器人，却不能自己移动。它们没有胳膊也没有腿，更没有能把它们送到目的地的马达。这些病毒会被你身体里流动的液体冲来冲去。绝大部分病毒一直漫无目的地一路漂动，它们的入侵也就这么结束了。

为什么还有些病毒是吸血鬼忍者机器人？

然而，有的病毒能得到帮助。它们会被马达蛋白抓住（对，就是那些长了两条腿的蛋白质），然后被运到细胞核里。毕竟这是马达蛋白的工作。它每天工作二十四小时不休息，却不会思考。它们就这样把敌人送到了细胞的总部。你肯定不希望这种事情发生，因为虽然病毒不吃不喝，却热衷于自我复制。组成病毒的也是能制造其他生命体的物质：小段的 DNA。但是，这些 DNA 会发出能害死人的指令。所以它们不只是忍者机器人，应该叫吸血鬼忍者机器人。这些吸血鬼忍者机器人会想方设法进入细胞核，好发出致命指令。

不幸中的万幸是，上千万的病毒大军现在只剩下几个了。留给这几个病毒的机会也不多了。细胞里还有能分解蛋白质的细胞器，可以随时消灭病毒。可是消灭这几个病毒需要时间，可能还会有病毒侥幸逃脱。这还是很糟糕，因为哪怕只有一个病毒留下来，它都能消灭你的一整个细胞。现在没有任何东西能阻止它的进攻了。本来这些病毒还没有小到能直接通过细胞核上的小洞，但这个时候马达蛋白又来帮倒忙

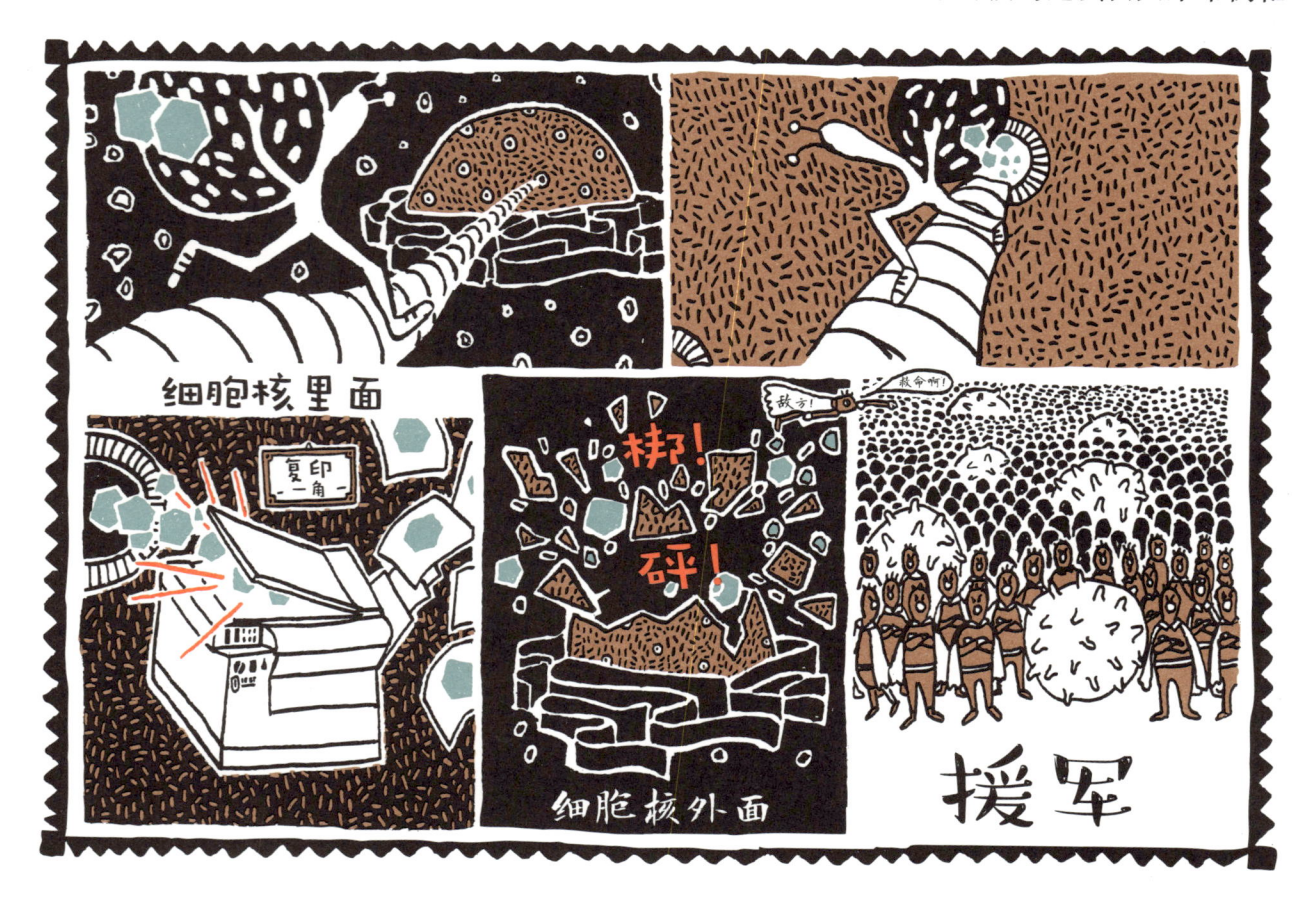

了！好几个马达蛋白在细胞核的小孔周围抓着一个病毒，把它往不同的方向使劲拉，直接把病毒撕开。被撕开后的病毒就这么跑进了你的细胞核。现在吸血鬼忍者机器人最致命的部分已经进入了你的细胞核，成功完成了它们的任务。

为什么一个小小的病毒能消灭整个细胞？

一个病毒需要借助你的细胞核才能进行自我复制，所以它需要先占领一个细胞核。细胞核里的机器们会复制病毒的DNA，再把它们送到细胞核外去。这样你的核糖体就只会不停地制造病毒了。你的细胞因此成了一个死亡工厂！成千上万的病毒就这么被制造了出来。但是你的细胞核也没有放弃。虽然这个细胞本身已经没有希望了，但是它会在爆裂之前向白细胞发送警告信号。成千上万的病毒又继续向其他细胞扩散。病毒获得了这一场战斗的胜利，但是战争还没有结束。

因为，白细胞已经收到了最后的警告信号，救援部队正在赶过来！你的身体开始以每秒钟5000个的速度生产抗体。巨大的抗体部队和白细胞对这些新生的病毒发起了攻击。之前的警告信号让救援部队有了明确的攻击目标。病毒就这样一个个被消灭掉了。为了保证万无一失，健康的细胞也可以启动一个非常巧妙的自我毁灭程序，来防止病毒夺取自己的控制权。吸血鬼忍者机器人完全没机会了，这场战争是你赢了！

为什么你会鼻塞？

现在你的身体永远记住了这种病毒。它们的信息会被存储在你的骨髓当中。这种病毒再也没法伤害你了。当然，新的病毒仍在不断出现，想要打败你。对抗它们的最好办法就是病毒疫苗。

你会被注射极少量的病毒，少到你的抗体和白细胞可以轻而易举战胜它们。你的身体会记住这种病毒，你以后再也不会因为感染这种病毒而得病。可惜新的病毒不停地出现，而开发疫苗需要时间。所以我们和病毒的对抗没有止境。除非你突然开始流鼻涕了，否则你不太可能感觉到这种对抗。你的身体感觉到周围可能有病毒，于是用一大坨满是白细胞和抗体的鼻涕堵住了你的鼻子，防止敌人入侵。如果这招没起作用，发烧也是个不错的补救办法，因为病毒很讨厌高温。如果你的体温超过了38摄氏度，那就说明你的身体正在努力抵抗吸血鬼忍者机器人大军——也就是病毒——的入侵……

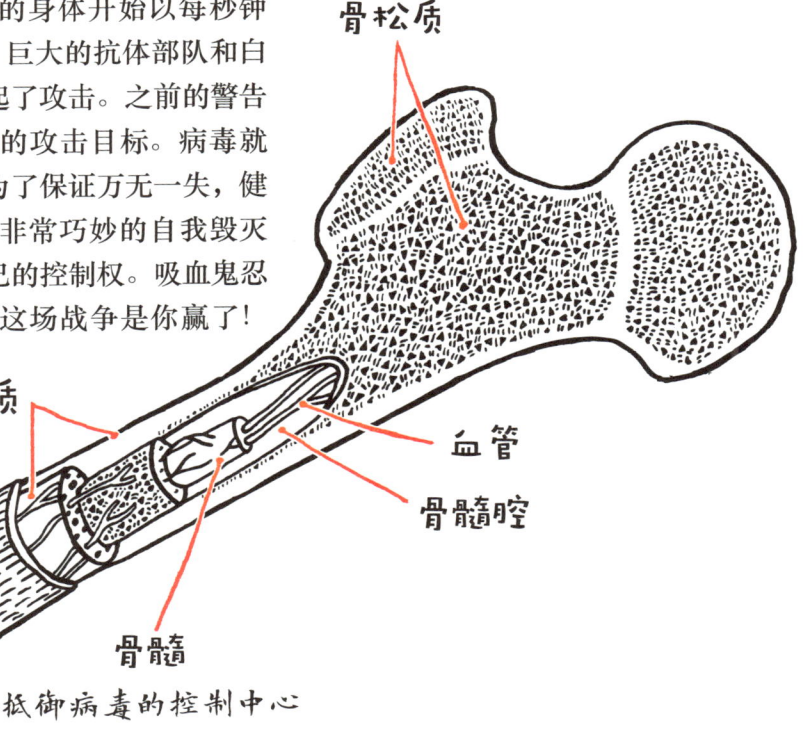

骨松质

骨密质

骨膜

血管

骨髓腔

骨髓

抵御病毒的控制中心

— 第一部分 —

细胞里的其他东西——其实不说也行

为什么没有人可以说你懒？

好了，我们刚才说到了高尔基体、中心粒，还有……算了，先不讲了。不然我们一年之后还在细胞里面。一个细胞就能讲这么多，你可以想象一下你身体的其他部分有多么忙碌了吧。事情多得根本数不过来。就算你这一天除了坐着看电视外什么都不做，也没有人可以说你懒，因为其实你做了很多事情。就拿现在来说：你在看书、在思考、在呼吸，你的心脏在跳动，你还控制着身体平衡别从椅子上摔下去，等等。还不止这些，光是要保证你保持活蹦乱跳的状态，你的身体就要在一分钟里搞定上百万件事情。所以你才不懒呢！活着可不是一件容易的事情。你刚刚知道一个非常非常小的病毒能对你的身体造成多大的破坏了，可还有好多东西能破坏你的身体呢。

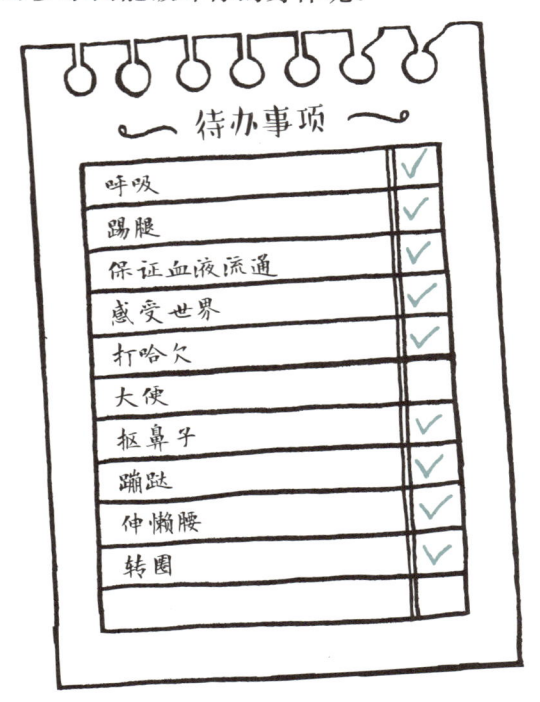

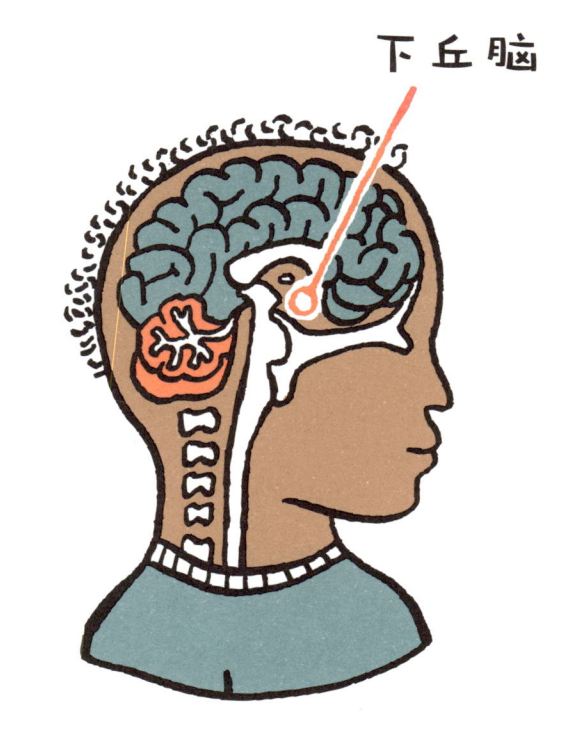

下丘脑

为什么你的体温总是37摄氏度？

就拿你的体温来说吧：你身体内部的温度总是在37摄氏度上下，这样你的身体才能正常运转。如果体温太高，你体内的细胞就会坏掉。如果体温太低，你的心跳就会停止，让你失去知觉。不过好在你脑中有一个体温调节中枢，也就是你的下丘脑。下丘脑可以让你的体温保持稳定，必要的时候进行调整。如果你感觉很冷，下丘脑会阻止血液向身体的最外层流动，这样的话，温暖的血液就能留在对你来说更重要的地方。所以，你的手指和脚趾会最先变凉，然后才是胳膊和腿。你的整个身体也会开始发抖，这是因为肌肉在抖动的时候也能产生热量。

待办事项
- 呼吸 ✓
- 踢腿 ✓
- 保证血液流通 ✓
- 感受世界 ✓
- 打哈欠 ✓
- 大便
- 抠鼻子 ✓
- 蹦跶 ✓
- 伸懒腰 ✓
- 转圈

另外，你的身体还会消耗能量保持体温。如果感觉很热，你的身体就会作出另外的反应：出汗。皮肤上的汗蒸发的时候，会带走一定的热量，先让皮肤的温度下降，之后你的体温也会跟着下降。消防队员在救火的时候，短短几分钟就能出上几升汗。

骑着自行车，眼看着就要摔倒了的时候，你经常可以惊险地找回平衡。如果一个球飞快地朝你砸过来，通常你也可以成功躲开。这是因为你的脑能在一瞬间识别出即将发生的危险，然后你的肌肉还可以快速作出反应避开危险。当然，有时候你没能来得及躲开，还是会受伤。但你什么都不需要做，伤口就会慢慢自己愈合。这是因为你的血液细胞、皮肤细胞和其他很多细胞负责任地完成了它们各自的任务。

为什么嘴对大脚趾来说很重要？

这本书接下来还要讲你的血液、脑、皮肤和维持你生命的其他身体部分。问题是：我们应该从哪里开始？从心脏开始？想象一下：你还在你妈妈的肚子里，只有二十二天大，只是一团细胞，从那时候起，你的心脏就开始跳动了。或者从肺开始？它负责为血液提供氧气。还是从脑开始讲？它控制着身体的一切行动。我们总说万事要从头开始，可是对身体来说，所有的部分都是相互联系的。没有肺的话，氧气没办法进入你的血液；没有心跳的话，脑也不可能运作；没有脑的话，其他部位几乎都无法工作。你身体的所有部分紧密合作，完成任务。如果没有脑发出指令，没有肺和心脏提供氧气和能量，你连一根指头都动不了。而且你还需要嘴、胃和肠子吸收营养、产生能量。大脚趾里面的任何一个细胞都离不开它在心脏、脑和肝脏里的细胞同事们。这样的话，我们干脆就从所有地方开始吧！

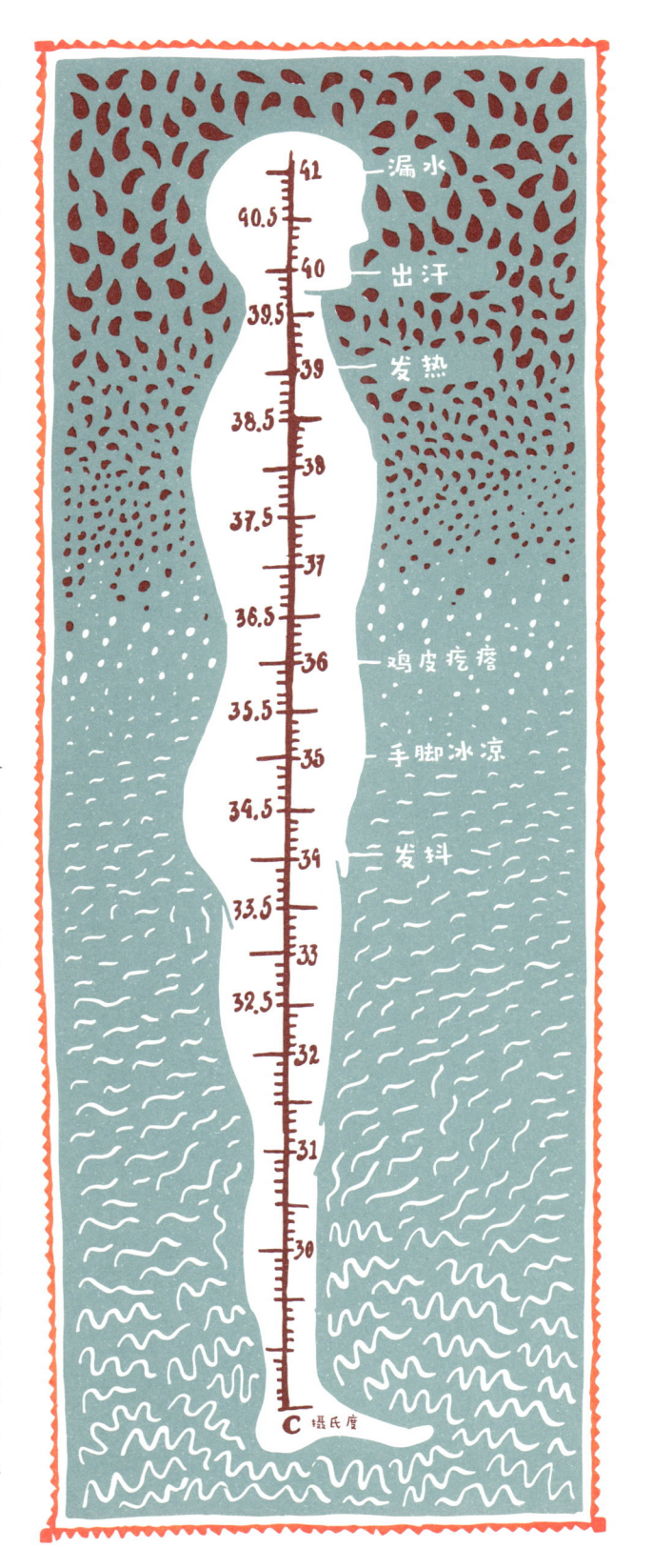

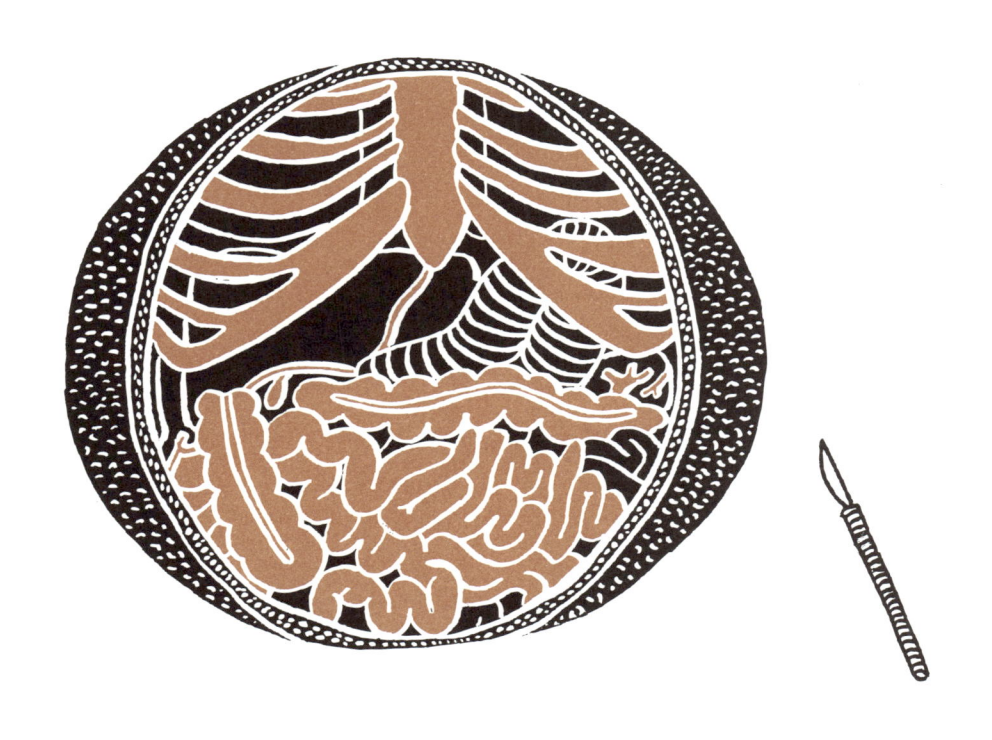

— 第二部分 —

探索你的身体

— 第二部分 —

夜深人静的墓地

有人哼着一首诡异的歌……

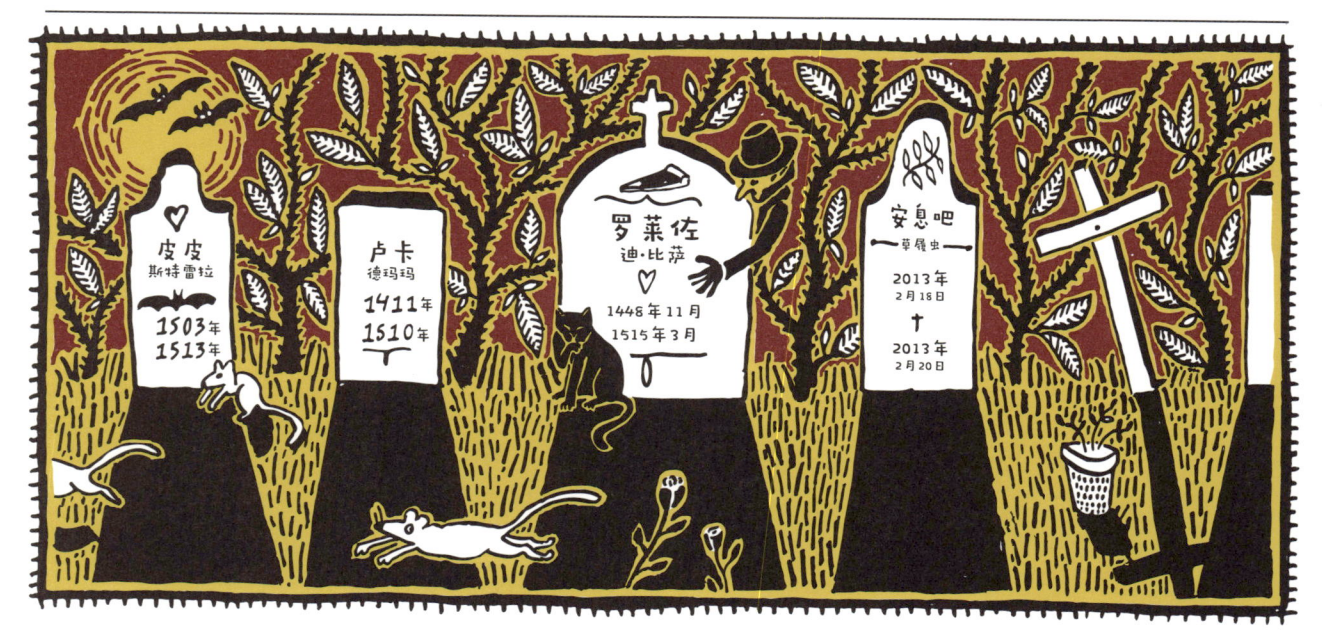

为什么安德烈·维萨里要偷尸体？

夜深人静，在一片昏暗的墓地，一只老鼠从一块墓碑边快速穿过。蝙蝠如同鬼魂般在墓地上空盘旋。蜘蛛在一个个墓碑中间编织着一张又一张网。它们生活在死亡之地。而今天晚上，我们也要拜访这里。

我们要坐时光机回到五百年前，回到那个时候的意大利帕多瓦。这是一片伸手不见五指的墓地，我们和安德烈·维萨里（Andreas Vesalius）[也是个爱装腔作势的人——本名叫安德里斯·范·威瑟尔（Andries van Wesele），是个比利时人]站在一起。我们要在这儿做什么呢？我们要找新的坟墓……维萨里的研究需要新鲜的尸体，因为他想更清楚地了解人体结构。在当时，人们对人体结构了解得很少，与此相关的最详细的描述已经有一千四百年的历史了，来自古罗马医学家盖仑（Claudius Galen）写的书。安德烈·维萨里这个时代的医学家所有关于人体结构的知识都来自这本老掉牙的书。此外，医学教授们每年大约会切开两个死刑犯的尸体，来为学生讲解人体构造。但是对于维萨里来说，这些远远不够。他想确切地知道人体究竟是如何构成的，精确到每一块肌肉、每一根骨骼和每一根血管。于是他决定靠自己来进行探索。你是不是想问：那个时代真的可以随意把坟墓里的尸体挖出来吗？当然不行了！所以他必须得在夜深人静的时候行动，以免被人发现。

对维萨里来说，尸体越新鲜越好。如果不把尸体保存在低温环境里，它会在几天之内开始腐烂，变得臭气熏天。因此有的坟墓会发出可怕的臭味。如果遇到刚刚下葬的尸体，维萨里会立刻把它挖出来带走。如果白天有死囚被吊死，当天晚上维萨里就会到刑场去，把死囚脖子上的绞绳剪断，然后把尸体运走。再没有比这个更新鲜的尸体了……

为什么单独一块肌肉什么都做不了？

用被吊死的囚犯尸体做人体研究是最合适不过的了。维萨里会在研究室里把尸体重新挂起来。他先把尸体从头到脚切开。如果他做得小心些，再从左右两边把皮肤切开，最后就能把皮肤完整地从尸体上剥下来。我们马上就能发现皮肤的面积比我们想象的要大得多：几乎和一块野餐用的毯子一样大。皮肤和肌肉的表面都有一层黏糊糊的亮黄色的东西，那是人体的脂肪。越胖的人，脂肪也越多。不仅皮肤和肌肉上有脂肪，人体内部也有脂肪。维萨里一般会先把脸上的皮肤取下来，这样一来，即使愤怒的死者家属找上门来，只要他们认不出没有脸皮的尸体，也就没法控告他了。

把皮肤剥下来之后，维萨里就可以研究肌肉了。人死去几小时之后，肌肉会变得非常僵硬，也就是人们所说的尸僵。再过三天，肌肉就又可以活动了。人体的肌肉就像一种橡皮筋，它们虽然不能自己拉伸，但是可以自己收缩。所以你需要两个方向的肌肉才能让胳膊和腿动起来。比如说，像大力水手一样举起胳膊的时候，你大臂上的肌肉会缩成一个球。想把胳膊放下来的话，胳膊肘那一侧的肌肉就会收缩起来。只有一块肌肉你什么都做不了。所以如果一块肌肉失去了其他肌肉的帮助，那它和你在肉铺子里看到的肉也就没有任何区别了。

为什么你做动作还需要骨头参与？

除了肌肉之外，维萨里还研究了骨骼。骨骼让身体更加坚固。此外他还研究了肌腱。肌腱是把肌肉和骨骼连接起来的部分。肌腱和骨骼是很容易区分的：肌腱很像光滑的白色绳索。通过肌肉运动的演示，维萨里发现，一个简单的动作，也需要肌肉、骨骼和肌腱共同合作完成。弯曲一下胳膊或者手指，都需要用到好几十块肌肉。我们的肌腱就像控制提线木偶的线，而且要比木偶的线多出好多，它们互相之间的联系也要复杂得多。

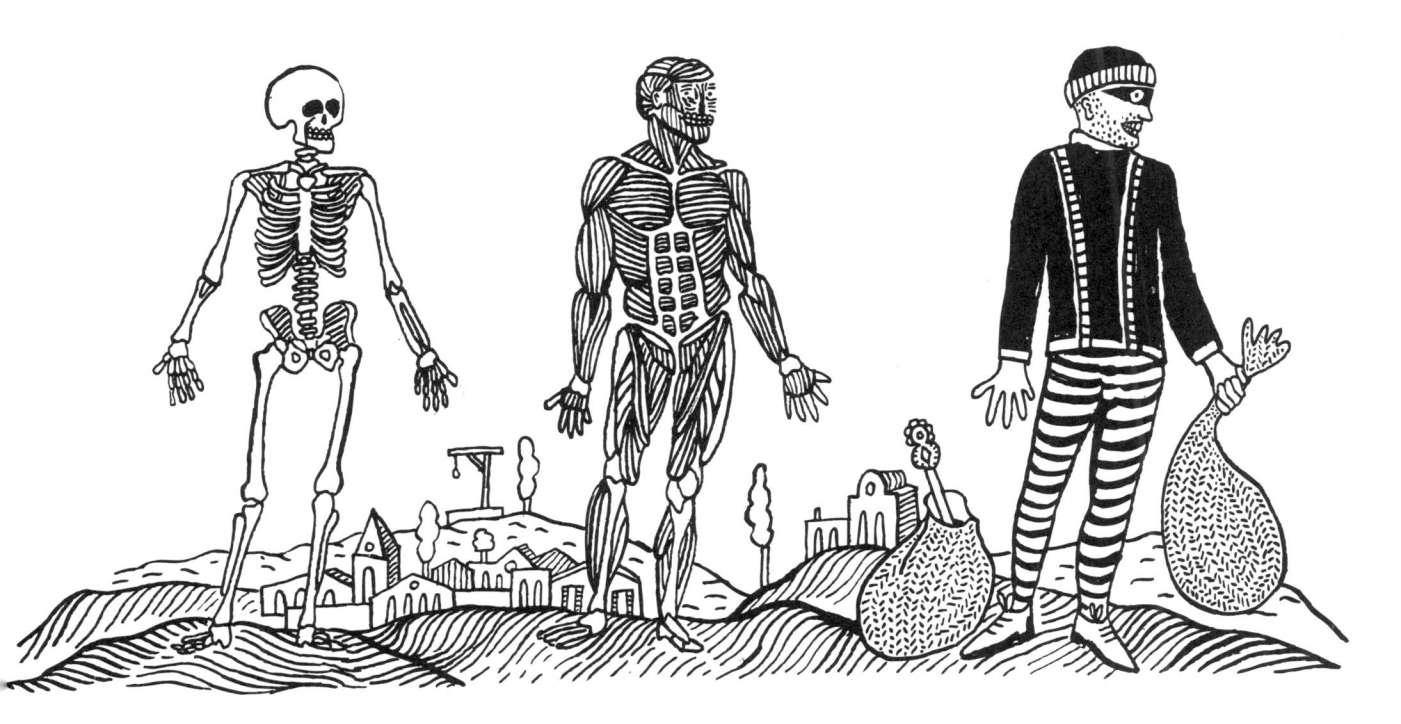

— 第二部分 —

身体最深处

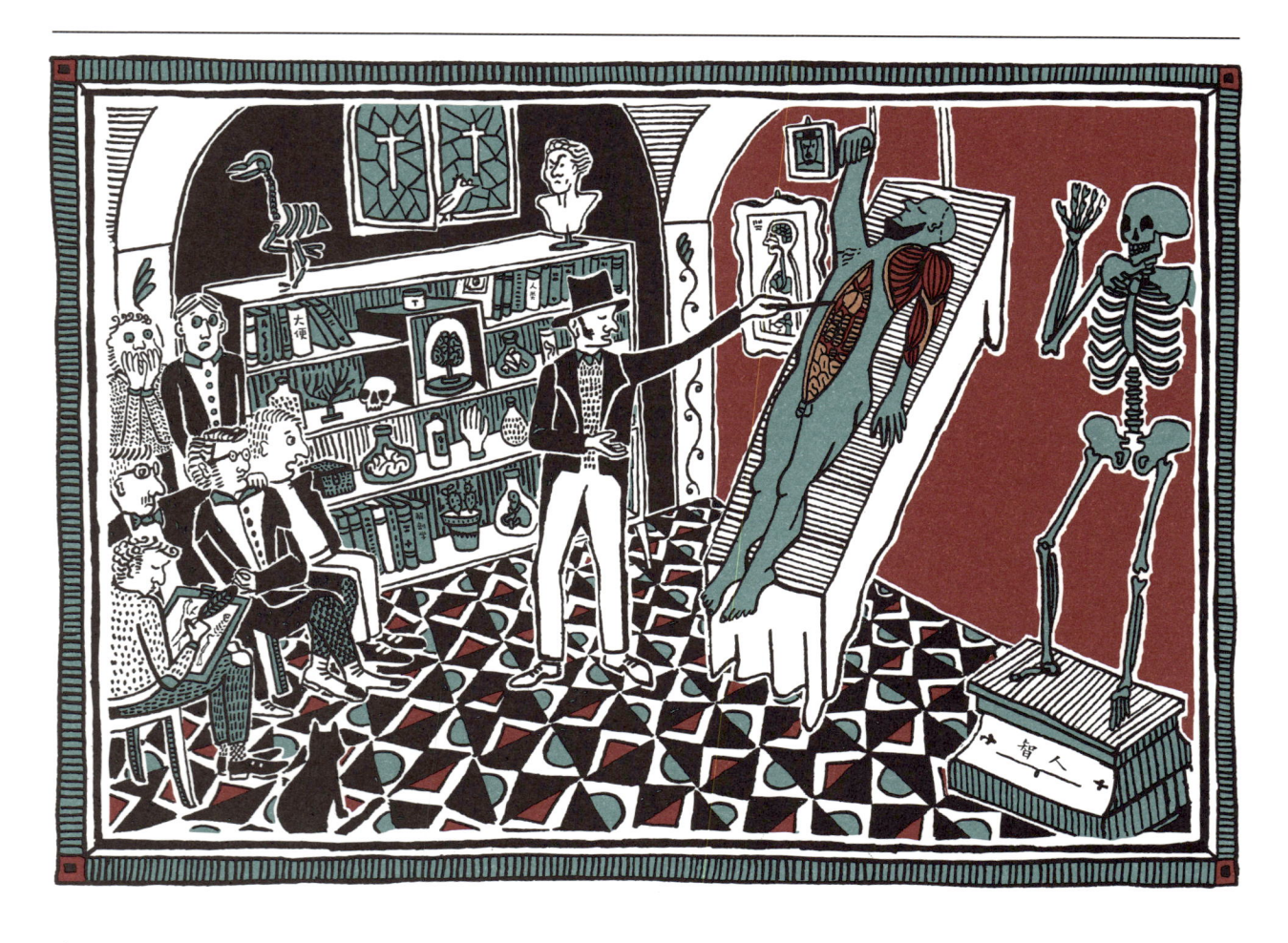

为什么解剖不是一件容易的事情？

解剖发臭的尸体一点都不好玩。维萨里肯定非常想了解人体的奥秘，所以才能坚持实验。现在的医学院学生也要进行解剖练习。即使是有经验的医学生，在解剖特定的身体部位时，也可能因为忍受不了需要扭过头去——你可以猜猜他们最不喜欢解剖哪一个器官。对于维萨里来说，在那个时代完成解剖不是一件容易的事情。每一次解剖都能让他意识到，我们的身体器官被保护得非常好。如果想解剖脑，那么你先要有一个很趁手的锯子，使劲把颅骨锯开才行。我们的心脏和两个肺都藏在胸腔里面，非常安全。就连肠子也处在由皮肤、脂肪和厚厚的肌肉这三层组成的盔甲的保护之下。作为科学家，如果你不采取一点暴力的方法，是没办法了解这些器官的。

维萨里也不是孤军奋战。他有学生帮忙，另外还有一位画家，专门帮助他把人体器官精细地画在纸上。这个画家可不是他随随便便找来的，他很可能是著名画家提香（Tiziano Vecellio）的学生。多亏了他精确的图画，维萨里才能对这些器官的细节展开进一步的研究，而且每次研究都会有新的发现。器官结构图可以保存很久，而且不会像腐烂的内脏和肌肉那样臭气熏天。

为什么你吃掉的食物要花一天才能离开你的身体？

把肋骨拆掉之后，维萨里就能清晰地看到心脏和肺部了。他发现心脏在一个形状像袋子的东西里，这个袋子里有两个很大的空腔，外面连着几根很粗的血管。他沿着这些血管去看，发现它们就像一棵大树的树枝一样，从心脏出发，最后变成很细的小血管通到身体的各个角落。这些血管负责为整个身体提供血液，从头顶到小脚趾尖。

维萨里还发现，气管从喉咙一直通到肺里面。他当时很有可能用一根管子做了实验，对着器官吹气，然后看到肺像气球一样鼓了起来。他还发现，气绝对不会从肺里面漏出来。

维萨里肯定也解剖过人体的消化系统——从入口开始，也就是食物进入你身体的地方，一直到出口。他发现食物通过嘴进入食道，然后通过食道到达胃，再到小肠和大肠（大肠里可全是大便），最后从肛门排出去。这个通道从头到尾有 6 米那么长。食物走完这条通道大概需要一天的时间。

维萨里肯定也对骨头进行了观察，他肯定对骨头的坚硬程度感到非常惊讶。虽然骨头很硬，但是并不是很重。和木头相比的话，我们的骨头更轻、更结实。

当然，他还观察了头部和脸上的器官，还有头里面的器官：耳朵、眼睛、嘴巴、牙齿，还有脑……

为什么维萨里在他的年代完全没有名气？

你一定认为维萨里在他的时代得到了很多同行的称赞吧？其实并没有。那个年代的人认为人体是上帝的杰作。在他们看来，维萨里的实验是在冒犯上帝。他的大部分同事宁愿用盖仑写的医学书籍作为资料，即便那本书错误百出。维萨里的发现是非常有价值的，它使得科学家对人体结构有了更进一步的了解。尽管他的解剖学知识超过与他同时代的任何人，但还是没办法和我们现在的了解相比。他对人体的观察就像一个完全不懂机械的人观察发动机：他看到了全部的零件，但并不知道发动机是怎么转动起来的。所以，当你看完这本书的时候，你对人体结构的了解就远远超过维萨里了。而且，你还不用像他那样忍受熏天的臭气。

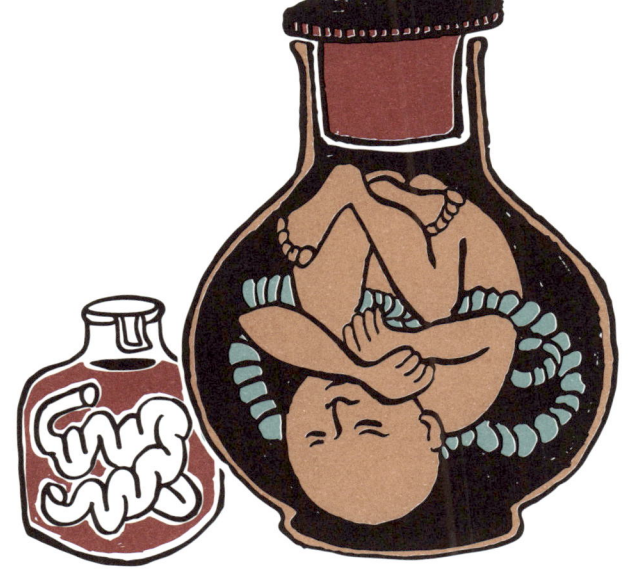

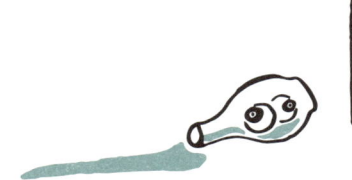

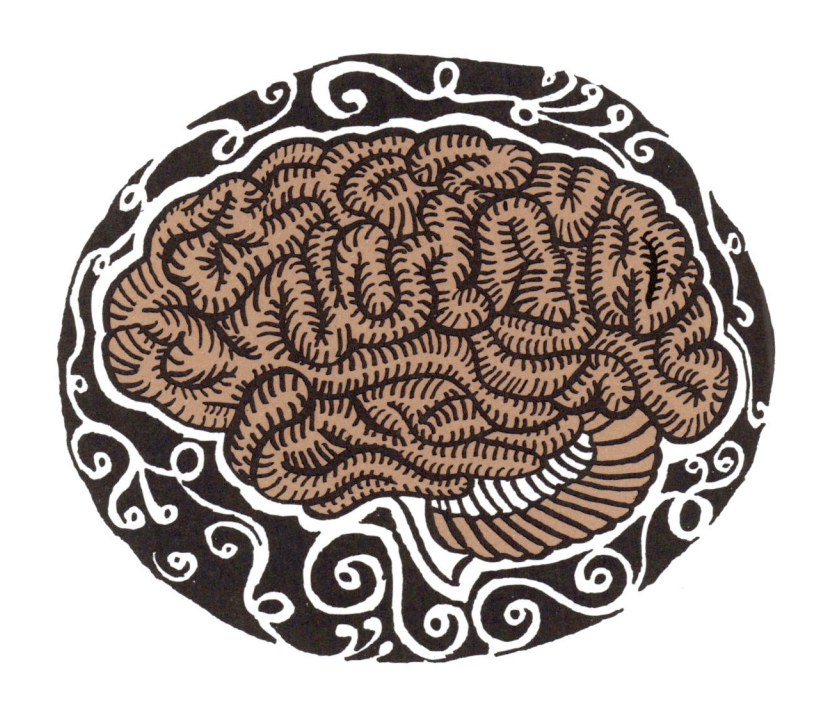

— 第三部分 —

让你思考的物质

身体的控制室

为什么画爱心其实有点傻？

你知道你的想法是从哪里来的吗？还有你的情绪，它们是从哪儿来的？你猜对了，它们来自你的脑，地球人都知道。但是它们来自你的脑的哪个部分呢？你的想法和情绪长什么样子，还是我们根本就看不到它们？其实，想法是从脑产生的这件事，也不是完全符合逻辑的。一直以来，很多人都坚定地相信，心是我们的思想和灵魂存在的地方。脑不参与这个过程，它只是起到冷却血液的作用。所以我们写情书的时候，会在上面画一颗爱心。不会有人在情书上画脑，但其实脑更能代表爱情，因为爱的过程就在那里发生。当然，要谈恋爱的话，你还需要身体的其他部分。

为什么人脑不是电脑？

大部分人喜欢把人脑比喻成电脑。这个比喻其实很有道理，因为我们的脑和电脑一样都有存储空间，一样能算数，而且工作时都要耗电。对的，你没听错，你的脑在这一刻消耗的电量大概相当于一盏电灯的耗电量。就算在梦里，你的脑的耗电量也不会少！但是人脑和电脑的不同之处可要比它们的相同点多。比如，电脑没有感情，它不会喜欢上你的手机或者床单。电脑在解决问题的时候也不会创新。电脑会玩跳棋和象棋，甚至可以给报纸写文章，但是它想不出惊心动魄的故事。最重要的是，化学物质不会对电脑造成影响，但是它们会影响我们的脑。你有什么样的感觉，你对什么东西有兴趣，你是不是想要积极地参与，都是由你的脑和你脑中的化学物质决定的。

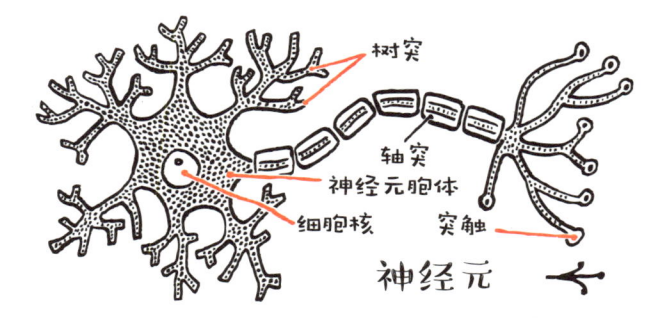

为什么你的肠子比你想象的要聪明？

你的脑由大约 860 亿个脑细胞组成。这些脑细胞也叫神经元。此外，还有 1000 亿个神经胶质细胞和神经元一起组成脑，而且神经胶质细胞的数量很可能比 1000 亿个多好多。这些神经胶质细胞的具体功能我们还没弄清楚。但是我们可以肯定它们对神经元起到支持和保护的作用，让神经元能正常工作。所以说，神经胶质细胞对我们的脑来说是非常重要的。阿尔伯特·爱因斯坦 (Albert Einstein) 应该是世界上最聪明的人之一了，科学家们发现他脑里的神经胶质细胞比普通人的要多很多。这代表了一种可能性：脑中的神经胶质细胞越多，人就越聪明。不过，脑中真正发挥作用的还是神经元。或者说：脑靠神经元之间的连接进行正常的运作。噢，对了，神经元不只在你的脑里面存在，你身体的每个部分都能找到它们！你的

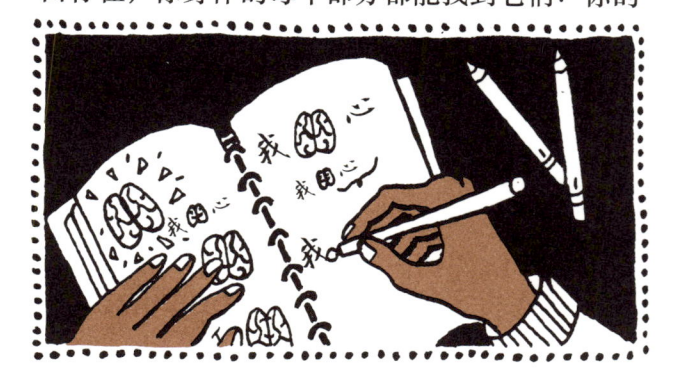

脑的进化
极简版

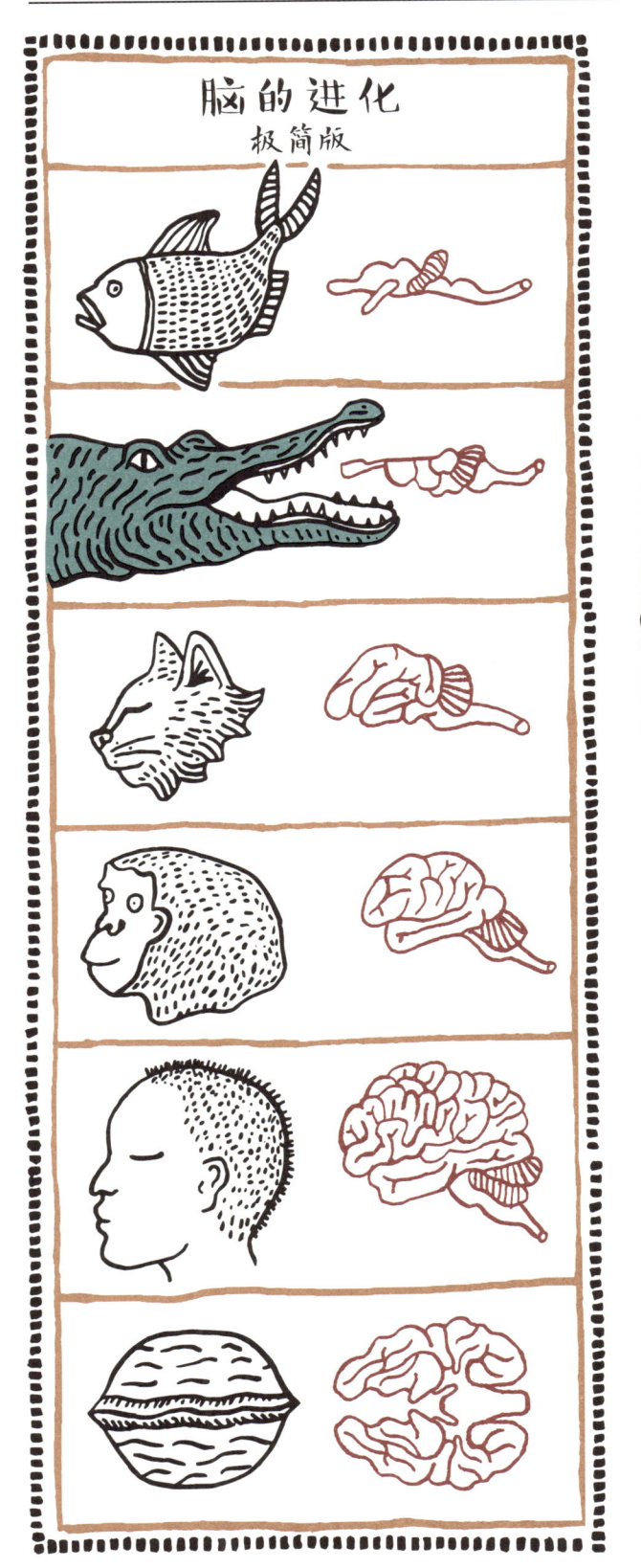

肠子里面当然也有神经元,所以,你的肠子可比你想象的要聪明。

你的神经也是由神经元组成的,所以脑细胞又叫神经细胞。你可以把神经想象成脑的延伸,它们负责把脑中的信息输送到身体的各个角落,同时也把身体的信息,比如疼或者痒,输送回给脑。

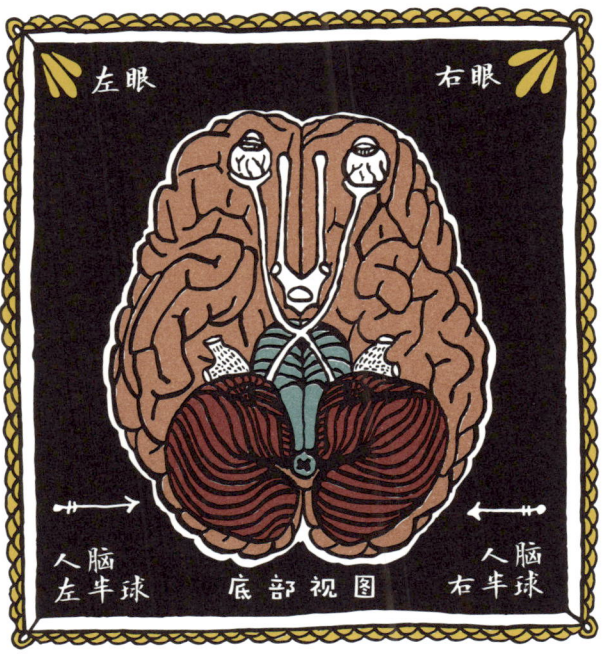

左眼　　右眼

人脑左半球　　底部视图　　人脑右半球

你的脑有两个半球:左半球和右半球。脑的右半球负责控制你左半边的身体和活动,左半球负责的是另外一边。整个人脑也可以分成三层,就像一栋建筑里的三个楼层一样。你一定听谁说过或者在哪儿读到过:我们和类人猿是远房亲戚,类人猿的祖先是其他类哺乳动物,这些类哺乳动物的祖先是恐龙和其他爬行动物。这个过程叫作进化。我们的脑的分层就是进化过程的证明。爬行动物的脑只有一层:就是最底层。哺乳动物的脑有两层:地面那一层和第二层。有一些哺乳动物除了这两层之外,还有一个面积小一些的顶层。而人脑的顶层是最大的:是完整的三层楼。正因如此,人类才会有这么大的脑。

— 37 —

— 第三部分 —

脑的下面两层

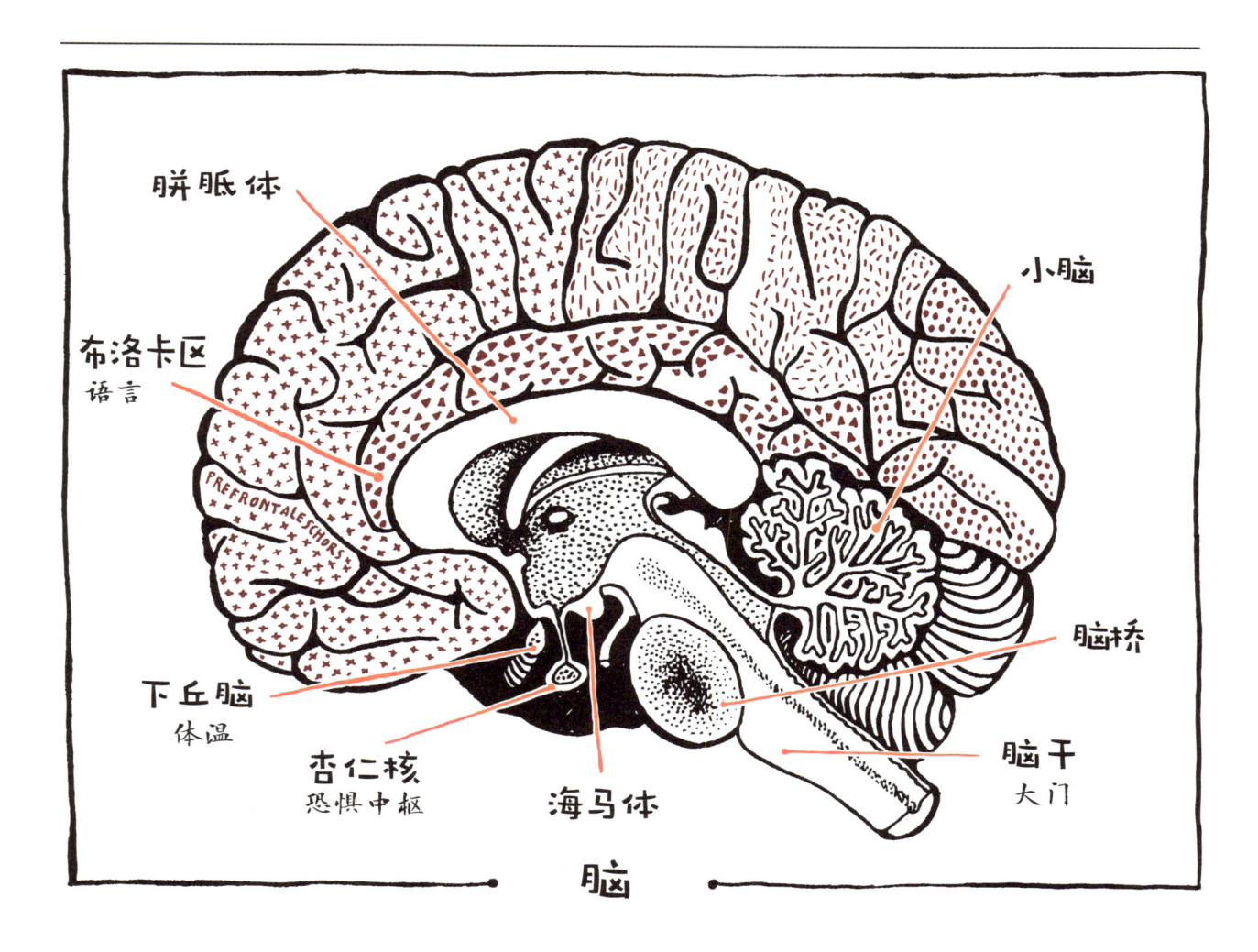

脑

- 胼胝体
- 布洛卡区 语言
- 小脑
- 下丘脑 体温
- 杏仁核 恐惧中枢
- 海马体
- 脑桥
- 脑干 大门

为什么人的脑容量这么大？

如果把人脑比作一栋三层楼房，那么脑干就是这栋楼的大门。脑干负责的都是非常重要的任务，比如控制你的心跳速度、血压、呼吸以及肠道里的肌肉等等。而且这些过程不需要你刻意地去考虑就能够完成。这样你就能把注意力集中在一些更重要的事情上，比如看《唐老鸭》或者擤鼻涕。一楼也是小脑的所在地。运动记忆都储存在这里，比如你学到的走路、骑自行车或者滑冰的技巧。小脑对酒精非常敏感。如果人喝醉了，走路就会很不稳当——你无须亲自做这个实验，我已经帮你试过了。大脑的一楼还负责对眼睛、耳朵收集的重要信息进行加工。所以说，一楼对于你的生命来说很重要。也正因为这样，它的位置藏在其他两层的下面，十分安全。

如果我们把人脑的一楼称为爬行动物的脑，那么二楼就是哺乳动物的脑。第二层的脑负责人的情绪。我打赌你肯定没见过兴高采烈的蜥

— 38 —

蝎、闷闷不乐的乌龟或者悲伤的蛇吧？但是你肯定见过高兴的小狗、生气的猫咪或者胆怯的兔子。哺乳动物有情绪，爬行动物却没有。这是因为杏仁核就在脑的第二层。杏仁核是脑的恐惧中枢。在你遇到危险的时候，它负责指挥身体的反应。这里还存储着你所有关于恐惧和危险的记忆，这些记忆不会轻易地被遗忘。想象一下，要是你在一条恐怖的大鳄鱼上边吊上一根绳子，然后站在绳子上面，像走钢丝那样，一边保持平衡一边背地理考试题，你会不会记起来更快？这样做的话，你可能会更容易背下来。但只有在经历了不愉快的事情之后，你才能真正记住一些事情。这是由海马体决定的。

为什么高兴的事情很快会被忘记，难受的经历却总能记得？

海马体在你的记忆中有着更加重要的作用。一件事情是不是需要被记住、要被存储在脑的哪个部分，都是由海马体决定的。听起来不错吧？但其实没你想象的那么好。海马体想要的事情和你想要的可不完全一样。老师让你记住欧洲所有国家首都的时候，要是你能直接给海马体下命令，让它一下子记住这些城市的名字该多好。可惜海马体是不会听从你的命令的。还有更麻烦的事情：海马体和杏仁核好像更喜欢不那么愉快的经历。你想忘记的事情会在长期记忆里被存储起来，而开心的事情反而很快就会被忘记。不过这也有一个好处：因为你会更清楚地记得这些难受的经历，所以你会在未来尽量避免它们再次发生。这就是我们常说的"长记性"了。不过想在地理考试中拿到好成绩，你就老老实实地去背欧洲各国首都的名字吧。

为什么下丘脑不能正常工作的人，需要别人二十四小时看护？

在二楼还有另外一个很重要的部分，那就是下丘脑，它负责调节你的体温。下丘脑受到损伤的人，有可能因为在阳光下多走了一会儿就发烧，或者穿了一件有点薄的毛衣就浑身发冷。下丘脑还负责告诉你该睡觉了或者你已经吃饱了。我们上面说到的这些下丘脑受伤的人，可能会一直不停地吃饭，或者根本不知道要睡觉。他们需要有人二十四小时照看他们，像下丘脑一样提醒他们要做的事情，否则就会有不好的事情发生。不过你也不用太担心，下丘脑受伤很少见。下丘脑还负责调节你的情绪。如果你弟弟把最后一点点可乐喝掉的时候你感到非常生气，那就是你的下丘脑在加班了。

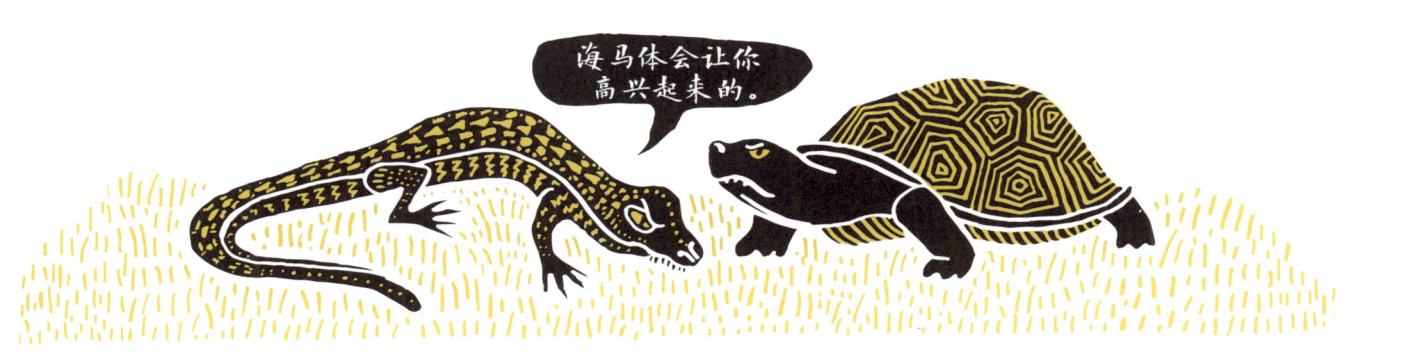

— 第三部分 —

脑的三楼

为什么猴子不会算数？

如果像照顾人类小宝宝一样照顾和教育一只黑猩猩宝宝，它最后会不会说话呢？美国比较心理学家温思罗普·凯洛格（Winthrop Kellogg）也很想知道这个问题的答案。1932年，他的儿子唐纳德（Donald）出生了，这也给他提供了一个机会。他和妻子找到了一个和唐纳德一样大的黑猩猩宝宝古亚（Gua）。他收养了这只小黑猩猩。两个宝宝接受了同样的照顾和教育。结果怎么样呢？刚开始的时候，古亚在各方面都比唐纳德表现得好，比如它更早地学会了走路和用勺子吃东西。但是后来，唐纳德开始会说话了，古亚却一直学不会。唐纳德越来越聪明，而古亚却不再进步了。在二十世纪，这样的实验是很有意义的。但是现在我们已经不用再做这种实验了。在掌握了脑的构造之后，人们发现这一切都与大脑皮质有关系，也就是我们大脑的最高层。那一层的风景最好了。人类大脑的最高层比其他哺乳动物的要大得多。正是大脑皮质的结构把我们跟黑猩猩还有其他的哺乳动物区分开来。

布洛卡区是大脑皮质中的一块区域，你能说话主要靠这个部分。如果这个区域出现了问题，你讲话可就没那么利索了。布洛卡区再过去一点，是负责处理文字的区域，旁边就是负责算数的区域。这个区域不光帮你算数，也管理你的语言能力。大脑皮质有一块区域叫前额叶。我们能发明电脑、登上月球、做意大利奶酪比萨、换备用轮胎，靠的都是前额叶的大脑皮质。这是因为像做计划、思考未来这种复杂的思考工作都发生在这个区域。所以在你计划下一周的安排的时候，这个区域是最活跃的。而其他哺乳动物大脑中的这个区域要比人类的小很多。对松鼠来说，为冬天或者春天存些食物已经是它们的极限了。它们绝对没办法安排一次去罗马的秋游活动。

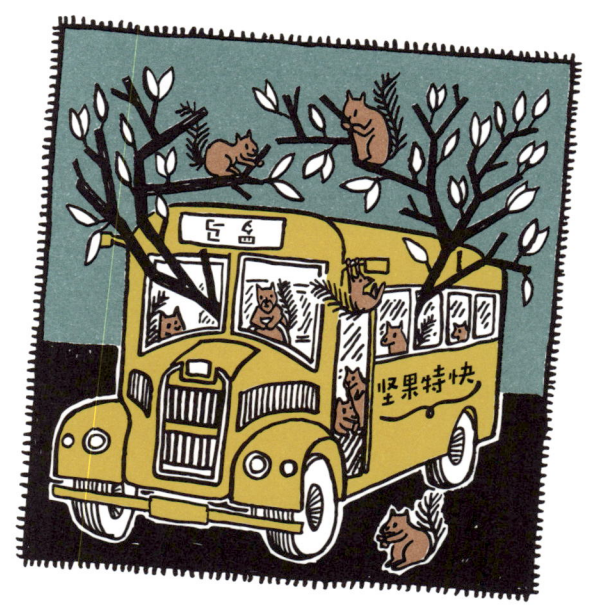

为什么每个人的身体里可能都藏了一个杀人犯？

我们已经讲过杏仁核作为恐惧中心的作用了，你的前额叶皮质就负责判断你该如何应对那些让你感到害怕的事情。换句话来说，杏仁核负责应对当下这一刻的恐惧感，前额叶皮质负责找到应对这些恐惧情绪的长期解决办法。你人生第一次跳伞的时候，你刚从飞机上迈出一只脚的那一刹那，你的杏仁核会马上拉响警报。如果杏仁核负责决定一切，它会让你立刻把脚收回到飞机里。但是就在这一瞬间,你的前额叶皮质会冷静地进行思考,它会认为:你背着降落伞,有降落伞你就不会摔成馅饼,有降落伞的跳伞是安全的,挂在降落伞上在空中飘看着风景肯定很漂亮,听起来其实还不错……

幸亏你有前额叶皮质,现在你战胜了恐惧,可以从飞机上一跃而下了。

此外,前额叶皮质还在很大程度上决定了你的性格:富有同情心还是完全不遵守规则,都由它决定。很多罪犯的前额叶皮质都有些问题。但这种情况也可能发生在任何人身上,哪怕一个连交通规则都不敢违反的人。如果一个人的前额叶皮质中长了肿瘤或者受了其他形式的脑损伤,他可能会变成可怕的杀人魔头。当然了,这是一个很极端的例子,在经历脑损伤之后性情大变倒是经常出现。

为什么急诊室里的青少年永远比图书管理员多?

你的前额叶皮质负责冒险、自我控制、考虑自己行为的后果、做计划、对别人要友好等等。但恰好是这个区域要在青春期经历很大的变化。这里每一秒钟都能产生成千上万个新的连接,而你需要时间去适应每一个新的连接。此外,你的身体会产生各种影响你行为的物质,让你常常感到迷茫。所以和成年人比起来,青少年更喜欢砸东西。你可能会在医院急诊室里看到试图交叉双手骑自行车结果摔得鼻青脸肿的青少年,但是你不会遇到一样情况的图书管理员姐姐们。还有个坏消息,前额叶皮质要经历非常长时间的变化:你要等到二十三到二十五岁的时候才能表现得更像一个成年人。

人脑中,永远不会是杏仁核、海马体或者下丘脑之中的一个在单独工作,不同的部位会一起合作。仅仅是想看清楚东西这样一件事,你就要同时用上脑中的好多部位:有的负责把眼睛聚焦到你想看清的东西上,有的负责把你看到的东西和你的记忆联系在一起,让你能识别它。幸好人脑的很多部分可以同时完成很多任务。比如下丘脑,在控制体温、心跳和呼吸的同时,还要负责调节你的情绪。它们可以"一心多用",否则我们的脑就会大到整个脑袋都装不下了。

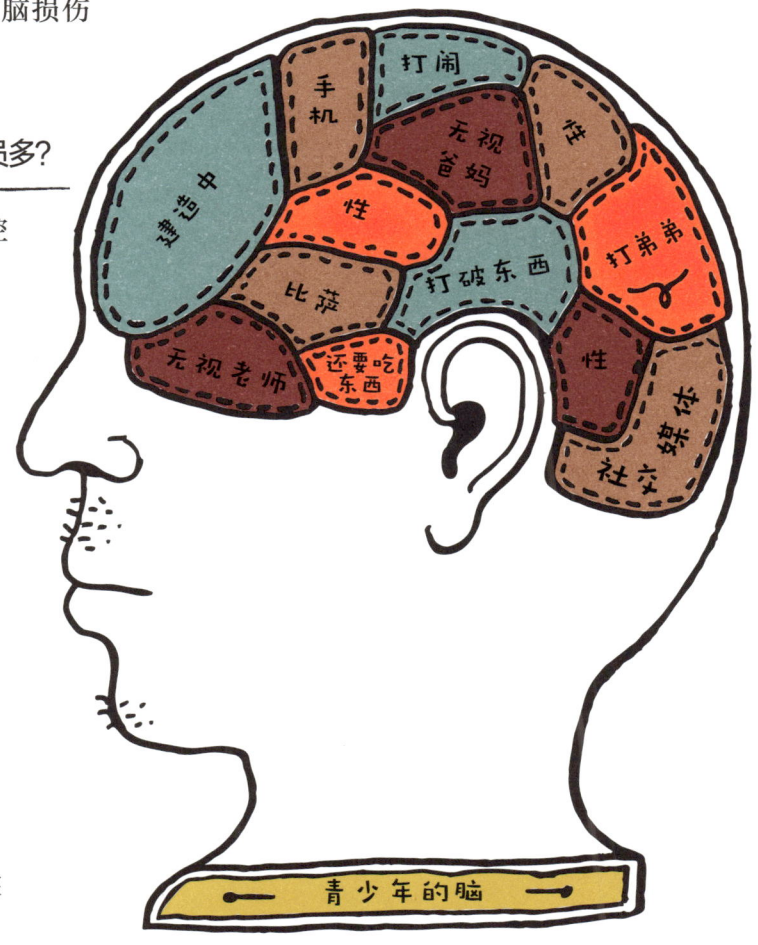

— 第三部分 —

脑的地下室

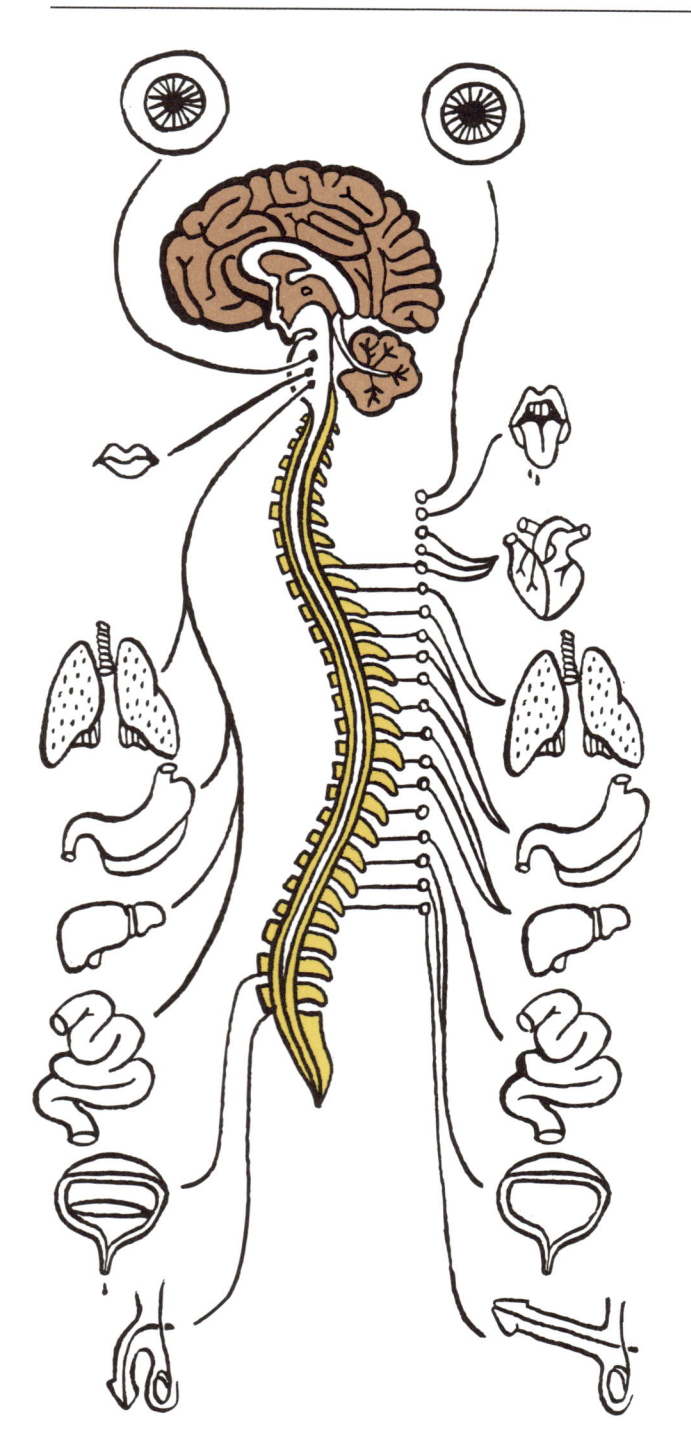

为什么有的时候你的行动比思想快？

把人脑看作一栋三层楼房的话，你身体其他部分的神经元就是这栋楼的地下室和地基。你脊椎周围的神经细胞是最重要的，它们不需要脑的命令就能帮你作出决定。通过观察小动物，我们可以清楚地看到这个"地下室"有多么重要。你可能见过网上的一些令人不太舒适的视频：一只鸡被砍了头之后还能跑上一阵，被切成好几段的蛇还能爬，也有其他的动物在被砍掉头之后还能活一阵子，没有头的蟑螂甚至还能活上好几个星期。

你身体里的神经细胞还形成了很多通道，这些通道连接着你的脑或者脊椎。它们负责把身体的信号传递给脑，也把脑的命令传递给肌肉。如果你不小心一脚踢到了桌子上，你脚趾里的神经细胞就会发送一个电流信号给脑。或者如果你一不小心踩到了荨麻叶子，你也能很快跳着躲开。更神奇的是，你刚开始作出反应的时候，脑根本没有参与。在脑还没意识到发生了什么的时候，你脊椎里的神经细胞就已经作出了把脚收回来的决定。从你的脚趾到脊椎的距离比脚趾到脑的距离要短，所以你能更快地作出反应。你想不作出任何反应都不可能，因为你的脊椎已经在你的脑之前为你作出了决定。

- 让你思考的物质 -

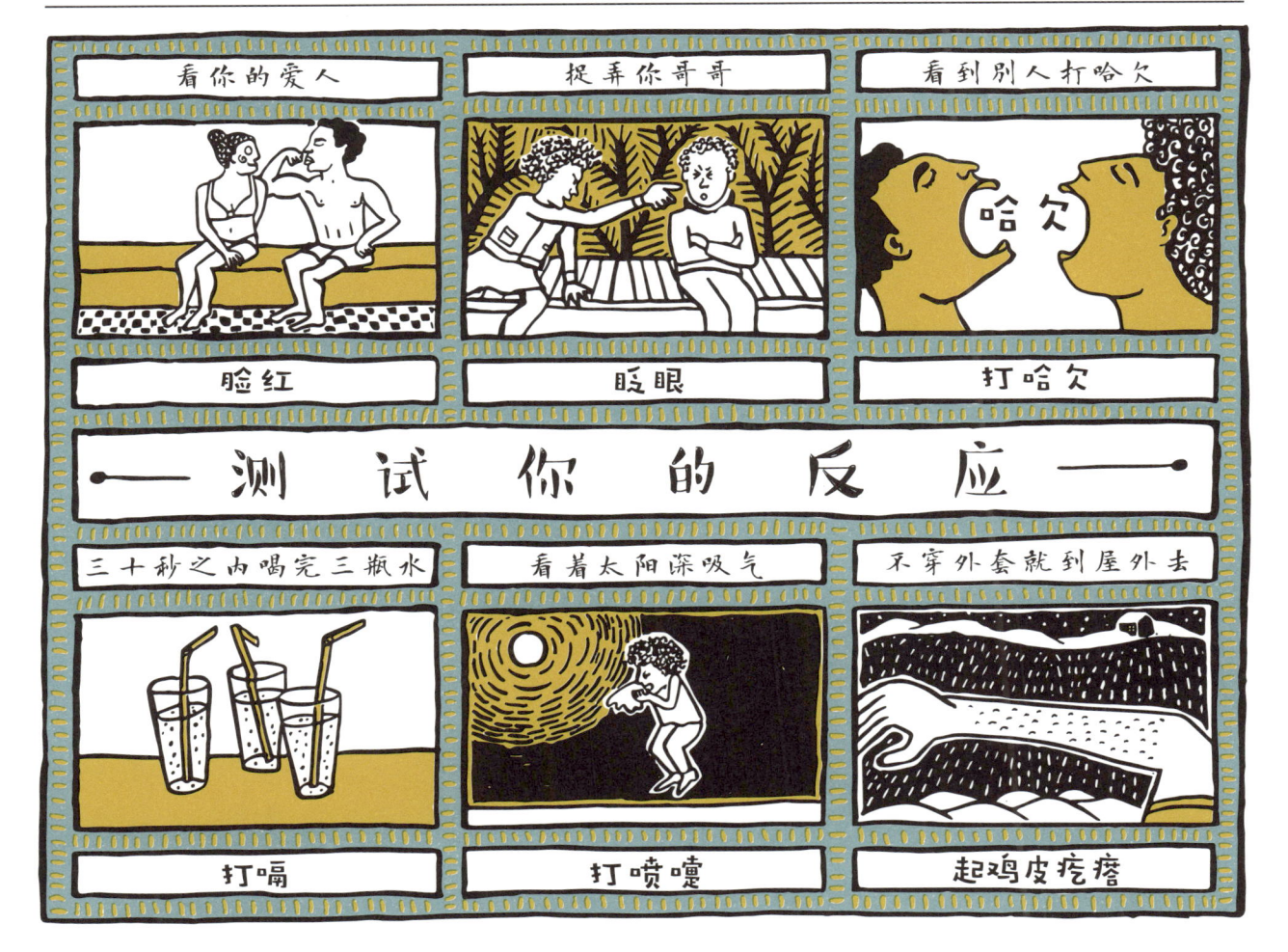

看你的爱人	捉弄你哥哥	看到别人打哈欠
脸红	眨眼	打哈欠

—— 测 试 你 的 反 应 ——

三十秒之内喝完三瓶水	看着太阳深吸气	不穿外套就到屋外去
打嗝	打喷嚏	起鸡皮疙瘩

为什么你的脑总会捉弄你？

不需要你刻意安排就能完成的动作，叫作非条件反射。医生在测试你的非条件反射能力的时候，会用小锤子敲你的膝盖。如果你的非条件反射能力没有问题，那你的小腿会自己弹起来。你的脑要在动作完成之后才能反应过来。非条件反射有时候会让你很不舒服，打嗝就是一个很典型的例子。在你的脑意识到的时候，你已经在打嗝了，所以等你的脑再发出指令让你的身体停止打嗝就来不及了。如果你想双手交叉着骑自行车，你的非条件反射也会让你马上摔倒。你的脑很清楚地知道你是双手交叉着，但是你的非条件反射不知道。所以你总是会摔倒。但非条件反射对你来说也是很重要的，比如在你运动的时候。

想象一下，一个网球以超快的速度正在朝你飞过来，你的脑还来不及作出反应，但是你的杏仁核会帮助你躲开不被它砸到。你成功躲开了这个网球之后，你的脑的其他部分才会意识到刚刚发生的事情。如果这时候有人问你刚刚发生了什么，你就会回答："我看见球朝我飞过来，就赶紧躲开了。"才不是这样呢！明明是你的杏仁核在你意识到危险之前就作出了反应，而不是你自己有意识做到的。所以我们每天都在被捉弄。这是一个无关紧要的小例子，还有一些更可怕的例子，你在下面的章节里面可以读到。如果要了解我们的脑里可能会出现些什么样的问题，你首先得知道记忆是如何工作的。

— 第三部分 —

记忆的洞穴

为什么你以为自己忘掉了一些事情？

假设你的脑是一张欧洲地图，你的脑细胞是地图上的城市和小镇，你的记忆不在这些城市和小镇里面，而是在联系这些城镇的网络中。这些脑细胞之间的连接网络叫作突触。比如你对近两年生日聚会的记忆就存储在阿姆斯特丹—乌得勒支—德里尔—阿纳姆—科隆—科布伦茨—韦尔维耶—安特卫普—弗利辛恩这条路线中。

又或者你要记住0708452957这串数字。除非你有超级记忆，否则仅仅把它们读上一遍，你是背不下来的。你可以把它们想象成一条横穿过森林的路，你刚走过的时候脚印还很清晰，但是它们很快就消失了。如果你不停地重复这些数字——就像在这条小路上来来回回走好多次——你和它们就会很快熟悉起来。再后来，你走过的地方真的就成了森林里的一条小路，也就是说你把这串数字记住了。不过你还是需要在这条路上走一走，不用每天都去，偶尔过去走一走就好，不然这条路就又会消失。

你可以把地图上的这些城市和小镇用无数种不同的方式连接起来。你一共有860亿个脑细胞，比欧洲所有的城市和小镇加起来的数量要多得多。这其中的每个细胞能和其他细胞产生的连接又有1万到10万个那么多。所有

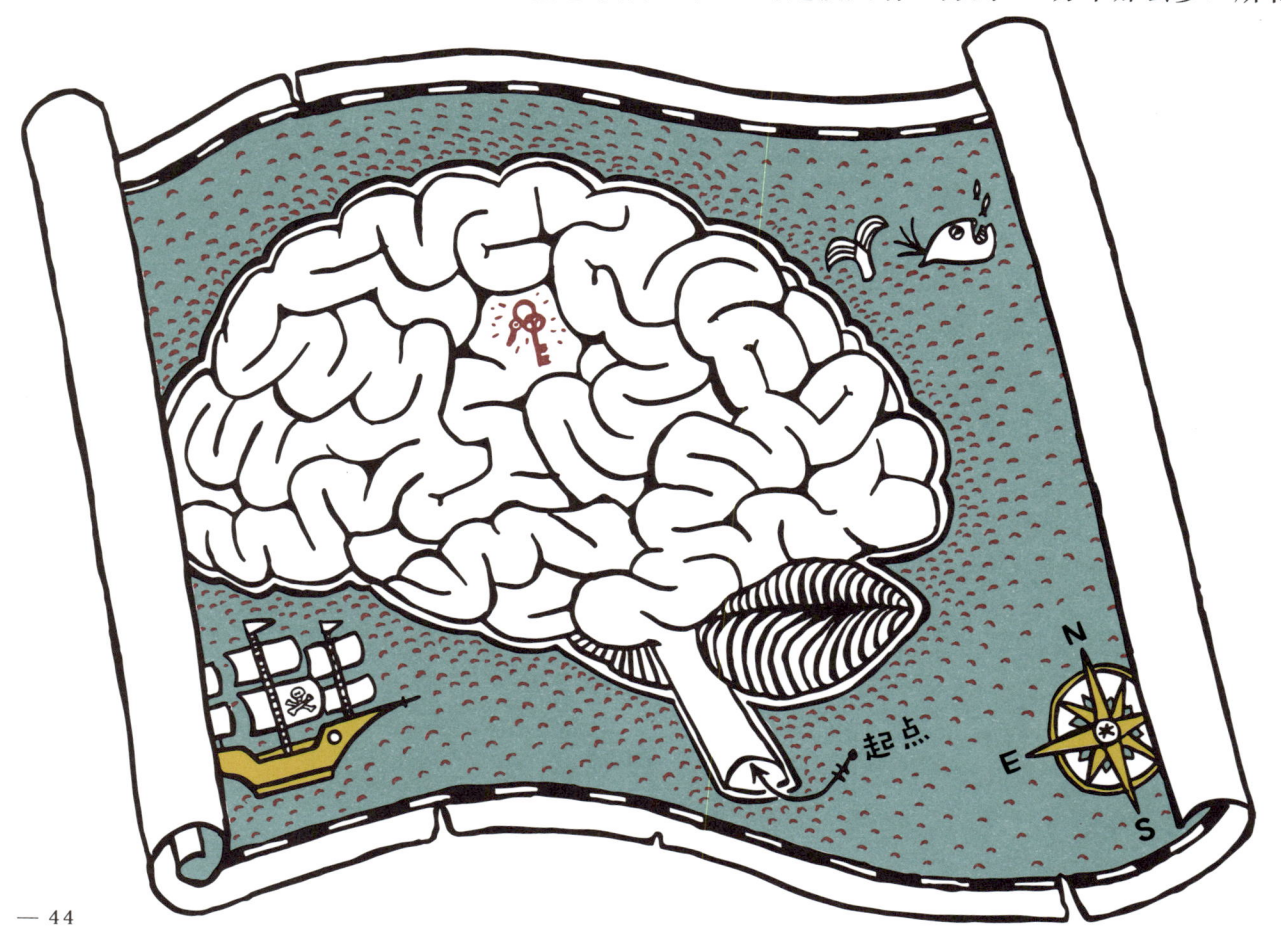

这些连接形成的网络大到超乎你的想象！所以你能记住很多很多事情。有些你觉得可能已经忘掉的事情，其实还储存在你的脑中。如果我们用一个电极给你的脑的某个位置加一点点刺激，那些你以为忘掉了的事情就又出现了。好几年前的某个片段会再次出现在你的记忆里，你甚至能清楚地记得每一个小细节。只可惜你事先不能知道电极刺激找回来的是哪一段记忆。所以，如果你不记得把自行车放在哪里了，还是得乖乖地自己去找。

为什么脑震荡会让你失去一些记忆？

你还记得核糖体、线粒体和细胞质吗？如果你还记得的话，那简直太厉害了。不过我猜你应该都忘记了才对。在读到关于这几样东西的章节的时候，你还很清楚地知道它们是什么。这是因为这些信息被存在了短期记忆里。顾名思义，这种记忆功能只在很短的时间里有效果。只有在有重要的事情发生或者有一件事情总是不停发生的时候，它才会被储存在长期记忆里。

就像各个城市之间的高速公路有的时候会因为天气封路一样，你脑里的某些部分也会出现这种情况。比如脑震荡，你的脑在经历过剧烈震动之后，一些部分会肿起来，这会导致别的部分受到挤压，让它们和脑的其他部分失去连接。正是因为这样，你的短期记忆可能没办法正常工作。你刚刚经历过的事情或学到的东西，就都被忘掉了。但只要你恢复了健康，记忆力往往也会恢复——你脑里的肿胀消失了，脑神经网络又恢复了连接。

为什么一个人可能永远觉得自己只有三十岁？

除了短期记忆，你还有长期记忆。我们要感谢一位因为一场手术失去了长期记忆功能的男士，多亏了他，我们才能深入地了解长期记忆是怎么工作的。在那场手术后，他的脑失去了把新的信息存进长期记忆的能力，所以对他来说，世界一直停留在他做手术的那一天。他一直认为自己是三十岁。他们国家的总统在他看来也一直是同一个人——虽然这位总统已经去世很多年了。而他在手术后认识的人，每次再见到他都要重新做自我介绍。手术前发生的事情他都记得，但是他的脑就像被加了一层不粘涂层，什么都粘不上去，新的经历也不会被存储起来。再后来，他年纪越来越大，看起来完全不像是三十几岁的人，但他始终觉得自己还很年轻。后来有一天，他搬家了。这又引发了一个新的问题。他根本不记得自己的新家在哪儿，所以每次回家都往老房子那儿走。他的邻居当然会告诉他，他因为手术失去了记住新信息的能力，但是他很快又会忘了这件事。在他去世后，科学家们把他的脑切成了好几百片薄小片，这样他们就可以研究究竟是脑的哪个部分出现了问题。

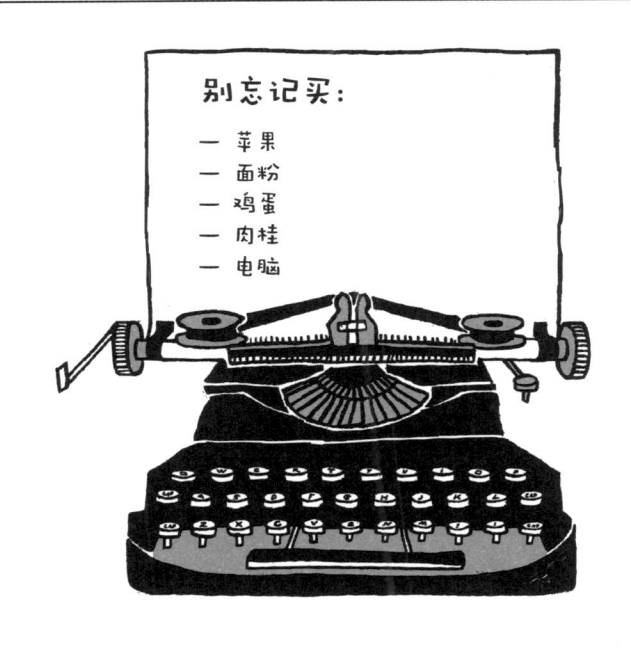

— 第三部分 —

你脑中的珍奇百宝屋

为什么眼睛正常的人也可能看不见任何东西？（第一集）

很长时间以来，脑一直是个谜。尤其在没有仪器可以扫描脑的年代，人们很难了解脑是怎么运作的。只有当脑工作不正常的时候，科学家们才能有新的发现，就像我们刚刚说到的失去长期记忆的那位男士那样。当然，科学家们不是每次都需要把脑切成薄片才能进行研究。比如有个人大脑的布洛卡区被子弹打中了，他在那之后丧失了说话的能力，那么医生就可以推断出来，大脑的这个区域和语言能力有关。

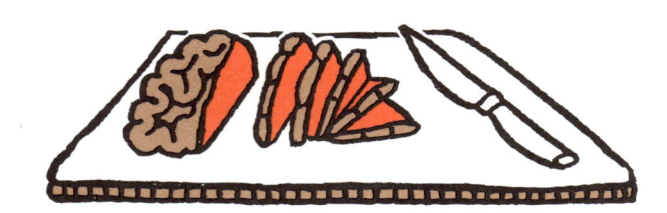

每当有人因为脑的某一部分受损而出现问题时，我们就能获得更多观察大脑结构和运作的资料。比如说，有些人脑中负责处理运动中的图像的神经受到了伤害，这导致没办法看到运动的物体。他们的眼睛本身没有任何问题，但是当眼睛想把看到的运动着的图像传送到"运动图像处理中心"的时候，路却断了。脑永远不会接收到它们，就好像这个人从来没有看到过这些图像一样。对于他的脑来说，这些运动的物体完全"不存在"。可是静止的物体他却能看得一清二楚。这是因为静止的图像不需要经过"运动图像处理中心"的加工，所以能直接被脑接收到。

为什么有人会觉得他太太的脑袋是一顶帽子？

如果脑出现问题，那么什么神奇的事情都有可能发生。比如说，有的人认为自己的一条胳膊或者一条腿不属于他们。他们看到自己的腿，却觉得这条腿是别人的。更夸张的是，有人会让外科医生把那条属于他的腿或胳膊锯掉。他们宁愿变成残疾人，也不想让别人的腿长在自己身上。幸好没有哪个外科医生愿意这样做。可这算是幸运吗？脑存在这种问题的人可不会这么认为。

还有的人看到的每个字母都有颜色，他们看到的A是红色的，X是黄色的。我们看到的是白纸黑字，他们看到的是写满彩色字的白纸。或者他们能"听见"颜色的声音，"看见"音乐的样子。这种现象被称作联觉。有很多艺术家和音乐家都是这样的人。在他们的脑中，属于色彩部分信息可能刚好和属于声音部分的信息连接起来了。

还有的人看上去跟平常人没有任何差别：他们思路清晰，你完全看不出任何异样。但是他们会突然做出一些无比奇怪的事情。曾经有这么一个人，他突然发现自己太太的头是一顶帽子，于是想尽办法要把这顶"帽子"摘下来。还有的人，突然有一天觉得自己就是上帝！甚至还有大活人觉得自己已经死了，他们认为自己是行走在人世间的灵魂。对你来说，你的思想和感受往往比世界上所有的逻辑和知识都要真实。而你的思想和感受都来源于你的脑。

- 让你思考的物质 -

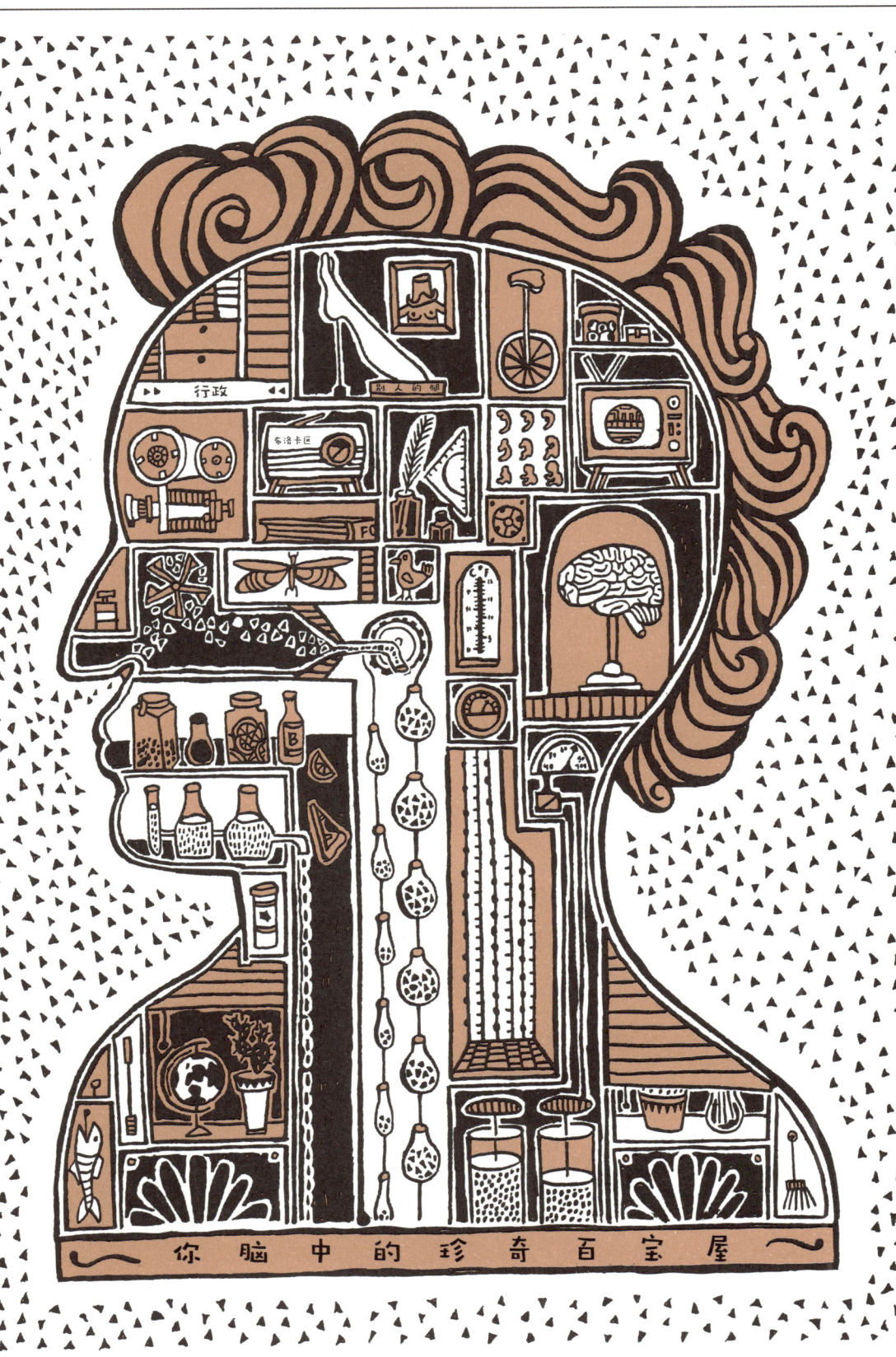

第三部分

你脑中的男孩或女孩专属房间

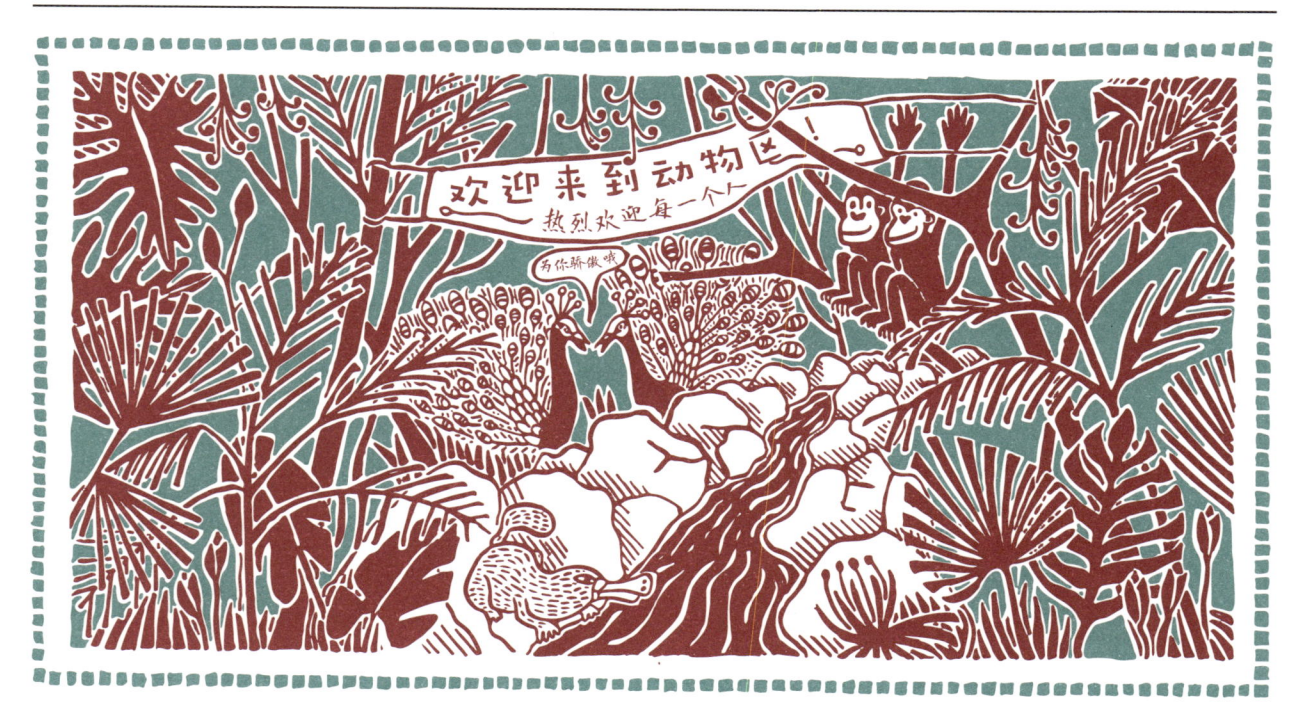

为什么你可能没办法决定要爱上谁？

你能选择让自己觉得菊苣鲭鱼三明治配巧克力酱好吃吗？或者要求自己选择莫扎特的音乐，又或者选择喜欢上隔壁邻居家的男孩。你觉得这些是你自己选择的结果吗？其实不是，这些是你的大脑已经决定了的事情，你改变不了的。当然了，就算你不喜欢吃菊苣，在你特别开心的日子里，你可能也会吃上一点。也许慢慢地你会觉得菊苣的味道也还不错。又或者你妈妈用菊苣做了很好吃的菜，也会让你更喜欢它。同样地，如果音乐和你记忆里愉快的经历产生了联系，你也会慢慢开始喜欢上音乐。

但是爱情比这个要复杂一些。如果你喜欢男孩，那你自己就不能决定要开始喜欢女孩。大多数女孩都喜欢男孩，大多数男孩也都喜欢女孩。但是，也有的男孩喜欢其他男孩，或者既喜欢男孩也喜欢女孩。同样地，也有喜欢其他女孩的女孩，或者既喜欢女孩又喜欢男孩的女孩。脑科学家们可以通过观察大脑的结构发现这一点。荷兰总人口中的6%认为自己是同性恋（也就是说男孩喜欢男孩，女孩喜欢女孩），或者双性恋（既喜欢男孩也喜欢女孩）。至于世界上其他国家同性恋和双性恋的比例，我们目前还不知道。这很难统计，因为在一些国家，同性恋和双性恋是不被接受的，或者他们因为自己是同性恋或者双性恋而感到羞愧。

如果要我说，世界总人口里面大概也应该有6%的人是同性恋或双性恋。因为大脑和国界无关。然而，很多人想要禁止同性恋行为，甚至觉得这不符合大自然的规律。但事实上，鸟类、哺乳类动物、鱼类、爬行类、两栖动物还有昆虫中都存在同性恋，人们已经在成百上千的动物种类中发现了同性相恋的现象。这么看来，到底是同性恋行为违反自然规律呢，还是禁止同性恋行为违反自然规律呢？

为什么男孩看起来比女孩强？

男孩和女孩，谁更强呢？当然是男孩了。这听起来好像没错，因为人类大多数重要的发明都是男性完成的，比如对于重大医学突破、技术发展或者举世闻名的食谱等等，男性的贡献都比女性要大。另外，体育比赛里的男性一般也比女性强。重要的职务也往往由男性担任。但是，从另一方面来说……战争往往是由男性发动的。连环谋杀案的凶手也以男性为主。相比男性来说，女性更会照顾人：在医院，女护士比男护士要多得多。女性更会与人相处，而且一般来说女性比男性活得更久。而且不久以后，医院里面的女医生就会比男医生多了。

所以问这个问题是没有任何意义的。男性和女性不一样，因为他们的脑不一样。

这一点在儿童时期就很明显了：男孩更喜欢舞刀弄枪，也更喜欢玩汽车；而女孩则更喜欢洋娃娃。更有趣的是，猴子也有同样的倾向：小公猴更喜欢玩男孩的玩具，小母猴喜欢玩女孩的玩具。当然，人和猴子的群体中都有例外。不是每个男孩都喜欢舞刀弄剑，还有一些女孩也很喜欢玩小汽车。等以后你自己有了孩子，一定记得要提前问好他们想要什么样的生日礼物哦。

总之，男孩和女孩行为的不同不光和脑活动有关，也和影响脑的化学物质有关。不管你信不信，你的情绪在很大程度上只取决于几个简单的分子……

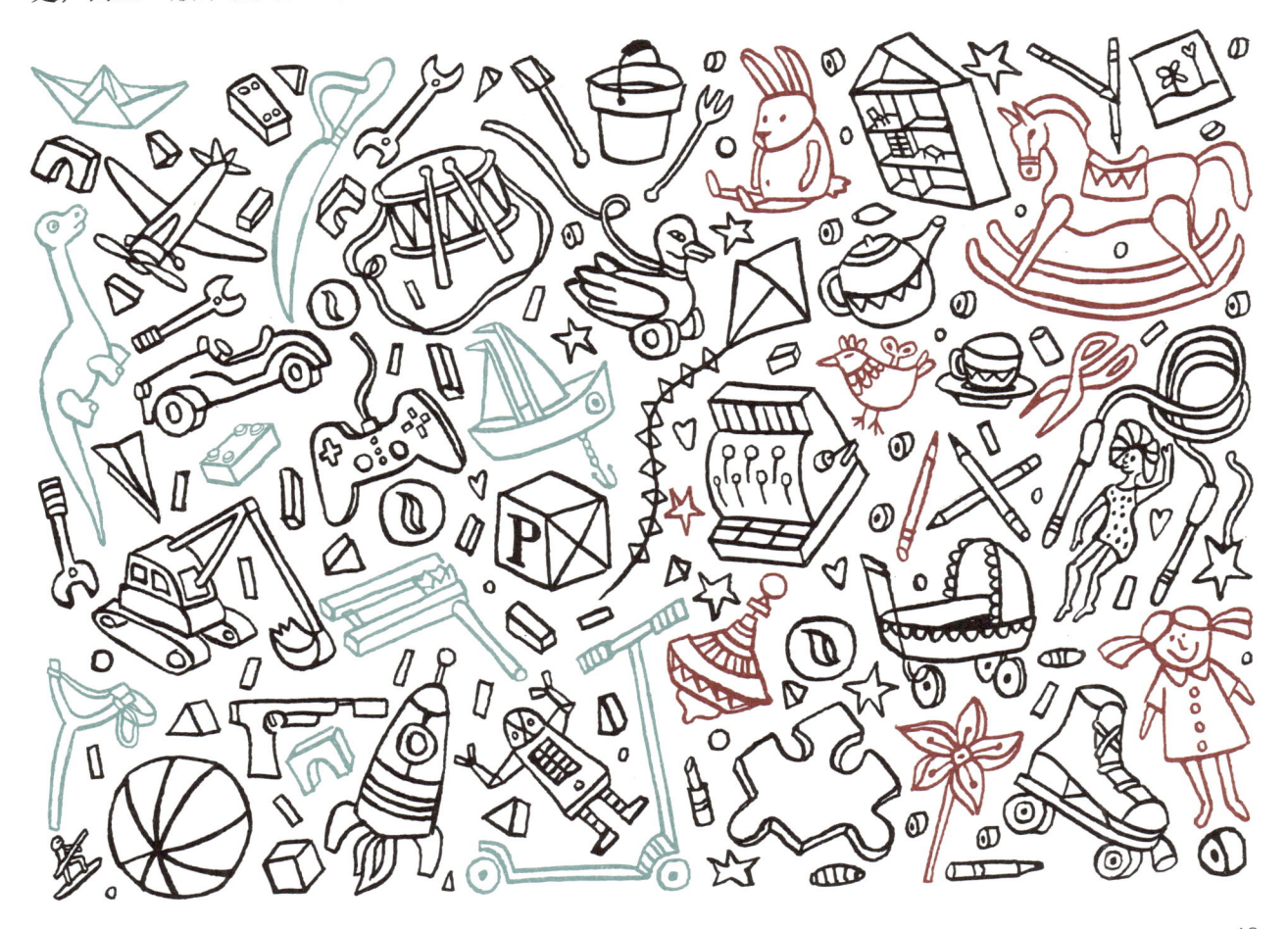

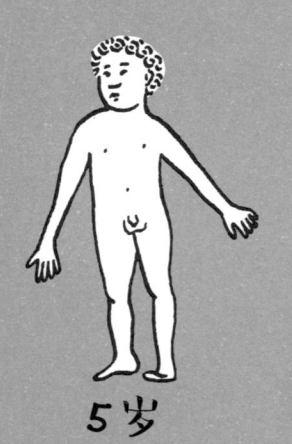

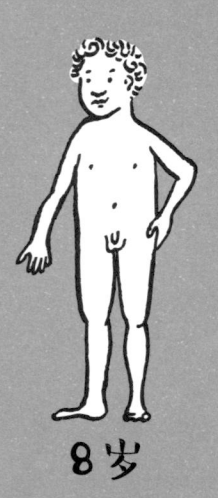

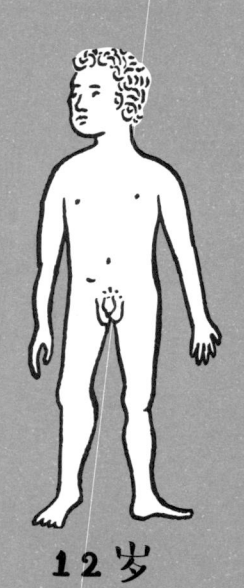

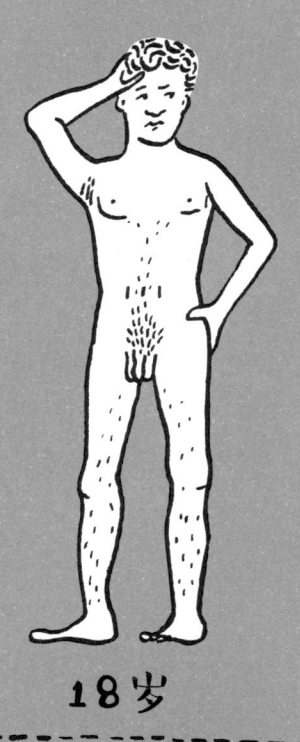

— 第三部分 —

男性 ♂

5岁　　8岁　　12岁　　18岁

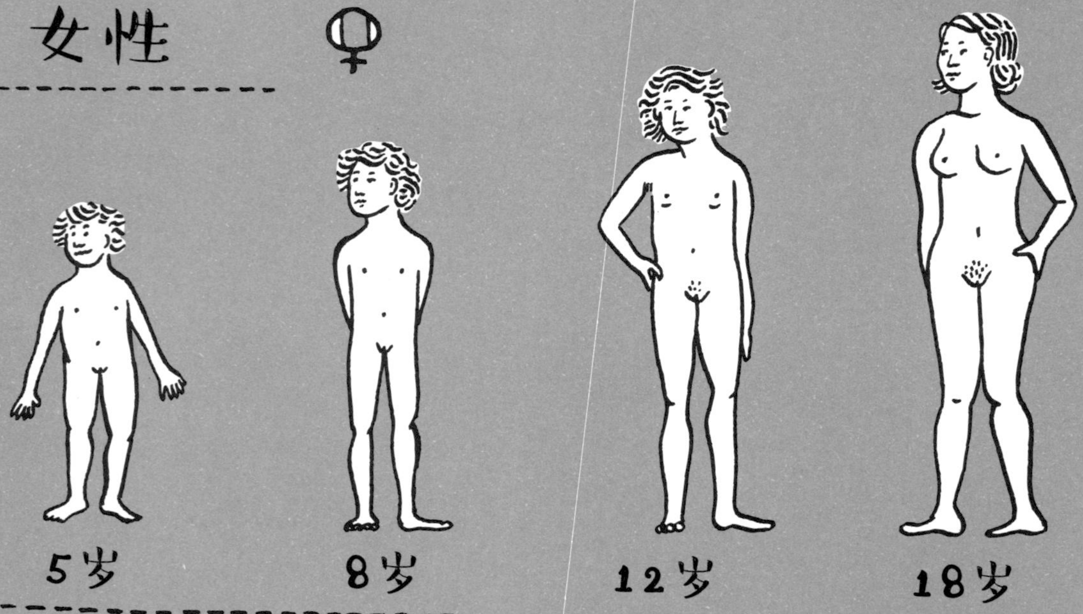

女性 ♀

5岁　　8岁　　12岁　　18岁

- 让你思考的物质 -

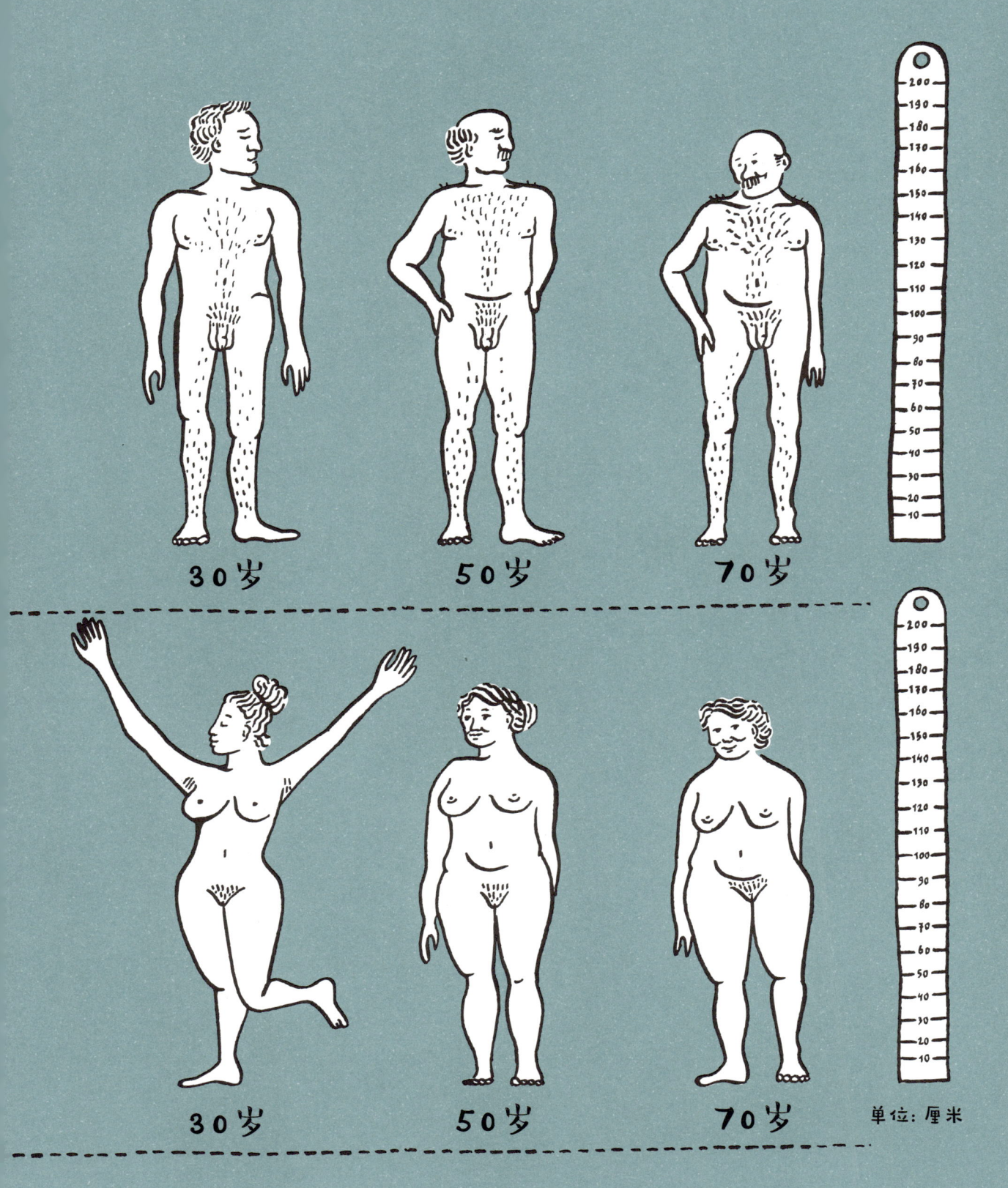

30岁　　　50岁　　　70岁

30岁　　　50岁　　　70岁　　单位：厘米

— 第三部分 —

身体的电子邮箱

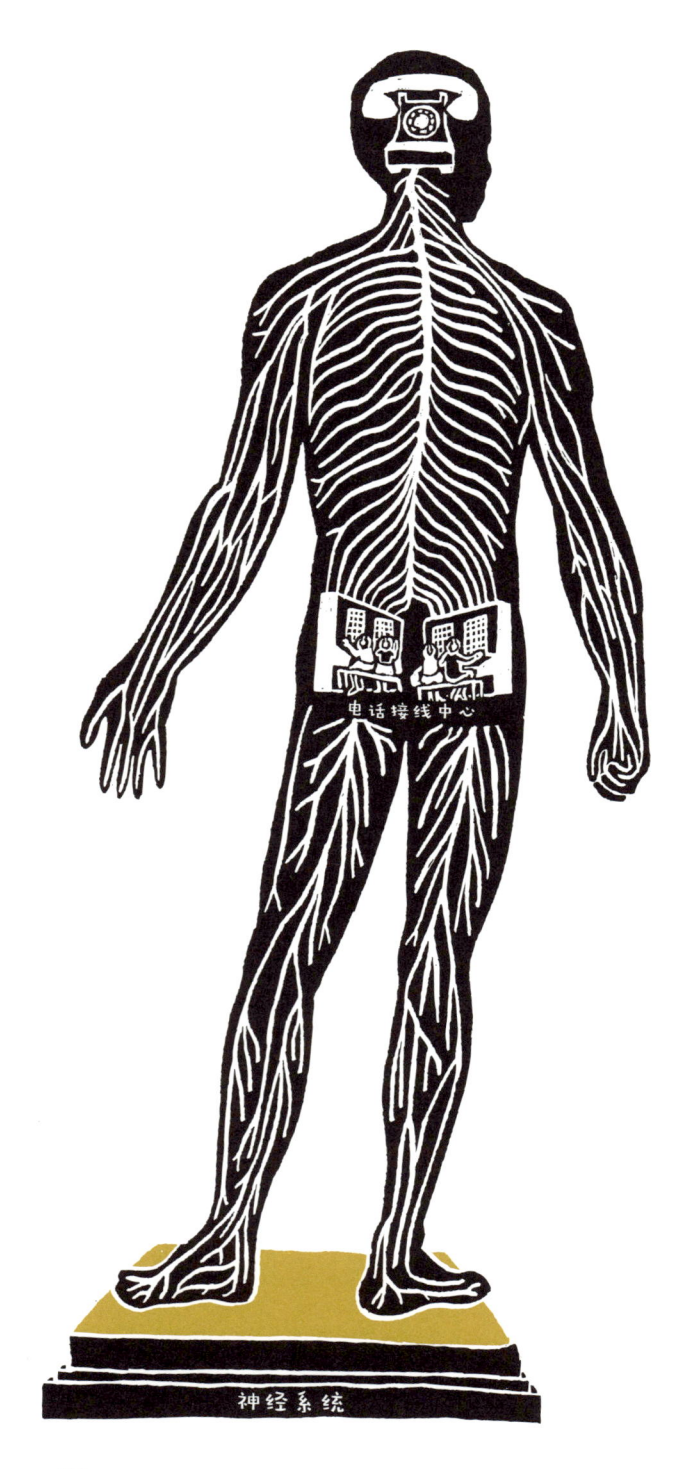

为什么你一到晚上就会犯困？

人体的神经系统就像遍布全身的电话线。如果脑想让手指动一下，那么这个"命令"要靠脑和手指之间的神经细胞来传递。只要你的手指完成了这个任务，这一条从脑到手指的连线就会断开。这样的安排很合理。但是如果你的脑需要把一条消息送到全身又该怎么办呢？而且如果你需要让这条消息一直起效果呢？如果这条消息还是通过你的神经系统传递，那你的神经系统就需要一直不停地传递同一个信号。这样的话，这些"电话线"很快就会超负荷运作了。所以我们需要另外一个系统来专门负责处理这种持续时间比较长的信息：那就是激素。

如果说你的神经是电话线，那么激素就是你的脑发送给你身体的电子邮件。就算连接中断了，这些电子邮件还是会被储存下来。激素是你身体制造的化学物质，信息可以通过这些物质传递。你身体的各个部分都能制造激素，它们通过你的血液到达目的地。人体内有很多不同种类的激素，每种激素的功能都不一样。让你在晚上感觉到很困想睡觉的激素叫作褪黑素。你到了早上会醒过来，靠的是叫作组织胺的激素。一种叫瘦蛋白的激素负责在你吃饱了的时候让你停下来。如果有一天你一不小心被一群狼追着跑，你的肾上腺素会让你保持警觉、清醒地思考，并且有足够的力气赶紧逃跑。刚刚这些只是举了几个例子。激素的作用比你想象的更疯狂，甚至还有一种激素会让你产生打扫房间的想法。千真万确哦。之后我会再给大家讲到这些的。

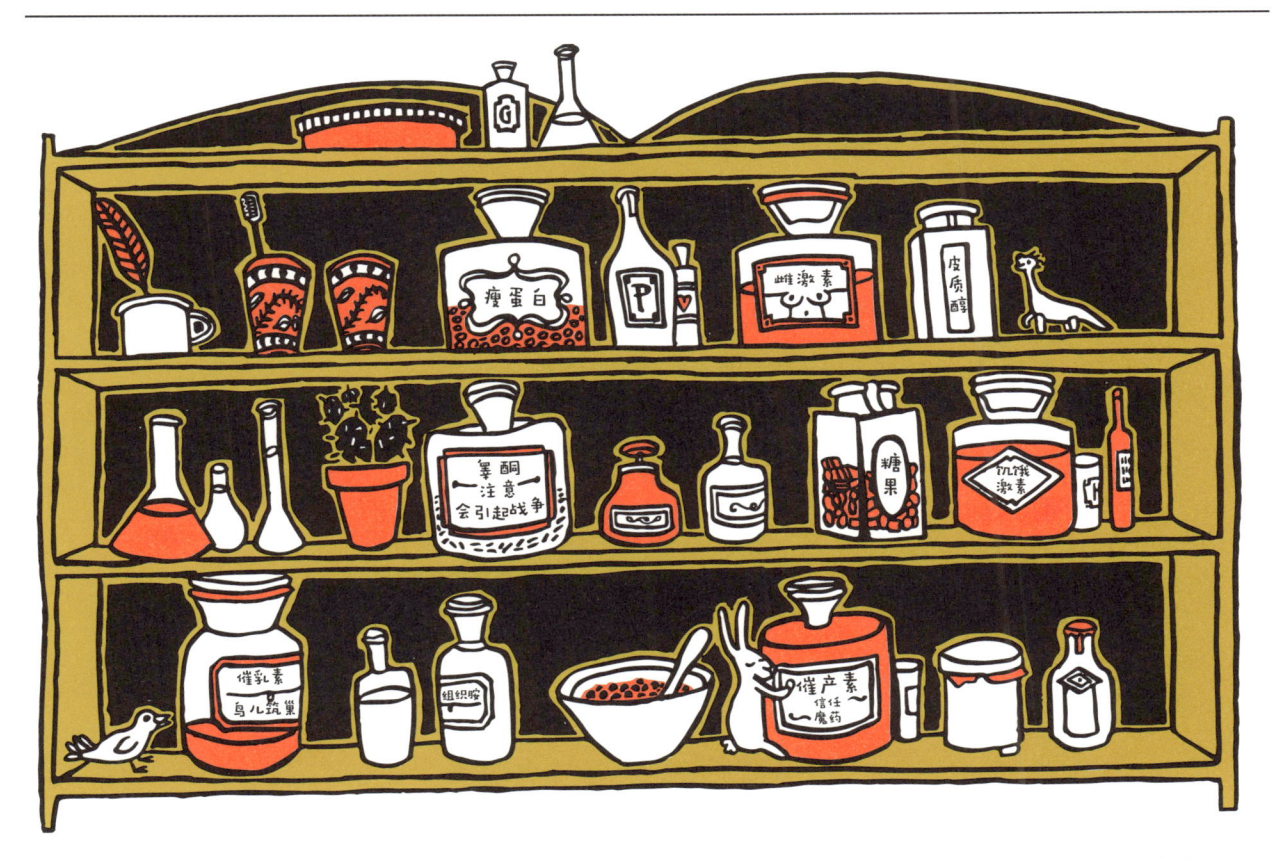

为什么有的女游泳运动员看起来比较像男生？

有的激素的有效时间比较短。比如说瘦蛋白，就是传说中的"我不饿了"激素。这种激素不会连续好几个小时有效。不然的话，你会一直不想吃东西，然后因为太久没吃东西而晕倒。所以，瘦蛋白的功效会在特定的时间开始减弱，让其他的激素开始发挥作用。这类激素叫饥饿激素，和瘦蛋白不一样的是，它会让你想吃东西。等你吃完了饭，瘦蛋白就又会取代饥饿激素的位置，故事又从头开始了。

当然了，也有些工作时间很长的激素。比如说男孩从特定的年龄会开始长胡须，肌肉也会开始变得结实有力。这就是雄性激素睾酮的作用。如果一个男孩的身体不能再制造新的睾酮了，这些肌肉并不会马上消失，而是逐渐地慢慢地减少，而且不会完全消失。你现在应该能够理解为什么以前的运动员要吃睾酮了吧——为了让自己更强壮。有的女性运动员也会吃睾酮，尤其是女性田径运动员和游泳运动员。他们可以这么做吗？当然不行了。这种行为叫作不正当竞争，会让比赛变得不公平。那些吃了睾酮的女运动员绝对不会承认她们这么做了，但是她们的身体会变得越来越像男性，这是她们没办法隐藏的，因为体型不会撒谎。在自然情况下，女性制造的睾酮比男性要少很多，所以女性的肌肉也比男性少很多。

当然，女性激素也是存在的，它叫作雌激素。雌激素让女孩子到了一定的年纪之后开始出现月经，乳房也开始长大。男性的身体也会制造雌激素，但比女性要少得多。所以说，激素对你身体有很大的影响。不光是这些，激素还决定了你的行为和你的喜好。

— 第三部分 —

脑中的化学实验室

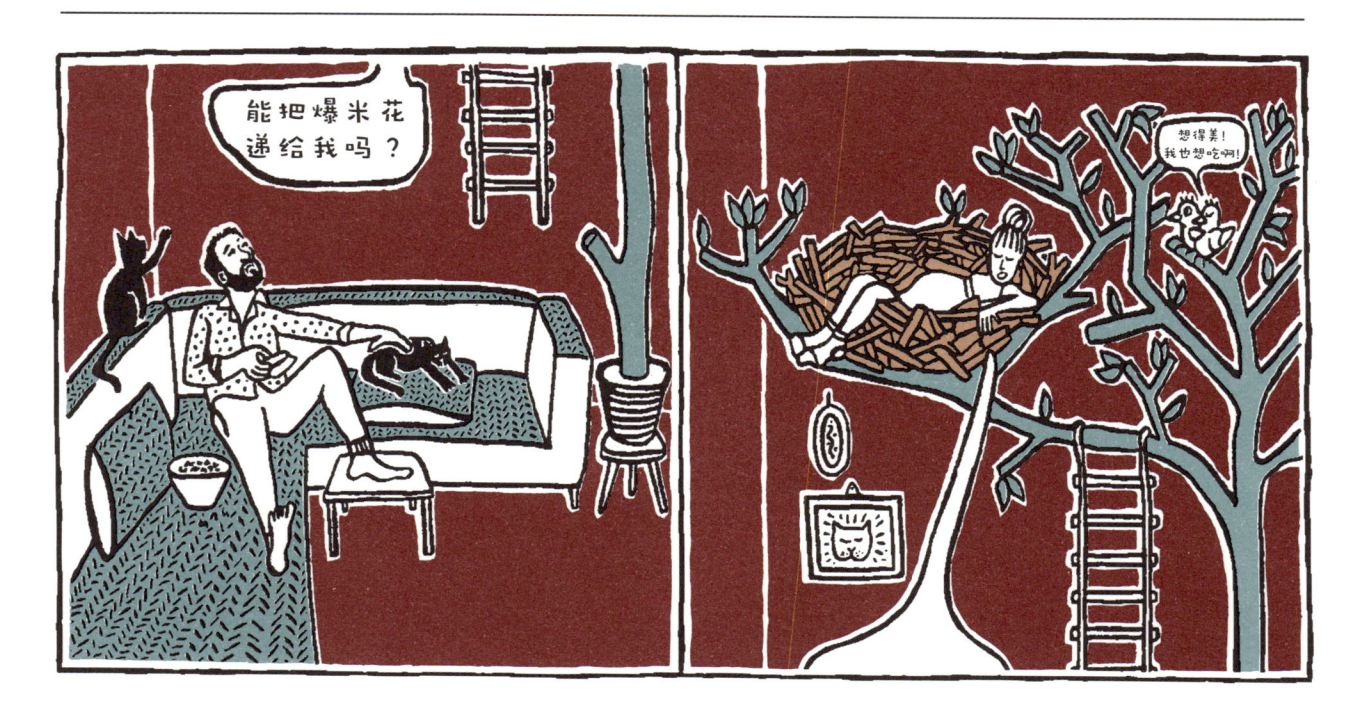

为什么斯堪的纳维亚的高气压区会导致战争？

你肯定在童话里读到过这样的故事：有一种魔法饮料，它能让故事里的主人公在喝了之后爱上某个人。或者有某种让你喝了之后永远不会疲倦的神奇药水。其实这种魔力饮料不仅仅出现在童话故事里，它们是真实存在的，而且就在你的身体里，它们就是你的激素。大部分情况下，它们没有童话故事里说的那么神奇，但它们对人体的影响还是很大的。激素不仅决定了你的心情，它们还影响了世界政治和历史的走向：争吵、战斗、战争……这些统统都是激素导致的。

我们拿睾酮来举个例子，它不仅能让人看起来很有男子气概，也会影响一个人的行为。它会让人产生过激的行为。男性杀人的案件数量是女性的五倍。血液中的睾酮含量高的人，会产生暴力行为的可能性也会升高。监狱中因为暴力犯罪入狱的囚犯与其他囚犯相比，血液中的睾酮含量更高。女囚犯的情况也是一样。可惜男性是不能自己决定要制造多少睾酮的，那谁来决定呢？光和温度有决定权。夏天比冬天更容易让人发怒。加布里尔·斯瑞博尔（Gabnel Schreiber）教授研究了过去三千五百年之中发生的2131场战斗。他发现，夏天开始的战争比冬天开始的战争要多很多。其他的研究发现，温度升高也会导致人体制造出更多的睾酮。所以说，当你以为你是自己决定要和邻居女孩吵架的，而实际上，你的情绪是由斯堪的纳维亚半岛上空的高气压导致的高温决定的……

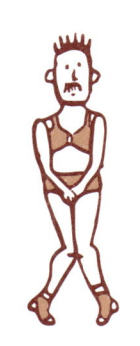

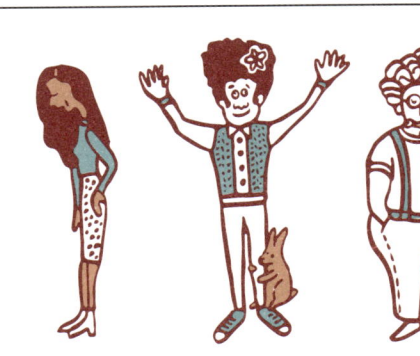

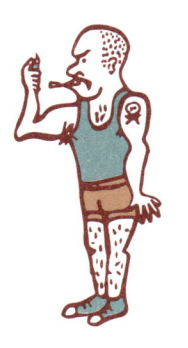

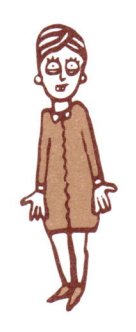

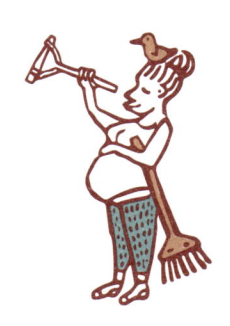

为什么你偶尔也想打扫一下房间？

如果有能引发战争的激素，那么一定有阻止战争发生的激素。你猜对了！你体内真的有一种物质的功能跟这个差不多。血液中催产素比较多的人，性格会更温和、宽容和安静。而且他们很容易相信别人，也不会轻易感到害怕。这也大大降低了他们和别人发生冲突和争执的概率。你能直接买到催产素喷雾或者催产素香皂。当然了，没有成功的政治家会买这种东西，买它们的都是些不良商家或者干脆就是骗子。包装瓶子上经常会印着"信任魔药"之类的字眼，就好像它能让别人很快地信任你一样。但其实它们一点用处都没有。你自己的身体就能制造催产素，而且还很容易制造出来。而且你不光能自己制造它，还能让别人也制造它，只需要一个拥抱就够了。抱一抱你家的小狗或小兔子就能制造出催产素。如果规定地球上的所有人每天早上起来都必须拥抱别人一刻钟，地球上肯定就没有这么多战争了。

人体内有好几十种激素，每一种激素对你身体或脑的影响都不一样。我个人最喜欢的激素是催乳素。很多动物的身体都会在春天大量制造催乳素，这样它们就会开始建筑自己的巢穴。孕妇体内也有很多催乳素，它们可以帮助孕妇的身体为即将出生的婴儿作好准备。和鸟儿一样，孕妇会表现出"筑巢行为"。她们会突然觉得保持家里干净整洁是非常重要的事情。她们还会突然喜欢上逛家具和装饰品商店，为即将出生的宝宝选择漂亮的墙纸颜色，还有好看的柜子。准爸爸们也会陪准妈妈们一起买东西，因为他们血液中的催乳素也会变多。如果有些人的脑一不小心让身体制造了太多的催乳素，那么打扫房间和洗衣服就会变成他们最喜欢做的事情。要是有人往你的柠檬水里面加了催乳素，你可能会马上想要开始打扫房间！

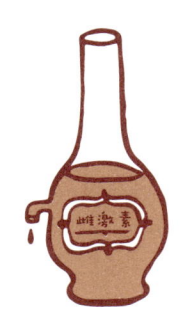

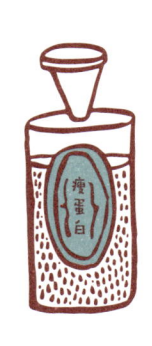

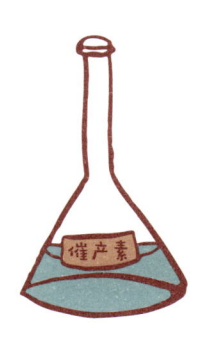

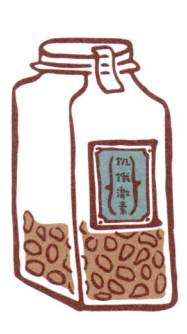

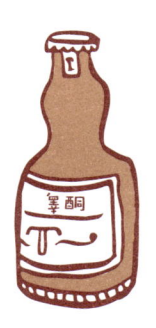

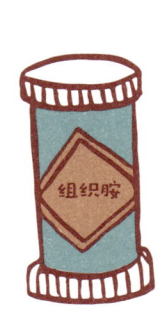

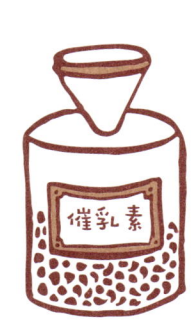

— 第三部分 —

你脑中的小人儿的脑

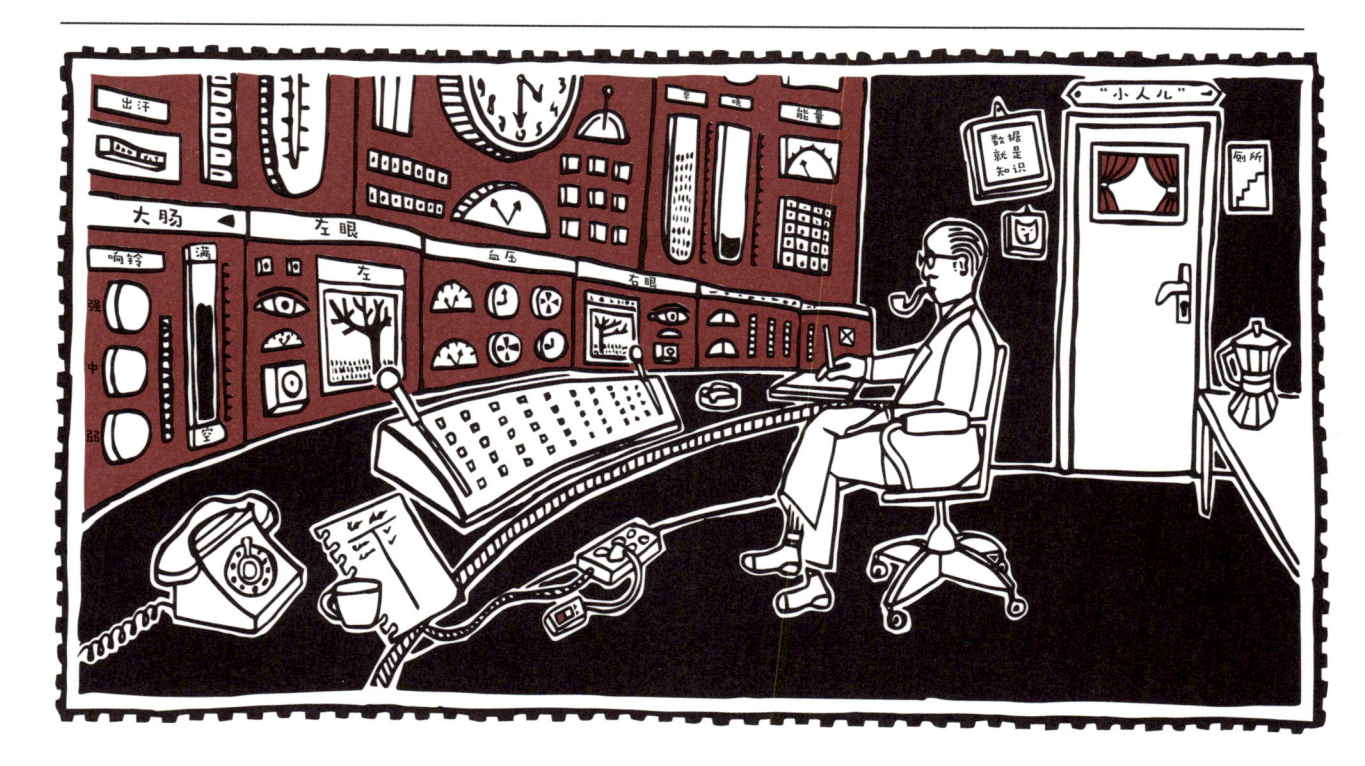

为什么你可能什么也决定不了?

你刚刚出生的时候,不能决定自己的性别。你身体制造出来的睾酮的多少决定了你会不会使用暴力。青少年没法控制自己不去冒险或者不去做些出格的事情。激素甚至还能替你决定是不是要打扫一下房间。那究竟还有什么是你可以自己决定的呢?到底是什么决定了你是你呢?是不是脑里的那个声音才是你,而你只是把它变成话说出来而已?

以前,人们以为那个声音来自于我们脑中的一个小人儿。如果我们脑中真有这么一个小人儿的话,他又在想些什么呢?这个小人儿是不是也有个小脑袋,在那个小脑袋里是不是又有一个小小人儿,小小人儿又有一个小小脑袋……?你看,这样下去永远没完没了。其实脑中面并没有一个专门的部分负责储存我们的意识,我们的860亿个脑细胞和连接这些细胞的网络共同决定了我们想要什么。你的情绪是由激素决定的,而不是你自己的意识决定的。不然的话,你一天到晚都应该很高兴才对。很多人都希望改变自己的性格,但是你就是你,没有什么好改变的。如果有一天你的脑受到了损伤——比如经历了一场车祸——你的性格就有可能发生改变。但这不是你自己能够决定的,你也不能选择让它变成什么样子。还有很多没办法改变的东西,比如你的智力。那么,你还能改变什么呢?

为什么脑中的那个声音也会捉弄你？

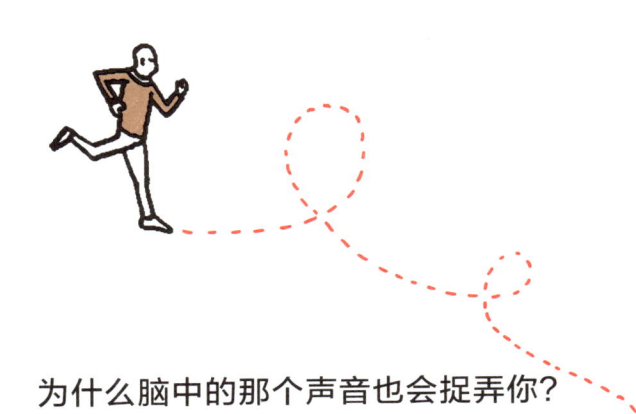

我们的思想、我们的意愿和我们的性格是由很小很小的细胞们制造出来的物质决定的。我们什么都改变不了。在我们自己意识到这一点之前，它们已经帮我们作出了决定。我们脑中有意识的部分，也就是我们脑里的那个声音，认为事实是最重要的。这一点我们是通过一个举世闻名的实验发现的。这个实验是这么完成的：

屏幕上有一个指针在走，就像挂钟上的秒针那样。参加实验的人要按下面前的按钮，而且可以自己决定什么时候按下去，但是要告诉研究员在他们按下按钮的时候，指针在哪个位置。研究员能通过脑扫描设备观察参加实验的人的脑里都发生了什么。在扫描设备拍下的图像中，研究员可以很清楚地看到参与实验的人是在哪一个瞬间决定要按下按钮的。那实验结果是什么呢？在参加实验的人还没按下按钮之前，研究者就能看出他们打算在什么时候按下按钮了，比参加实验的人自己意识到的时间还要早。和这个实验类似的其他实验还有很多，实验结果也都一样。我们脑里的声音会等脑作出决定之后再告诉我们，让我们产生错觉，就好像这些决定是我们自己作出来的一样。

为什么你可以比你的脑更聪明？

通过观察右半脑不能和左半脑协调工作的人，我们也可以发现大脑是如何作出决定的。有些人只能控制自己身体的一侧半边，另一侧半边就好像被陌生人用遥控器控制着一样。他们身体的左半边和右半边经常做相反的事情。比如说，左手刚扣好的大衣扣子，马上就被右手解开了。我们也可以认为他们其实有两个大脑，每个大脑都有自己的意愿，都能作出自己的决定。

这么说来，我们真的只能做脑和激素的奴隶吗？我们不能摆脱它们吗？我们都希望自己过得更快乐而不是越来越不开心。我们也希望自己能更勤劳，而不是越来越懒，希望自己更友好而不是越来越暴躁。我们就不能战胜激素吗？当然可以了！如果你意志强大，考虑清楚再做事情，你就能战胜自己的激素。比如你身体里的饥饿激素告诉你你现在饿了，你还是可以选择不吃东西。这样你脑里人类特有的那一层就战胜了爬行动物的那一层。你甚至可以命令自己快乐起来。你只需要多制造一些多巴胺就行了。怎么才能多制造一些多巴胺呢？多笑一笑就可以！笑个十分钟，你就在制造多巴胺了。你可以试试把一支铅笔放在你的上下两排牙齿中间，然后左右转动，让你的嘴唇会变成微笑的形状，这样也能制造多巴胺。所以说，不管你是真的笑起来了还是做出了微笑的表情，都可以让你快乐起来。不过，千万不要在课堂上这样做实验呀，尤其在你的老师想给你解释一些重要问题的时候。

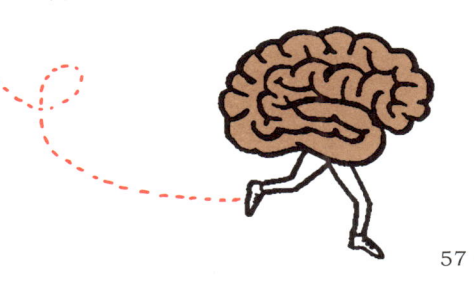

— 第三部分 —

日常生活

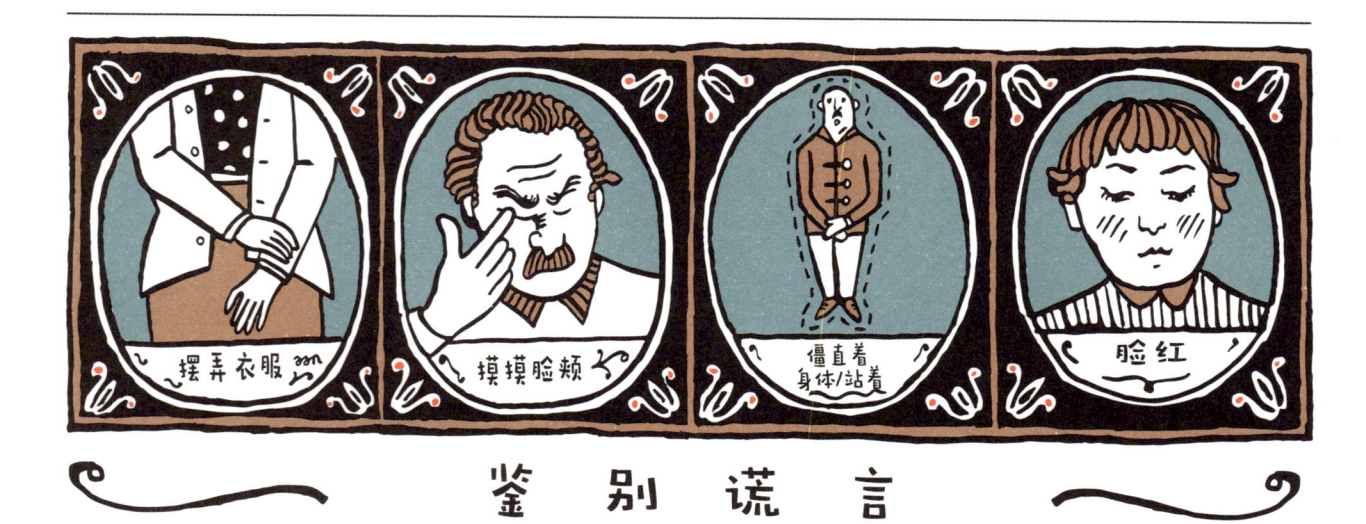

摆弄衣服　　摸摸脸颊　　僵直着身体/站着　　脸红

鉴 别 谎 言

为什么你的身体不擅长撒谎？

在我们完全没有意识到的情况下，我们身体里正在发生很多事情。还有一些事情，是我们已经意识到了，却没办法改变的。比如我们会脸红，会打嗝，或者紧张的时候会发抖。我们的身体总是出卖我们的真实想法。如果你能很好地解读别人的肢体语言，你就会发现很多信息。人的身体是最诚实的。编一个谎言可能很容易，但是要让你的身体帮你撒谎，那可是比登天还难。

如果你在和别人聊天的时候，发现他的脚尖是冲着另一个方向的，那你最好不要再和他聊下去了。因为他对你讲的故事完全不感兴趣，巴不得马上离开。如果跟你聊天的人用和你一样的姿势站着，而且总是看着你的眼睛，那么你基本可以肯定他觉得你的故事很有趣。这只是肢体语言的一个小例子。这样的例子多得不得了。肢体语言往往代表着真实的信息，因为你在说话的时候一般不会考虑自己身体的姿势。所以你的脑的爬行动物层和哺乳动物层决定了你的身体姿势。这让你的肢体语言变得非常可靠。你可以问问你的爸爸妈妈或者老师，新西兰的首都是哪里，这时候一定要注意他们的反应。他们很有可能会挠挠后脑勺、摸一摸下巴或者摆弄手里的笔。（除非他们知道这个问题的答案，如果那样的话，你就得换一个更难一点的问题了。这个问题的答案是惠灵顿哦。）那么现在你已经学会辨别一个人是不是对某个问题感到不确定了，他们的肢体语言会给你提示。你以后会用得到这个方法的，比如说在你想出去玩或者和他们商量你必须到家的时间的时候。

为什么测谎仪能辨别谎言？

因为肢体语言是脑的哺乳动物层决定的，所以你也可以在你家的小狗或小猫身上观察到同样的情况。当它们没有主意的时候，也会开始舔毛或者用爪子抓自己的毛。心理学家保罗·艾克曼（Paul Ekman）好多年来一直在研究人类的手势、面部表情和身体姿势。他发现，同一个民族使用的肢体语言都是一样的。这说明肢体语言是我们文化的一部分。警察在办案的时候也常常需要解读肢体语言。但问题是，有些罪犯太擅长利用自己的身体来撒谎了，他们能用肢体语言骗过几乎所有人。但是，他们身体的第一反应永远不会说谎。艾克曼会把罪犯接受审问的整个过程录下来，然后减慢速度回放整个视频。通过观察这些视频，他发现犯人脸上的表情最开始表现出了愤怒或者恐惧，但马上恢复了平静、自信，做出很友好的样子。

　　警察还有一种方式可以检测一个人是不是在说谎，那就是使用测谎仪。在大部分情况下，我们可以通过测谎仪判断出一个人是不是说了实话。和说实话相比，说谎的时候需要更加认真地思考。因为你要保证自己说话不会前后矛盾，或者被人发现说不通的地方。这时候，你的脑要更快速地工作，你会需要更多的氧气，你的心跳会加速，而且会开始微微地出汗，甚至你的声音都会发生一点变化，这些就是测谎仪判断谎言的标准。在使用测谎仪时，警察首先会问一些无关紧要的问题，这样他们可以记录下被审问的人正常状态下的心跳和声音。接下来，他们会开始问一些和案件有关的问题，如果被审问的人在回答问题的时候被测谎仪发现了心跳和声音上的变化，那他的嫌疑就加重了。在大部分情况下，测谎仪的结果很准确，但有时候也会出现意外的情况。有时候测谎仪没有发现真正的罪犯有任何心跳和声音上的变化，而显示一个无辜的人说了谎。所以，我们的警察不会使用测谎仪，而那些使用测谎仪的国家，也不会把测谎仪测试的结果当作法庭证据。

为什么你能知道那个人是不是也爱上了你？

　　你自己也是一台测谎仪，比如你可以试着判断一下你喜欢的人是不是也喜欢你。有一些信号可以帮助你作出判断，其中观察瞳孔是非常重要的。瞳孔是你眼睛最内侧的一圈，光可以通过瞳孔进入你的眼睛。如果看到特别喜欢的人，你的瞳孔就会变大。这样是为了让更多的光进入你的眼睛，就好像你想要更多地看到对方的样子一样。不过如果当时已经天黑了，你就不能通过瞳孔的大小来判断别人是不是喜欢你了。因为天黑的时候瞳孔本来就会变大。如果你喜欢的人在白天看到你的时候，瞳孔都变大的话，情况应该对你很有利。

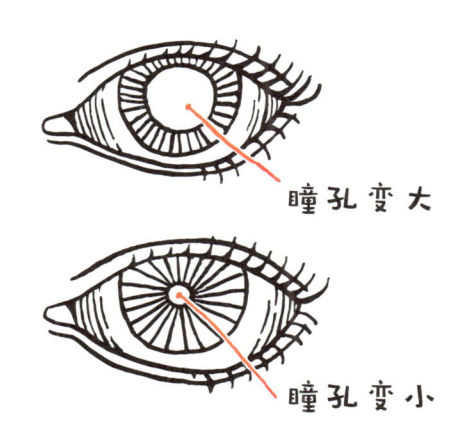

瞳孔变大

瞳孔变小

　　心跳也是一个很好的判断方法。对方的心跳越快，你的机会就越大。你可以找个借口抓住他的手腕，把手指放在动脉上面，感受一下他的心跳。如果你不好意思这么做的话，也可以观察一下他的脸颊和耳朵。如果你看到它们有点发红，那也说明他现在心跳很快。手掌发热也可以用来参考。或者他一直不停地摆弄头发或者用手整理衣服，你的机会就更大了。这些小动作都代表他有点不知道该做什么，这是坠入爱河的一种表现。如果我们上面说的这几种情况都被你发现了，那你就差不多知道他是喜欢你的了。不过这种测试方法也不是一定准。你还有一种更好的方法可以确定地知道他的感觉，直接问他是不是也喜欢你。

— 第三部分 —

穿着睡衣

为什么你要睡觉？

你生命有大约三分之一时间都要花在睡觉上。也就是说，等你九十岁的时候，就已经在睡觉这件事情上花掉三十二年了。但这并不代表你把人生的很大一部分浪费掉了。才不是呢！不睡觉和不吃饭，都是致命的。而且你是不是能活力满满地度过白天是由前一晚的睡眠质量决定的。医生总是对同一件事情有不一样的想法，但是他们对于睡觉这件事情有完全一样的态度：我们没有重视睡眠的作用。睡眠专家认为，我们的睡觉时间应该比现在的更长，睡眠质量也应该更好。可惜在过去几十年里，人们的睡眠时间越来越短了。

我们为什么要睡觉呢？医学家们对这个问题有自己不同的见解。以前的人们认为睡觉可以节省很多能量。如果我们不睡觉，就要吃更多的东西，因为我们睡觉的时候，不会燃烧太多的卡路里。但其实和醒着躺在沙发上相比，睡觉消耗的能量并没有少很多。选择晚上睡觉只比熬夜少消耗了110卡路里而已，相当于你十秒钟不到就能吃掉的一个奶酪夹心三明治，反正我十秒钟之内肯定能把它吞下去。还曾经有人认为我们睡觉是为了让大脑充分休息。但是在我们睡觉的时候，我们的脑完全没有休息。大脑的某些部分甚至在我们睡觉的时候比醒着的时候还要活跃。那么，我们究竟为什么要睡觉呢？

不管怎么样，我们可以确定的一点是，睡眠对我们的记忆力来说是非常重要的。我们大脑中脑细胞之间那些很重要的连接会在睡觉的时候得到加固，而那些不太重要的连接反而会越来越模糊，甚至消失。看起来就好像大脑在我们晚上睡觉的时候会把里面的东西重新整理一遍。这样，没有用的垃圾就被从大脑里面清除出去了。你的大脑会在白天把各种你不想要或者不需要记住的信息存储起来，然后在你睡觉的时候把这些乱七八糟的信息删除掉，让你有更多的空间来储存新的信息。以上就是关于我们需要睡眠的原因的集中解释，正确的答案应该是这几种解释的组合。

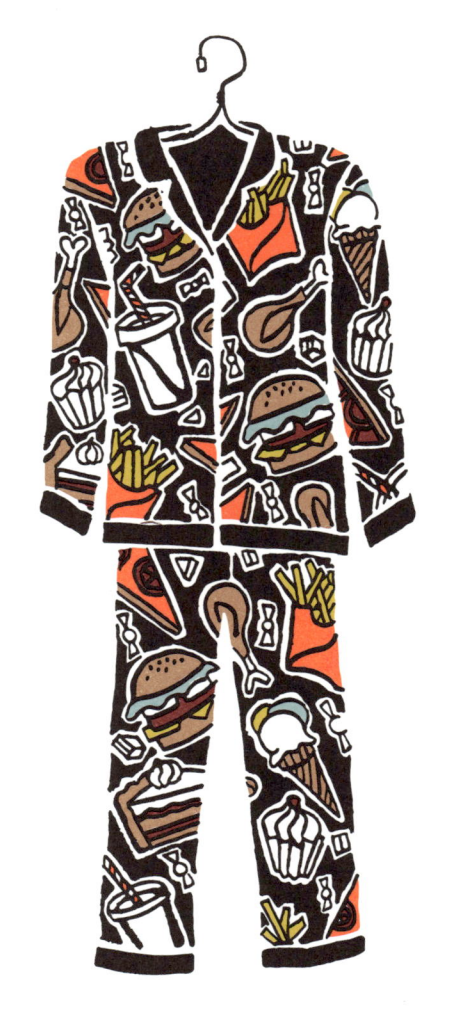

关于另外一个问题还有更多的讨论：我们为什么会做梦？关于这个问题的解释千奇百怪，什么理论都有，我想还不如说我们根本就不知道我们为什么会做梦。

为什么睡不饱的人反而吃得更多?

如果你没有睡饱,后果可不光是哈欠连天那么简单。很聪明的人都会因为没有睡饱觉而犯下一些很愚蠢的错误。"挑战者"号航天飞船坠毁事故、切尔诺贝利核泄漏事故和阿拉斯加港湾的漏油事件等灾难性事故的发生都和睡眠不足有关。充足的睡眠能让人的注意力更集中、心情更愉悦、记忆力更好、思考能力更强、更有创造力,也更有利于你的身体健康。荷兰的最后一位环法自行车比赛冠军尤普·祖特梅尔克(Joop Zoetemelk)经常说这样一句话:"我靠睡觉赢得环法。"每次有很重要的比赛时,他都会尽量保证更多的睡眠时间。他的办法显然很有效果。在睡觉的时候,你的身体会制造生长激素。当然了,你不会一觉醒来就长高半米。生长激素会让你的身体生产更多的蛋白质,这些蛋白质又可以组成脑细胞之间连接的网络。这对你的记忆力和思考能力都非常重要。

如果你睡不饱,你的身体就会制造更多的饥饿激素,这种激素会让你产生饥饿感。饥饿激素越多,你的食量就越大。而且你会更加想吃甜食和脂肪含量高的食物,这些食物可算不上健康。每天睡眠不足五小时的人当中,有一半左右的人体重都是超标的。睡眠还可以缓解压力。压力是导致心血管疾病的罪魁祸首。如果大家都能好好睡觉,每年得心血管疾病的人肯定会减少很多。所以说,多睡觉不仅是很幸福的事情,还可以让你更加健康。每天保证八小时的睡眠,能让你在第二天一直感觉很精神,就算要连着四个小时看一部介绍发泡胶的无聊纪录片都不会犯困的。

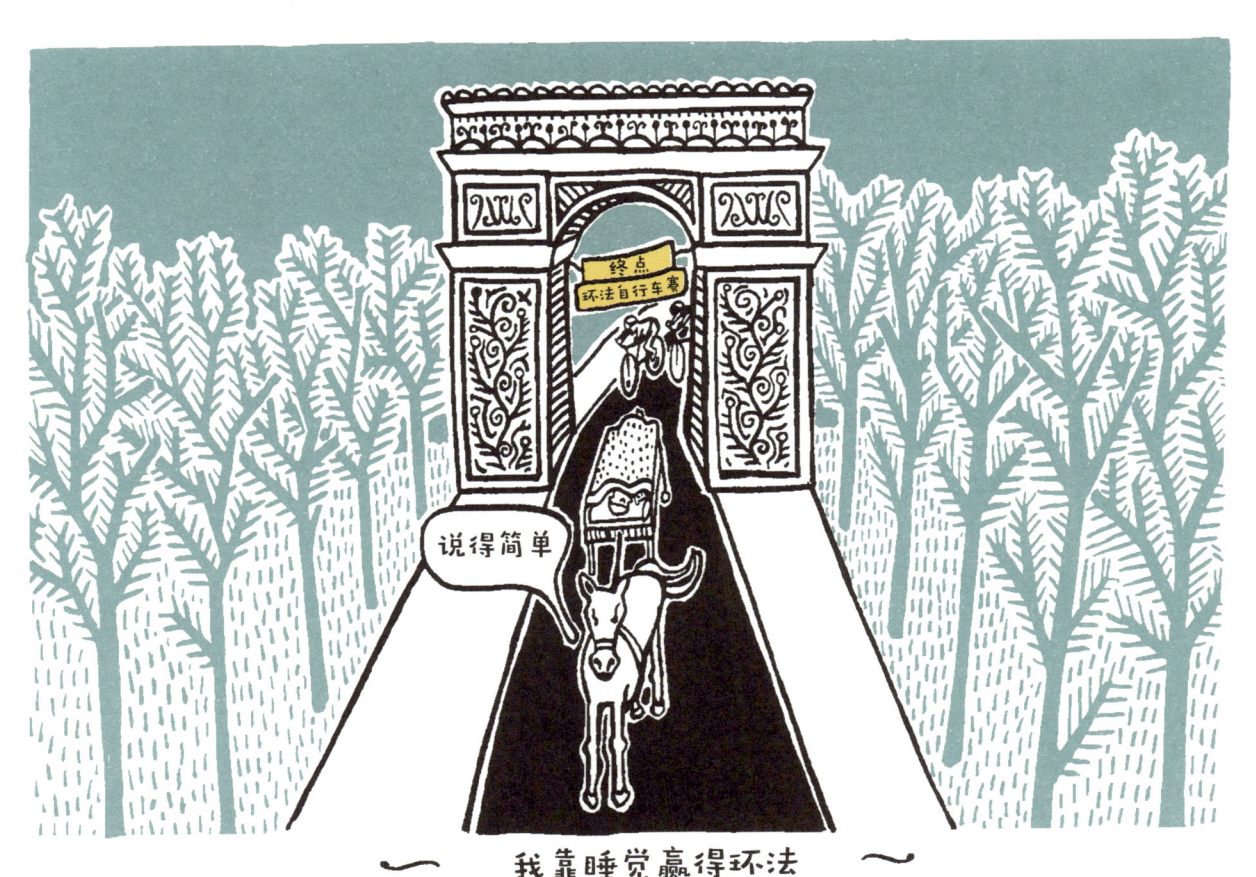

我靠睡觉赢得环法

— 第三部分 —

床上的时间

为什么睡眠有不一样的感觉?

睡眠可以分成四个阶段。第一阶段是入睡阶段。如果老师讲的课很无聊,那你就有可能在教室里进入这个阶段。这是醒着和睡着之间的过渡阶段。呼……但这个时候你睡得不是很安稳,身边一点小小的动静都会把你吵醒。接下来是第二阶段。现在你会比第一阶段睡得更沉一些,但是如果有人突然"啊"地大叫一声,你还是会醒过来的。第三阶段叫作深度睡眠阶段。进入这个阶段之后,你的肌肉会开始放松。现在你弟弟可以放心地往你的脸上抹牙膏了,因为现在你不会很轻易地被吵醒了。就算你突然醒过来了,也没办法马上反应过来自己在哪儿,或者想到今天是几号。最后一个睡眠阶段也是你睡得最沉的阶段,在这个阶段你会做梦,科学家们把它称作快速眼动阶段。到了这个阶段,你的眼球会在眼皮下面疯狂转动。这个阶段也是睡眠中最重要的阶段,因为你的记忆力和大脑在这个阶段得到了清理和放松。在快速眼动睡眠阶段,你的大脑和醒着的时候一样活跃。你的肌肉会完全放松,这也是很重要的。否则,你有可能在梦见自己站在跳水台上的时候,直接在现实里爬上窗户跳到外面去。你会在快速眼动睡眠阶段之后很短地醒过来一会儿,然后继续重复之前的几个阶段。然后再重复一次,再来一次。如果你有足够的睡眠时间的话,每个阶段你都能经历五次。

为什么中学的上课时间太早了?

地球上所有生命都会根据白天和黑夜的节奏调整自己,这对植物、动物或者我们人类来说,都是一样的。所以天黑之后我们的身体就会制造褪黑素,让我们能很快入睡。因此,相比明亮的环境,你在黑暗的房间会比较容易睡着。早晨天亮了之后,我们的身体会制造组织胺,让我们又能充满活力。每个人都能按照白天和黑夜的规律生活。就只有青少年不行!十来岁的少年们有着和其他人不一样的夜晚生活习惯。他们要到夜里很晚的时候才会觉得困,早晨的时候却总也不肯起床。这不怪他们。可还有更糟糕的,学校要求他们按时到教室去上课。也就是说不管他们睡得多晚,早上都必须要早起。为什么学校的上课时间不能根据青少年与众不同的大脑进行调整呢?早上十点开始上课,下午晚一些下课不是更好吗?这样的话他们可以有更长的睡眠时间,身体状态也会更好,考出更好的成绩,不是吗?很遗憾地告诉你,并不是这样的。中学生的睡眠实在太不规律了,一周之后,它们又会变成另外一个样子。

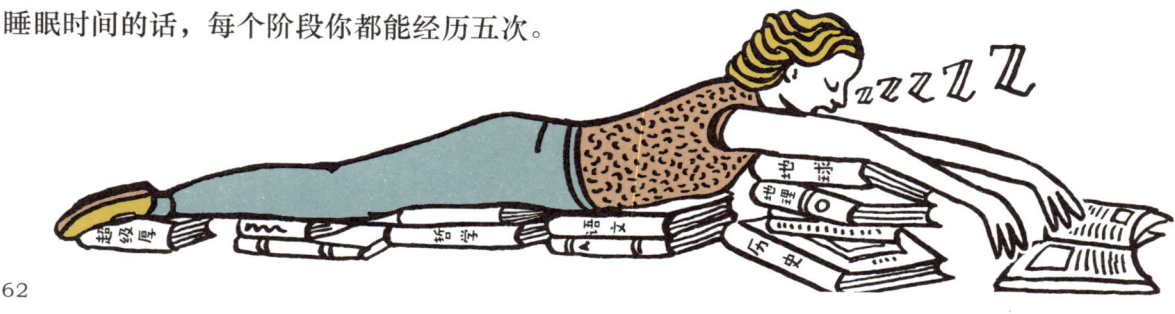

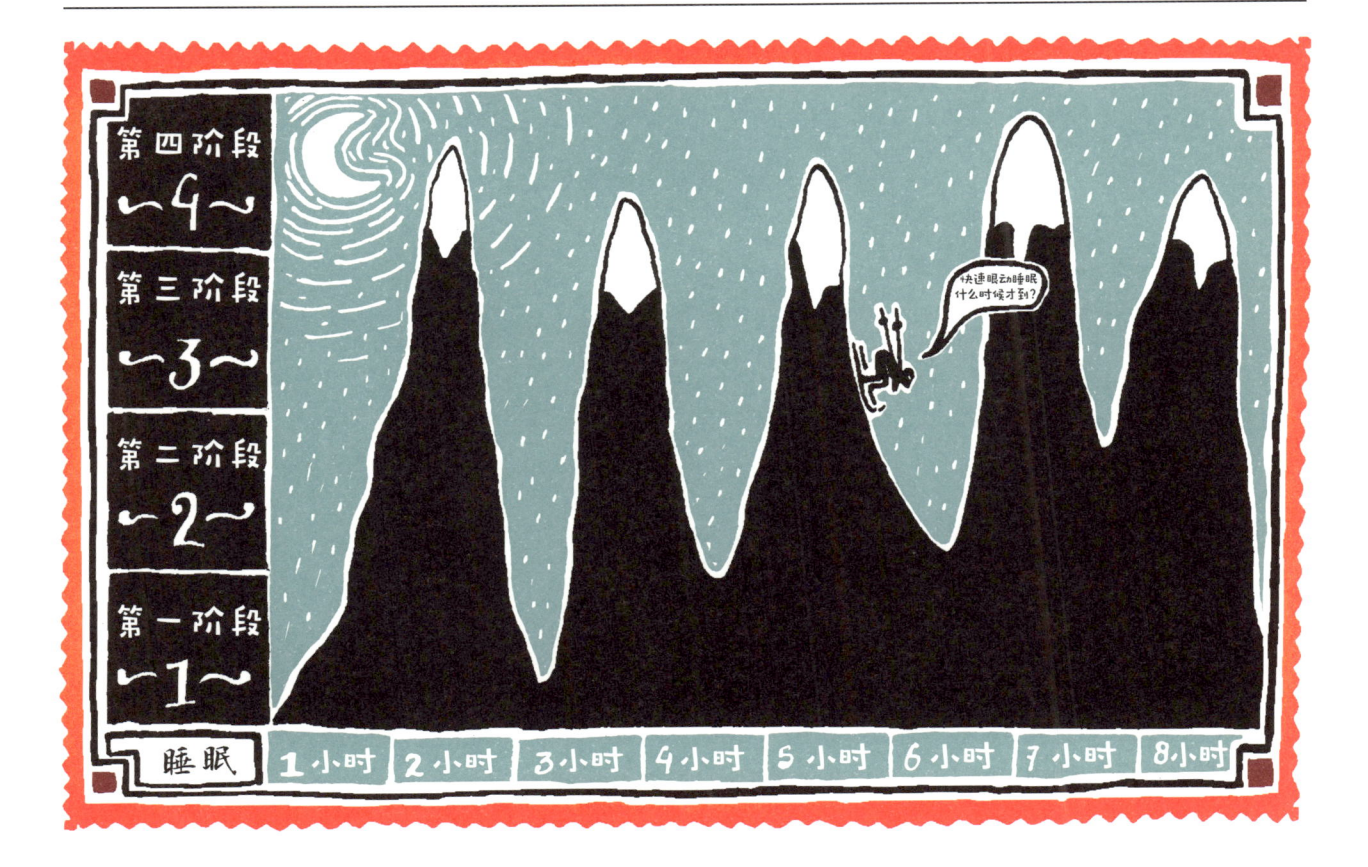

为什么周末最好不要睡懒觉？

睡眠好的人，生活也更有乐趣。那么怎样才能保证好的睡眠呢？答案就是吸取大多数人的错误经验。很多人会在灯光很亮的浴室里刷牙，或者睡前躺在床上回手机信息。这些光线会让你的身体减少制造褪黑素，开始制造组织胺，让你更难睡着。睡前看电视也不合适。在稍稍弱一些的灯光下面看会儿书应该是更好的选择。（别担心，在光线弱的地方看书并不会伤害你的视力！）在卧室挂上深色的窗帘也是一个很好的办法，尤其在太阳落山很晚的夏天。

在周末的时候睡懒觉也不是个聪明的选择。多睡的这几个小时并不会让你更健康，反而会打乱你的生活节奏。固定每天的睡觉时间和起床时间才是最好的生活方式。另外，和完全没觉得困的时候就上床准备睡觉相比，等困了再到床上躺着要对睡眠更好，因为困的时候你入睡的速度更快，不用一直躺在床上胡思乱想又睡不着。如果脑袋里面一直想着很多事停不下来，那就把你的想法写在一张纸上吧。把这张纸放到一边去，第二天早晨醒来再看。床是睡觉的地方。如果你躺在床上一直睡不着，不如起床去做点让自己放松的事情。（但是千万不要在光线太强的地方！）还有一点要注意，晚上睡觉前千万不要跑到电脑前面去坐着，因为电脑屏幕发出的光太亮了。如果你想自然地醒来，也可以通过接触光照。光线越亮，你的身体制造组织胺的速度就越快，你也会越来越清醒。这样的话，你的生活就能保持规律。

有了这些睡眠小贴士，你很容易就能睡着了，简直就是闭着眼睛都能做到的事情。

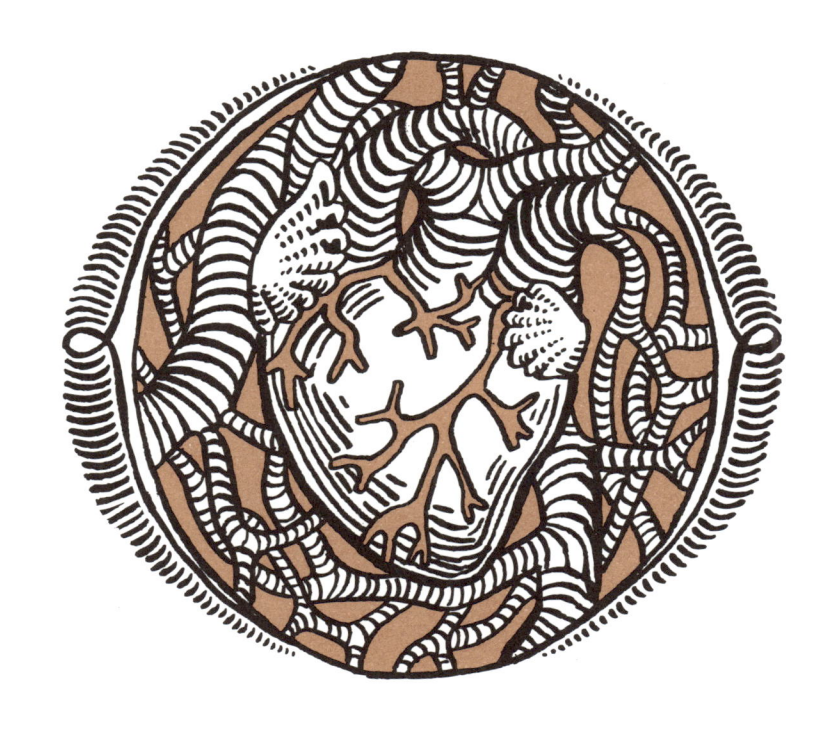

—— 第四部分 ——

听，是什么在跳？

第四部分

德古拉公爵的城堡

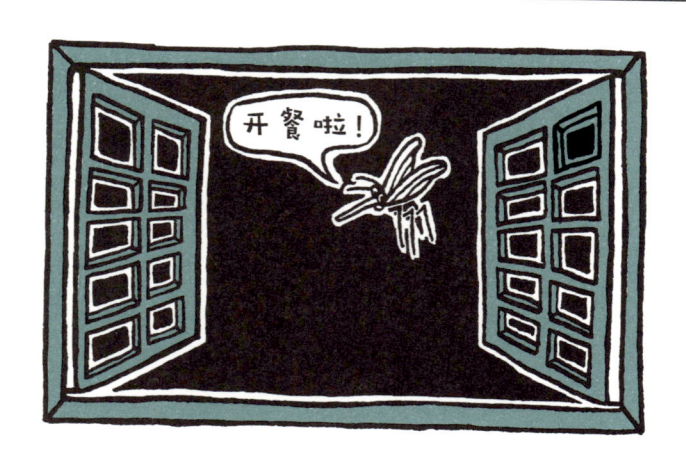

为什么每一个血液细胞都是大英雄？

石膏制造商、恐怖电影爱好者和蚊子有什么共同点？你猜对了，他们都喜欢鲜血，就像吸血鬼一样。读完这一章之后也许你也会有这样的感觉。请尊重你的血液细胞，因为它们都是大英雄。第一眼看上去，放在杯子里面的血液和一杯浆果汁没有什么区别，但血液其实是无比复杂的存在。血液是有生命力的。它能维持你的生命。一个普通的血液细胞比超人和"007"两个人加在一起还要强大。

为什么血液比浆果汁更适合在身体里流动？

一个血细胞比迷你碰碰车还要厉害。血液对人体来说是性命攸关的。它能让你的身体保持最合适的温度。在你运动的时候，肌肉会发热，你的血液会把温度低一些的血液提供给发热的肌肉，来防止这些肌肉变得太热。

血细胞还负责为你身体里的每一个细胞提供氧气和营养。你的细胞需要氧气来燃烧能量，就像火焰需要空气才能燃烧一样。如果没有血液，细胞内的一切活动都不会发生。

血液还负责把激素的信息传递到身体的各个角落。细胞收到的所有任务都是通过血液传递的。

血液会把它遇到的垃圾收集起来运到身体里的垃圾处理场，垃圾再从那儿被排出体外。

当你受伤的时候，血液也会采取行动。如果你一不小心切到了手指，血液会从血管里流出来，但过了不久伤口就会自动长好。我们一会就能知道它是怎么做到的。

最后一点，也是非常重要的一点：血液会攻击让身体生病的东西。进入体内的病毒会被白细胞杀死。除了病毒以外，白细胞还会攻击细菌、真菌和其他入侵者。怪不得德古拉公爵会觉得年轻女孩儿的鲜血比浆果汁好喝。

为什么血细胞也会觉得累？

让我们跟着你体内的一个红细胞走一走吧。它正在以每秒钟30厘米的速度（还没戴头盔！）通过你的动脉从你的心脏冲出来。动脉是从心脏通往身体其他部位的血管。在前进的路上红细胞会时不时撞到动脉的"墙"上，还会经常撞到其他的血细胞。接下来它会被一根很细的血管挤上一会儿，这根血管的分支通向你的大腿。之后这个红细胞继续通过你的小腿，到达你的脚跟。红细胞在血管中走得越远，它通过的血管分支就越细。最后，它来到了你大脚趾里面的一根特别特别细的血管里面。接下来，血液还要返回心脏。但是回去的路上血液

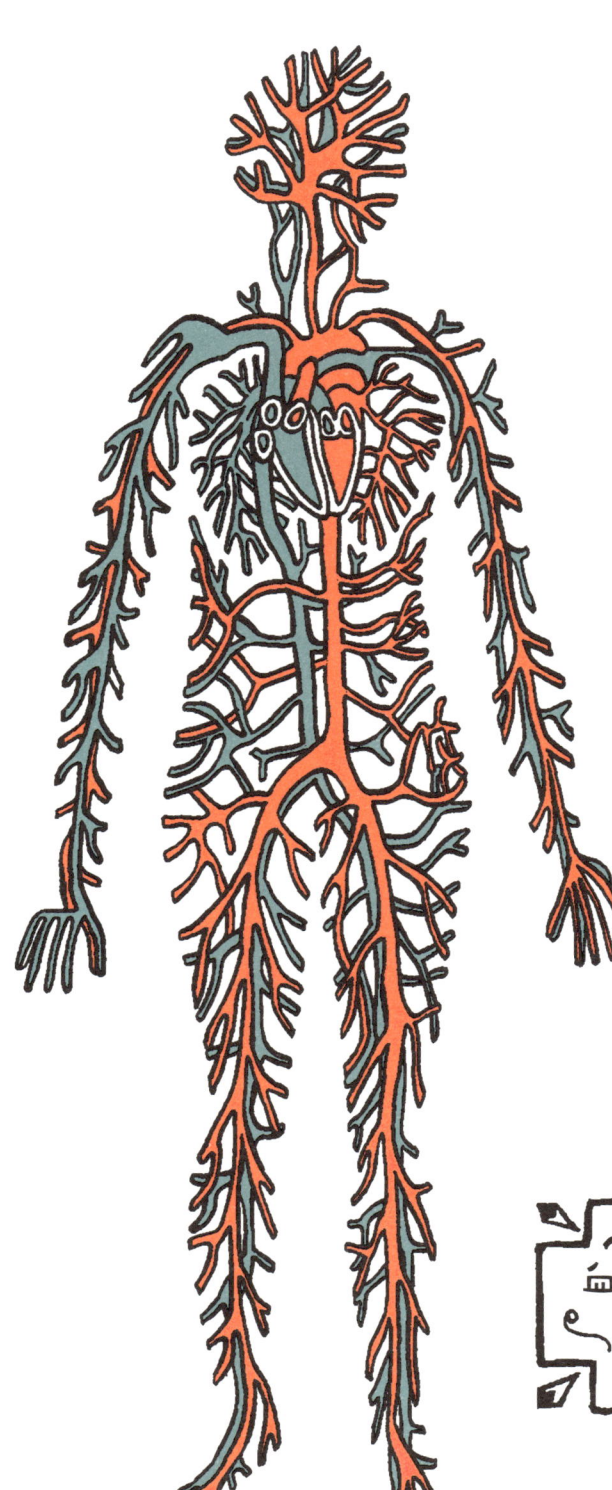

不再经过动脉，而是经过静脉。动脉和静脉的区别在于，动脉血管壁的肌肉比较厚，静脉血管壁的肌肉比较薄。

血细胞会把它携带的氧气交给其他细胞，但是它也不会"空手而归"。你的身体里还有很多二氧化碳，它们对你的身体来说是没有用的。红细胞会把二氧化碳带走，然后通过你的肺部把这些二氧化碳排出体外。

二氧化碳其实就是在你拧开可口可乐瓶子的时候冒出来的碳酸气。你肯定不希望它们在你的身体里面乱窜。你的红细胞先通过大脚趾里面的血管，然后通过越来越粗的静脉，按照脚掌、小腿、大腿、骨盆、脊椎的顺序，最后到达你的心脏。

到达心脏之后，红细胞会被送到肺里，把二氧化碳放下，换成新鲜的氧气，再被送回心脏。

准备好，我们马上要开始的旅行可和刚刚这趟大不一样。我们可以去你的脑里或者到左鼻孔去。血液从心脏到大脚趾往返旅行要花的时间和你读完这一段解释的时间差得不太多，也就是不到一分钟的时间。就像这样血细胞每天一刻不停地在你的体内运动着。四个月之后它们会变得筋疲力尽，然后被其他血细胞分解掉。在这四个月里，它们去过你身体里的每一个角落，比任何人都了解你的身体。

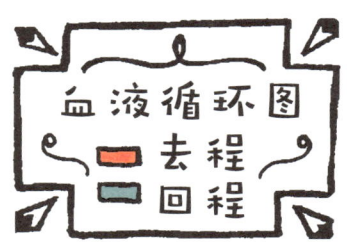

— 第四部分 —

你的血液

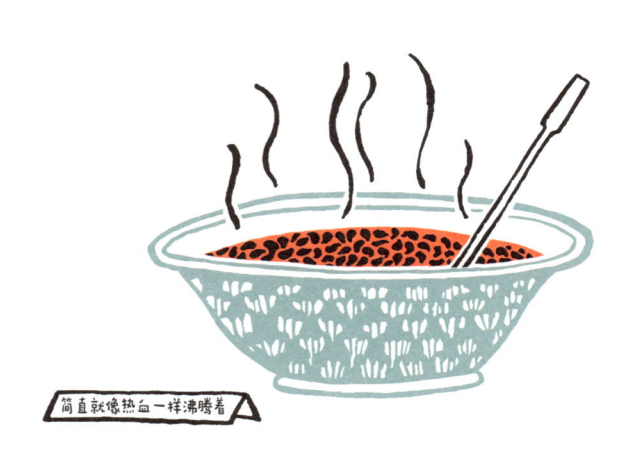

简直就像热血一样沸腾着

为什么你每秒钟都需要300万个新的血细胞？

我们现在已经知道血液能做什么了，但是血液究竟是什么东西呢？血液就像一碗汤，三种不同的细胞漂浮在血浆里。血浆和水的质地差不多，所以血液看上去更像浆果汁，而不像果酱或者浆果布丁。

血液里数量最多的血细胞是红细胞。红细胞看上去像一个个中间有个小凹陷的圆形薄片。这种形状很适合红细胞。它让很薄的红细胞毫不费力地通过最狭窄的血管。红细胞中间的小凹陷让它的表面积变得更大，可以吸收和释放更多的物质。和我们在第一部分中介绍的细胞相比，红细胞的结构要简单得多，它们没有线粒体、核糖体和细胞核，所以它们没办法自我复制。也就是说，你的身体时刻都需要生产新的红细胞，而且数量还不少：每秒要生产差不多300万个！每秒钟要产生这么多的新红细胞，那你一共得有多少血细胞呀。

我们可以算一下：1微升血液（也就是1立方毫米）就含有大概500万个红细胞。一个成年人有大约5升血液。这样算的话，一个成年人体内有大约25万亿个红细胞。假设你的体重是一个成年人的一半，那么你体内大约有13万亿到15万亿个红细胞。

为什么伤口流血会自己止住？

你的血浆里除了红细胞，还有血小板。血小板的数量比红细胞少很多，但是每1微升里也有差不多35万个。说到血小板，我们就要进入这本书里最容易让人血液凝固的部分了。开个玩笑而已。血小板是在你受伤流血后，能让你的血液凝固的物质。它的工作原理是这样的：如果你一不小心切到手了（如果你不喜欢切到手，那就想象一下，我不小心切到了自己的手），从被切到的那一瞬间开始，受伤的细胞就开始发出警报信号，好让我的身体采取措施。我身体的第一个反应就是血管通过收缩变得更细，这样通过血管的血液就会变少。通常情况下，最细的血管只能让一个血细胞通过，两个血细胞肩并肩就过不去了。之后这些血管就不会再流血了。

在信号发出后的十五秒之内，血小板也会采取行动。它们聚到一起，粘在伤口附近的血管壁上，然后互相挤压，变成一个塞子，把路堵住。如果伤口不是很大，血应该已经止住了。但是如果伤口太大，就需要其他物质的帮助。身体会制造一种血纤维蛋白，它们就像口香糖拉出的细丝一样，会织成一张网，然后和血小板还有红细胞一起团成一团堵住伤口。如果你贴上创可贴就会发现，摘下来的时候，创可贴

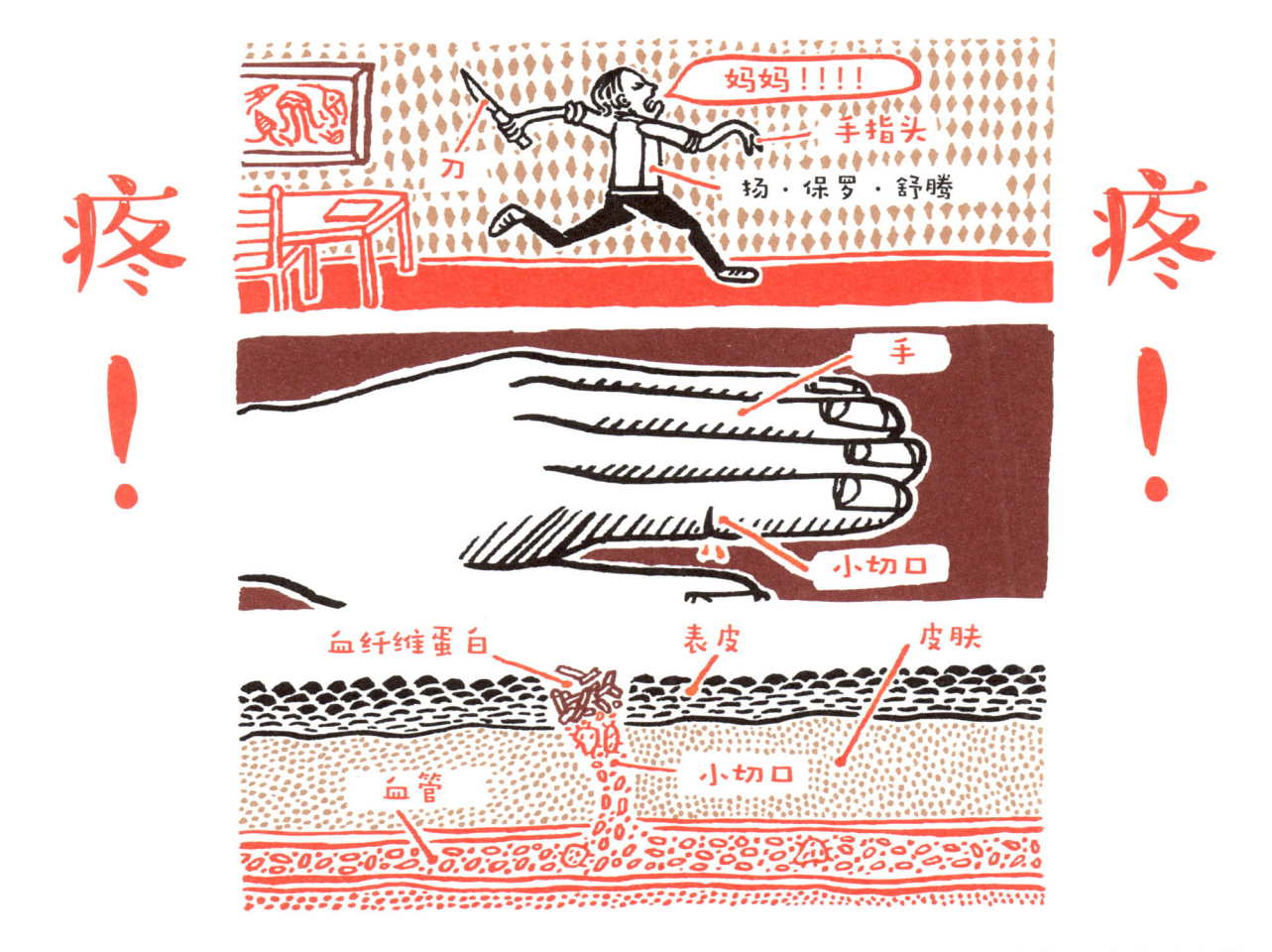

上面会有一些黄色的液体，那些就是血浆。

因为血浆的质地很稀，所以即使伤口已经被堵上了，它还是能流出来。不过一段时间之后，纤维蛋白会把皮肤拉紧，血浆也就流不出来了，伤口现在才算开始愈合了……

为什么瘀青其实不是蓝色的？

恐怖片爱好者都喜欢看到血从喉咙或者胳膊上的伤口喷出来的场景。但是现实生活中并不总是如此。哪怕你皮肤的表面没有伤口，你也可能会流血。这时候你皮肤上会出现一块蓝色的瘀青。当然，刚开始时瘀青不是蓝色的，而是一小片红色。血管破裂，你的皮肤变成了红色或者深红色，有时候甚至会红到发黑。接着，血小板会采取行动，堵住受伤处的血流。血液没有了氧气，就会变成蓝色或者紫色。所有死了的细胞都需要被分解掉，这时我们需要用到胆绿素这种物质，顾名思义，它是绿色的。胆绿素会被另一种叫胆红素的物质替换掉，而胆红素呈有一点点偏橘色的黄色。胆红素会随着伤口的愈合而消失，一直到你的皮肤恢复正常的颜色为止。我们来总结一下，瘀青的颜色的变化过程实际上经历了红色、蓝色、紫色、绿色，最后变成黄色。

我们已经知道了会在你的血液里发生的各种事情。可是我们都还没说到第三类血液细胞呢，它们叫白细胞，也是保卫我们身体的小战士。它们一刻不停地和细菌还有病毒这些让我们生病的东西战斗着。

发炎的耳朵

为什么喉咙里有扁桃体？

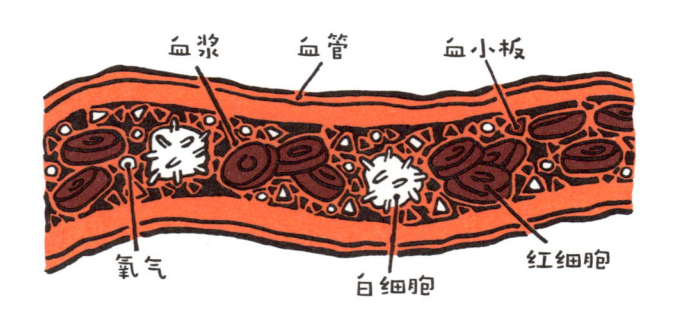

[图示：血浆、血管、血小板、氧气、白细胞、红细胞]

血液中白细胞的数量比红细胞或者血小板都要少很多。每微升血液里只有6000到9000个白细胞。但是你身体里的白细胞数量比这个要多，因为白细胞最多的地方并不是你的血液，而是你的淋巴系统。如果说你身体有一部分被忽视了，那肯定是你的淋巴系统。淋巴系统就像你家里的无线网络：你看不见它，你感觉不到它的存在，而且也不了解它的工作原理；但是一旦网络出现问题，你就会感觉很麻烦。淋巴系统也是一样。如果你没有了淋巴系统，那么进入你身体的第一个细菌就可能是致命的。你的淋巴系统和白细胞一起，二十四小时不间断对抗着各种让你生病的东西，保护着你的健康。报纸没有对淋巴系统进行报道真是太可惜了。

淋巴系统也是由很多管道组成的，它们跟血管有点像。只不过在这些管道里面流动的不是血液，而是淋巴液。淋巴液也和血浆有点像。细胞在淋巴液里游动，其中就包括负责抵抗病毒和其他入侵者的白细胞。在人体的一些部位，比如说脾脏和扁桃体，都有大量的淋巴细胞。你的脾脏就在你左边肋骨的最下面，它主要负责清除失去效用的血细胞。扁桃体在口腔和咽喉后面，它负责保证你不会受到通过食物或者空气进入你身体的病菌的伤害。如果你的扁桃体已经被手术摘掉了也不需要担心，你的身体除了扁桃体和脾脏以外，还有很多条抵御疾病的防线。

为什么有的时候耳朵会发炎？

你的淋巴液不会像你的血液一样被心脏送到全身的各处，但淋巴液也不是完全不流动的。淋巴管和血管是连接在一起的。所以在必要的时候，淋巴管也可以向血管输送更多的白细胞到有伤口的位置，或者去抵御病毒。它们在不知不觉中守护着你的健康。就在你看书的时候，你的白细胞也在努力工作，消灭你身体里的病毒、真菌或细菌。你只有在身体某个部分发炎了的时候才会意识到淋巴系统在工作。发炎就像一场淋巴系统和病菌的战斗。对于医生来说，发炎和感染是同一件事，他们还知道各种以"炎"这个字结尾的神奇名字。所以，如果你的医生说你得了中耳炎、急性扁桃体炎或者其他奇怪的炎症的时候，你至少可以明白发生了什么："原来是发炎了啊！"

不仅伤口会发炎，你揉眼睛的时候，病菌也有可能通过你眼睛上的小洞进入你的身体，导致炎症的发生。你不小心烫伤了或者冻伤了的话，也可能出现炎症。在你患重感冒的时候，病毒从你的鼻子跑到你的耳朵那里去，让你的耳朵发炎。这种情况会让你的白细胞接收到警报信号，它们会快速到发炎的位置集合，准备投入战斗。

为什么刚睡醒的时候你的眼睛容易睁不开？

发炎的位置血管会变得比较粗，让更多的血液能流到这里。而且白细胞比红细胞要大，需要更粗的血管才能通过。因为发炎位置的血液比平常要多，所以那个位置看起来发红，温度也会更高一些。发炎的伤口因为水分的增多也会肿起来，伤口会变得更疼。白细胞也会同时向入侵者发起攻击，就像你在第25页上读到的那样。白细胞有很多不同的种类，每一种都有自己的功能。而且白细胞还有分裂的能力，所以如果有需要，白细胞肯定是管够的。

大多数情况下，白细胞会战胜入侵者，你的身体会获胜。但是如果白细胞们失败了，你也不用担心。医生可以给你一些药，来帮助你的淋巴系统战胜病菌。

那么淋巴系统是不是一直都正常工作呢？其实不是，它有时候也会出状况。有时候淋巴系统会把对人体无害的物质看成危险的入侵者，比如花粉、鸡蛋、猫毛，或者其他容易让人过敏的东西。所以淋巴系统会让你的身体产生过敏反应。而且淋巴液还有一点不好，它不像血液有心脏提供流动的动力。所以在你躺着的时候，它们会流到身体的各个地方。你晚上睡觉的时候这一点更明显。所以你早上醒来之后，总感觉眼睛是肿的。要等到起床一段时间之后，淋巴液流回原处，你的眼睛才会恢复平常的样子。

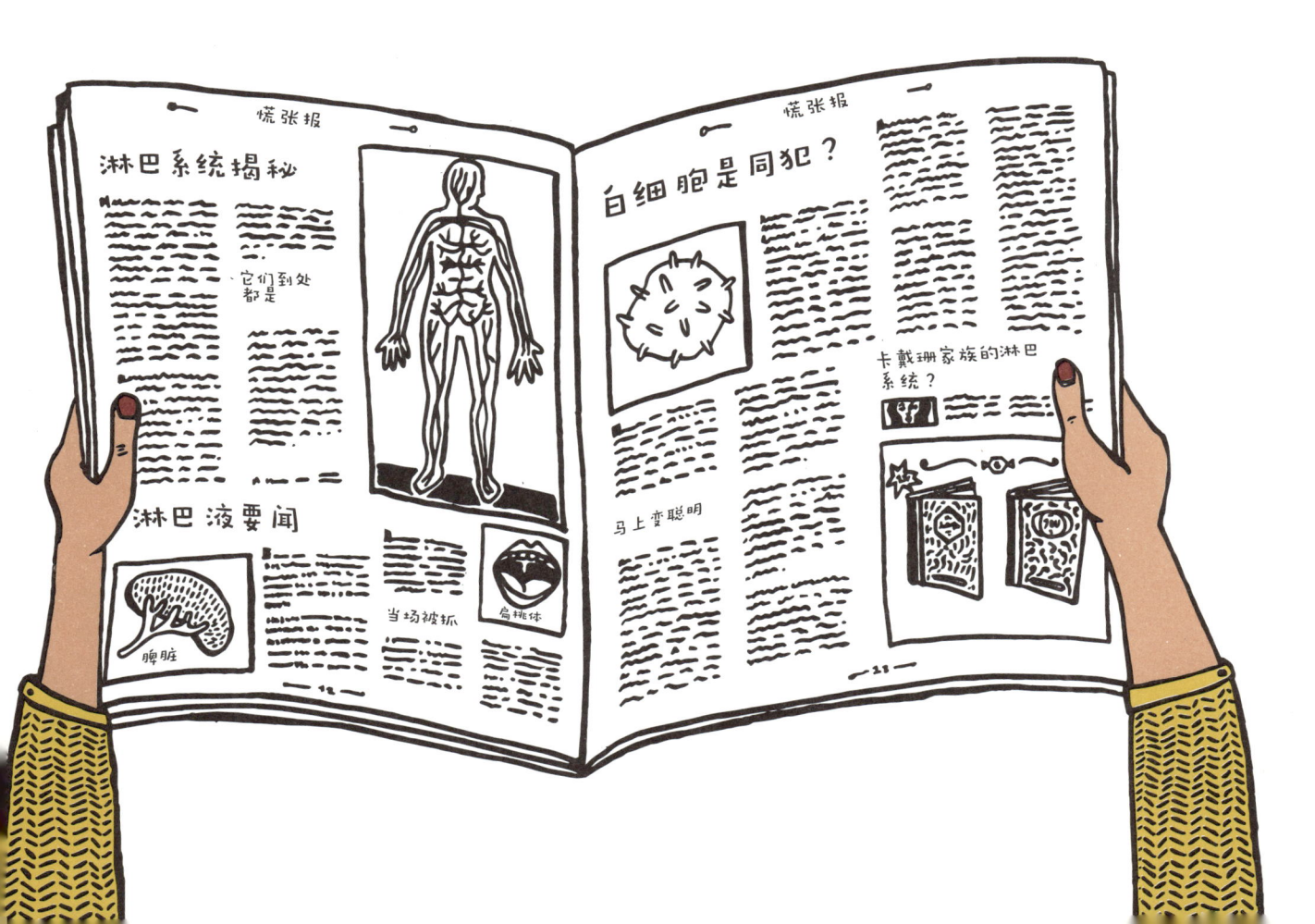

— 第四部分 —

惊慌失措

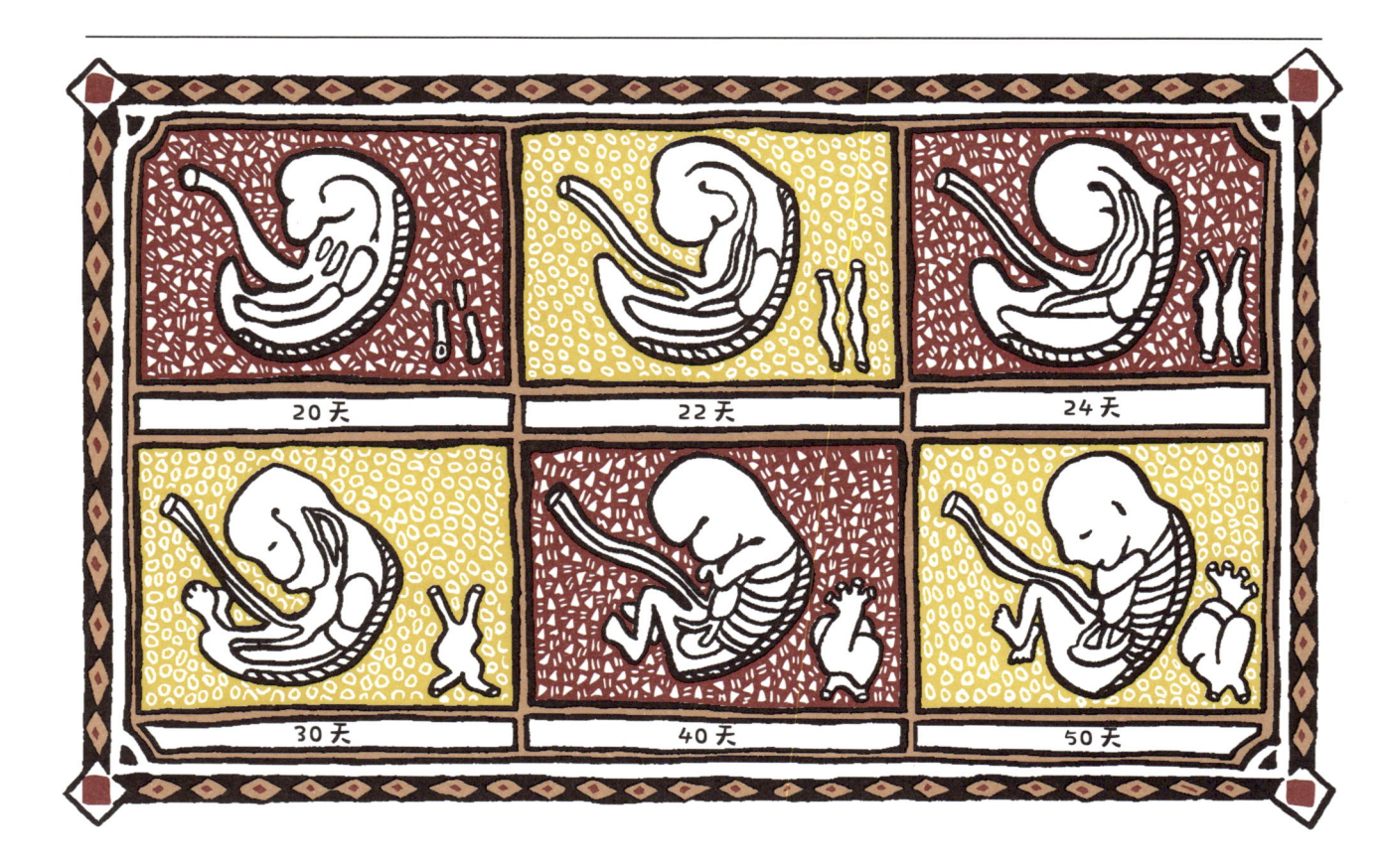

20 天　22 天　24 天
30 天　40 天　50 天

为什么心脏是个特别的机器？

人类能做很多事情。我们能让太空飞行器在飞行了 64 亿千米之后在一颗小小的彗星上成功着陆。我们能通过一个只有手表那么大的小机器把高清图像从世界的一头传送到另外一头。但是我们不是无所不能的。我们到现在都没办法制造出一个不用更换任何零件、不用任何电池就能每天二十四小时不间断地工作上一百二十年的机器。而且在有必要的时候这个机器可以自己进行调整。我们体内就有这么一个机器：我们的心脏。它是用不坏的机器，每天要跳动十万多次。它让我们的血液一刻不停地保持循环，每天大约有 8000 升的血液通过心脏。

妈妈肚子里三周大的胎儿就已经有心脏了，准确来说二十二天的胎儿就有心脏了。这个时候的胎儿还没有一粒米大。一个细胞开始跳动起来了，然后另一个也开始了跳动，一个又一个的细胞开始跳动起来了。这些细胞叫作起搏细胞。它们会向心肌细胞传送电流信号，让这些心肌细胞开始收缩。这就是你心跳的开始。起搏细胞永远不会被取代，这些最早出现的细胞会一直留在你的体内。而且它们会一直不停地工作。只要你活着，它们就会一直跳动。它们还会根据你的需要调整心跳。放松地躺在沙发上的时候，你的心跳是每分钟 60 到 70 次。

你要是有机会被一只野生老虎追着跑,你的心跳速度应该能到每分钟 200 次。

为什么肚子里有蝴蝶在飞？

被凶猛的肉食动物追赶或者参加一场很重要的考试都是让你压力很大的事情,这个时候你的心脏会根据这种情况作出调整:心跳加速。加速的心跳能让更多的氧气进入你的血液,让你的大脑更好地思考,让你的肌肉有足够的氧气来完成它的工作。不过问题是,起搏细胞是怎么知道什么时候需要加快心跳速度呢？这就要靠身体里很多不同部位的完美合作了。

要是你在超市里碰到了你暗恋很久的人,你会先看到他,然后你的眼睛负责告诉你的大脑,有一件非常重要的事情发生了。你的大脑负责处理这些信息,然后把信号发给肾上腺。肾上腺收到信号后会开始制造肾上腺素或者皮质醇这些应激激素。这些激素负责警告你的起搏细胞,让它准备加速跳动。在这种情况下你必须保持清醒,不能干出什么蠢事来,也不能说傻话。所以你的大脑需要更多的氧气和能量。为了提供足够的氧气,你的呼吸也会变快。就连你的肠胃也要参与到这个过程里来,因为应对紧张的时刻比消化食物重要得多,所以你的肠道会暂时停止工作,让你的大脑获得更多的血液。

整个过程会让你产生一种特别的感觉,就像你的肚子里有蝴蝶在飞。但是如果反应太强烈的话,你可能会觉得有些恶心,或者觉得肚子不太舒服。不光是在你碰到暗恋对象的时候,所有压力大的情景下都会出现这种情况。有的时候小偷在偷东西的时候因为太紧张了,必须先去厕所大便才行。也有的音乐家在音乐会开始之前因为太紧张了会恶心到想吐。

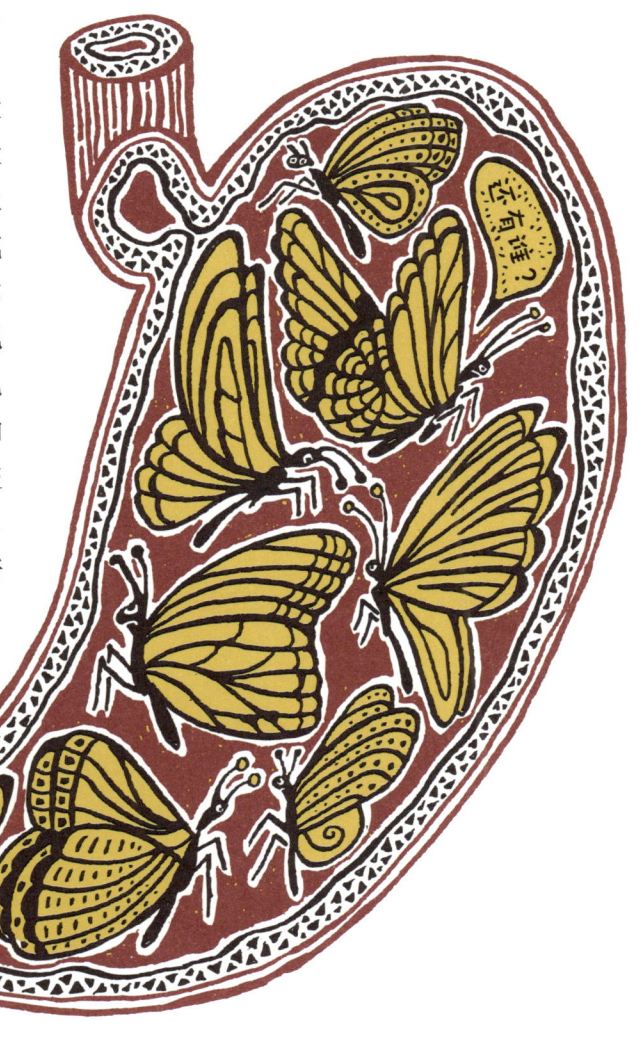

— 第四部分 —

在你心里

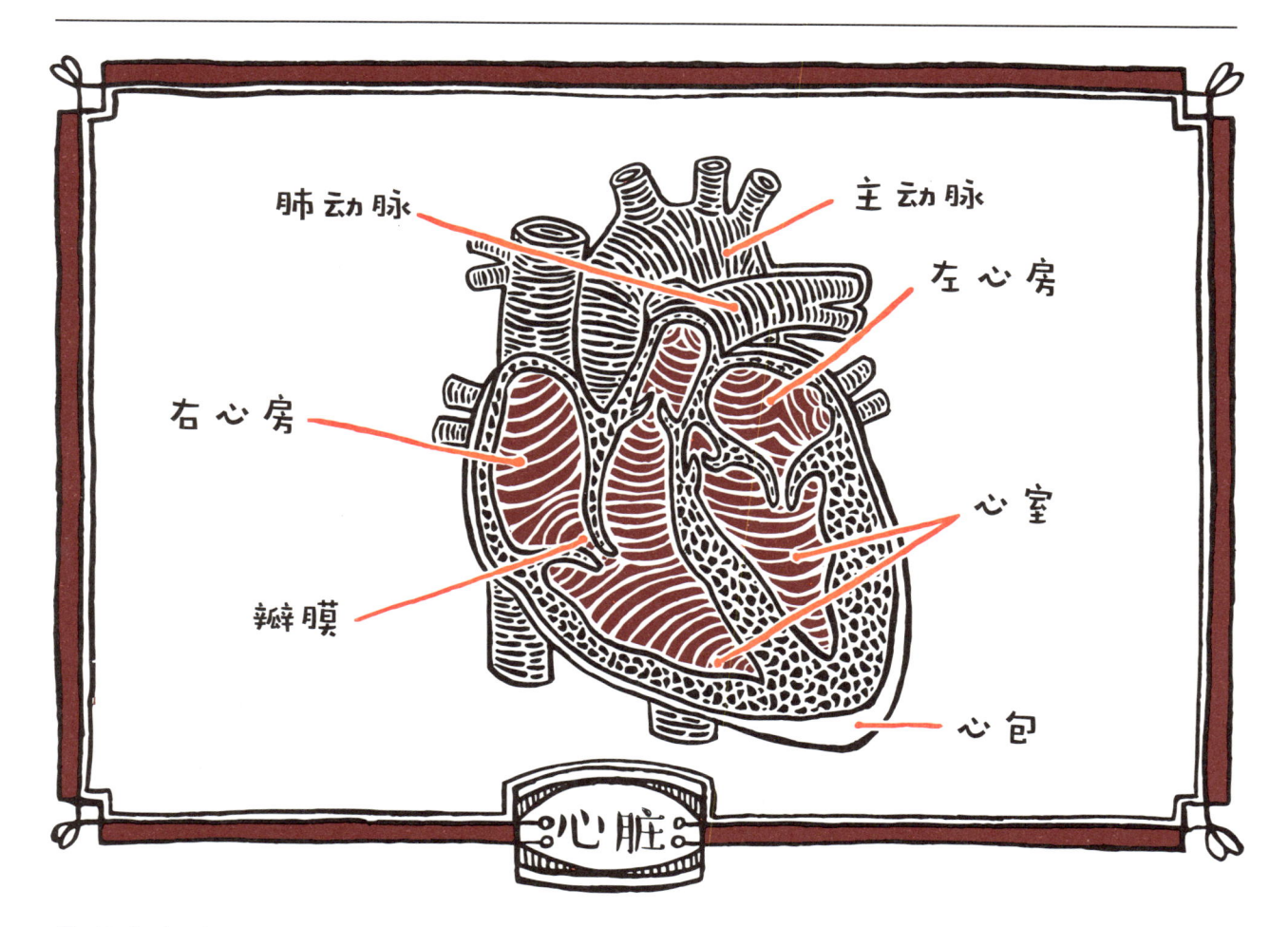

心脏图示标注：肺动脉、主动脉、左心房、右心房、心室、瓣膜、心包

心脏

为什么心脏长得根本不像桃心？

你坠入爱河的时候，心跳会加速。所以以前的人们认为我们是在用心谈恋爱。但是这一点也解释不了为什么我们要把一颗形状奇怪的桃心当作爱的标志。桃心根本和心脏没有一点相像的地方。不过，你看到过的心脏的照片或者图片都不是完整的心脏。心脏一直被包裹着，这个袋子叫作心包。它负责保护心脏，让它不会因为撞到肋骨上而受到伤害。要想透过心包看到里面的心脏还需要一些想象力。最初发明桃心的那个人可能看到了心脏最下面的那个部分。两个心室都在心脏的下半部分，它们被一层薄薄的脂肪隔开。这个部分看起来和我们平常画的爱心还有点像，可这一部分只是半颗心脏。两个心室的上面还有两个心房。这两个心房负责存储等着进入心室的血液。

心脏对我们来说这么重要，但是居然没有多少人知道它真正的样子。不过好在你看完下面的内容就能了解了。

为什么你没法命令你的心脏停止跳动?

你首先需要知道的是,你的心脏是由肌肉组成的。具体来说是平滑肌。这种肌肉不受你自己意识的控制。你可以让你手臂上的肌肉进行收缩,然后一直保持紧张的状态。但是不论你怎么努力,都不可能让你心脏的肌肉停止跳动。除了心脏,你的大肠里也有平滑肌。在你不知不觉的时候,你的身体里已经有很多肌肉在工作了。平滑肌还包裹在你的动脉周围。它们负责帮助血液流动,或者在你受伤或者感到很冷的时候让血管变粗或者变细。平滑肌不需要你的指令就能完成任务。它们还有一个优点:永远不会累。这一点很重要,否则你的心脏会希望能时不时地休息半个小时,那你可就危险了。心脏的四个空腔里都有平滑肌,两个心房和两个心室。它们必须按照正确的顺序进行收缩,否则它们会互相影响,让血液在心脏里乱窜。

第一眼看上去两个心房没有什么区别,但是如果你看仔细一点的话,还是能发现一点区别的。右心室看着比左心室稍微大一点,但是肌肉层比左心室更薄一些。这是因为右心室负责把血液输送给肺部。心脏离肺很近,所以不需要很大的力气就可以把血液送到那里。而左心室的任务比较重,它要负责在五分钟的时间里给整个身体提供血液,并且一直重复这个任务。因为完成这个任务需要很多力量,所以左心室的肌肉层更厚。心脏让身体的各个部分都能得到氧气和营养供应。心脏里的肌肉当然也需要这些东西,所以它们有专属的血管,也就是冠状动脉。冠状动脉负责持续不断地为你心脏里的肌肉提供新鲜血液。

为什么老鼠的心跳像机关枪扫射一样快?

每秒钟都有大量血液流经你的心脏。肌肉先把心房里的血送到心室里,这些血液会从打开的心脏瓣膜间流过。心室的肌肉开始收缩、向身体的其他部分输送血液时,心瓣膜就会关闭,让血液没法倒流回心房。心室里的血进入动脉之后,心脏开始放松。接着又有新的血液流进心房,再从心房进入心室。这个过程就又从头开始了:心房的肌肉收缩,把血液送到心室,等等。

整个过程不到一秒钟就能完成。如果你非常紧张,心脏每秒钟可能会完成两到三次血液输送。人的个头越小,心跳就越快。比如还在妈妈肚子里的胎儿,也就是还没有出生的小宝宝,它们每分钟心跳速度能达到 120~160 次。刚刚出生的婴儿每分钟的心跳也能达到 70~160 次。随着婴儿不断长大,心跳的速度会越来越慢,直到差不多十岁的时候。十岁孩子在休息时的心率差不多是每分钟 60~100 次,之后也会一直保持这个速度。非常厉害的运动员在休息状态下的心率要再慢一点,每分钟 40~60 次。非常有趣的是,体形大小有差距的动物,心跳速度也有差距。体形大的动物的心跳速度相比小型动物来说要慢得多。蓝鲸的心脏每分钟只跳 3~8 次,而一只小老鼠的心跳则像机关枪扫射一样快:每分钟有 500 次。大型动物的心率比小型动物慢很多,是因为它们的心脏更有效率。蓝鲸心脏跳动几次的效果和小老鼠心脏跳动好几百次的效果是一样的。这个规则对顶级运动员来说同样有效:他们的心脏每次跳动都能向身体输送更多的血液。

— 第四部分 —

在血管里

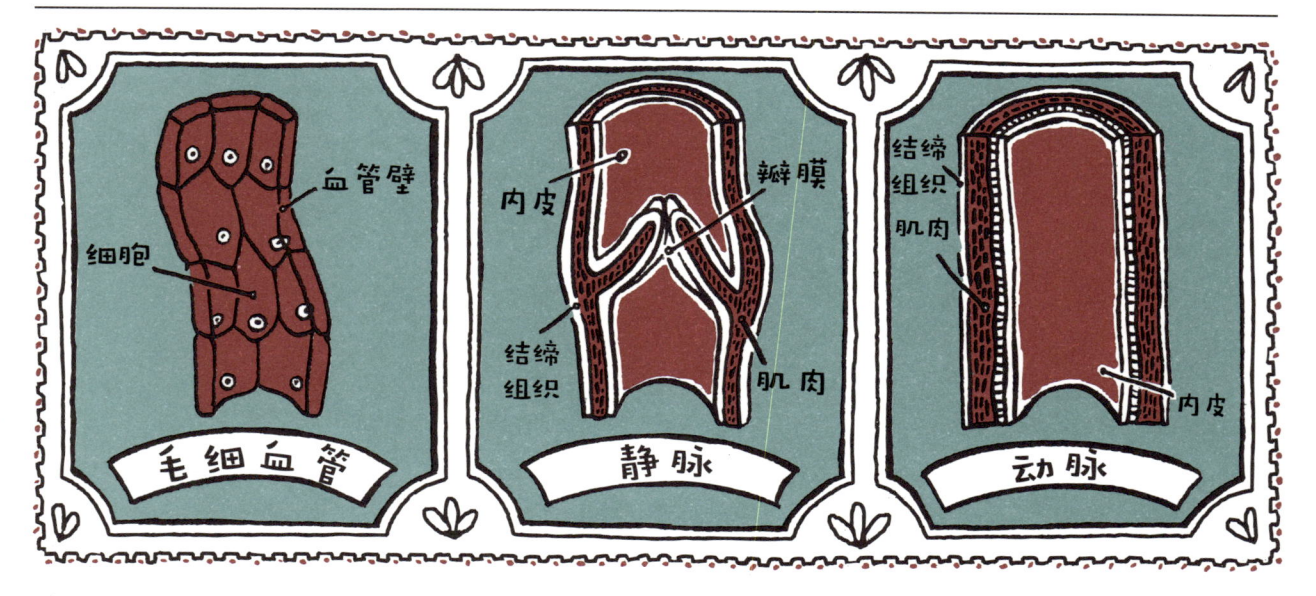

为什么外科医生要穿奇怪的丝袜?

你已经学到了很多关于血液和心脏的知识,但是对于血管知道得还很少。它们就像遍布全身的管道,负责让血液流过,精巧程度超乎你的想象。我们可以从连接心脏的大动脉开始讲,它也叫主动脉,直径有2.5厘米。肺动脉和主动脉一样粗。它们都有无数的分支,从很粗的大血管变成好几亿条非常细的小动脉。这些小动脉又再分成一百多亿条更细的血管,也就是毛细血管。毛细血管非常细,细到只有一个血细胞能通过——直径只有1毫米的千分之五到千分之十。如果将人体的所有毛细血管连在一起组成一根超级血管,它环绕地球一圈都不会有问题,绕地球两圈也有可能。毛细血管的血管壁非常薄,氧分子、二氧化碳分子和其他分子可以轻松地穿过血管壁,这样你身体的每个角落都能得到足够的养分。

你的血液流出心脏的时候流速已经很快了,动脉血管壁厚厚的肌肉还会帮助血液继续加速。这些肌肉的作用有点像你从牙膏管子里挤出牙膏一样,只不过速度要快一些。血液往回流的时候要经过静脉,静脉血管壁没有那么厚的肌肉。有的时候回流的血液要从低处往高处流,比如从你的腿流回心脏。这些血液会因为引力想要流回比较低的地方。你的身体当然已经找到了解决这个问题的办法。你的静脉里面有很多瓣膜,血液一旦通过了其中一个瓣膜,就不能再掉头从瓣膜流回去了。如果你总是站着不活动,瓣膜可能会坏掉。这些坏掉的瓣膜所在的血管会因为里面的血液没有了氧气而变成蓝色,我们把这种现象叫作静脉曲张。外科医生的工作需要长时间站在手术台旁边,所以他们会穿上及大腿的紧身压力袜。这种压力袜可以降低静脉血往反方向流动的机会。

- 听，是什么在跳？ -

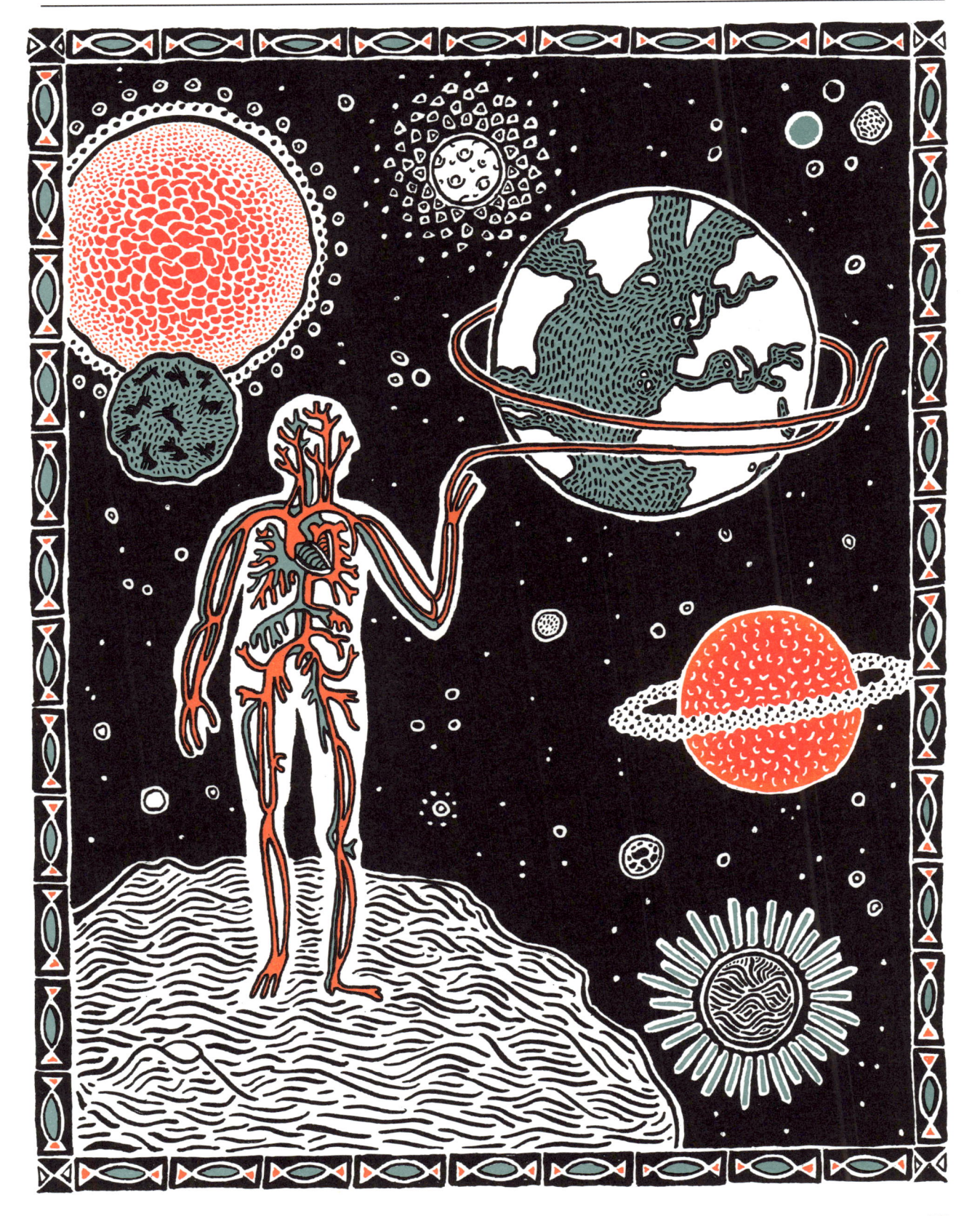

— 第四部分 —

在医院里

为什么奥运会没有老年组？

简单来说，每个动物的心脏在它一生中大概会跳动10亿次。所以蓝鲸和大象这些心跳很慢的大型动物的寿命就会长一些，比心跳速度跟机关枪扫射差不多的老鼠和豚鼠的寿命要长得多。不过你也不用担心，我并不是说心脏在第10亿次跳动之后就停下来了。人类的寿命和以前相比已经长了很多，现在的人一生中，心脏平均要跳动25亿次。在远古时代，人类的寿命没有这么长，所以一生的心跳总数差不多就是10亿次。那时候的人类每天要绞尽脑汁地收集食物，还要时刻小心别被其他肉食动物抓到变成它们的晚饭。而且那时候的人类对医学一无所知，平均年龄基本上不超过四十岁。我们的人体也是根据那个时候的生命长度进化发展的。人类的身体其实不适合活到八十岁，那时候人的身体构造也是为这么短的寿命设计的，完全无法想象能活到八十岁。否则的话，奥运会就应该设置一个老年运动员组上场比赛了。

随着年龄增长，我们的身体会出现的问题也就越多。心脏和血管非常容易出问题。它们对我们的生命来说太重要了，如果你可以自己选择，你绝对不会希望它们出任何问题。只可惜事实正好相反。心脏可能出现的一个问题是起搏细胞不能按照正常的节奏跳动了。如果你的心脏经常不听话地乱跳，就会出现很严重的问题，甚至在某一个时刻你的心脏会突然停止不跳了，也就是发生心脏骤停。你一定在电视上看到过这种场景：医生在做急救的时候，会把长得像熨斗的金属板压在病人的胸口。金属板是连接在一个仪器上的，我们叫它心脏除颤仪。它能通过电击让心脏里的起搏细胞恢复工作，并让心脏继续按照正常的节奏跳动。

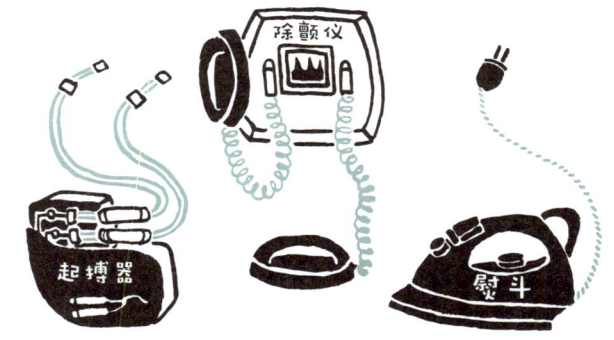

心脏按摩也是一种治疗办法。心脏经常出现这种问题的病人会在心脏里面装一个起搏器，帮助心脏正常工作。

为什么不用水做蛋黄酱？

另一个常见的问题就是血管堵塞，它甚至比心脏跳动不规律还要严重。一个人的年龄和他不健康的生活习惯——抽烟、超重、饮食不健康、很少运动等等——都会增加血管堵塞的概率。生活习惯健康的人也有可能因为他的家族里有心血管疾病的遗传历史，而受到这个问题的困扰。当血液因为血管堵塞而不能很好流动的时候，就会导致很严重的后果。如果这个问题出现在冠状动脉里，那可能会导致心脏肌肉得不到足够的血液，心脏就不能继续正常工作，甚至可能完全停止工作。如果这个问题出现在大脑里，会造成中风。中风之后，大脑的一部分功能会受到损伤，不能再正常工作。这种堵塞如果出现在身体其他部分，也是同样危险的。所以我们需要了解血管为什么会堵塞以及如何预防血管堵塞。

很多的黄油和食用油电视广告都宣称自己的产品可以预防心血管疾病，你经常能听到"胆固醇"这个词。这些广告会给人一种印象，就好像胆固醇才是导致心脏疾病的罪魁祸首—

样，但这是一种误导。胆固醇对人体来说是一种很重要的脂肪。

没有胆固醇，你的细胞就没有细胞膜了。你的身体在制造很多激素的时候也需要胆固醇作为原料。缺少胆固醇还会导致维生素 D 的缺乏。所以胆固醇是好东西，胆固醇万岁！那么，问题究竟出在哪儿呢？

让我们来做个小实验。往一杯水里滴一点点油，使劲地搅拌。结果如何呢？无论你怎么努力，油和水都不会混合到一起。你可以另外找一个碗，打一个生鸡蛋进去，只留下蛋黄。现在往蛋黄里面加一点点油，开始搅拌。你猜结果会怎么样？蛋黄和油可以很好地混合在一起。这是因为蛋黄里面有蛋白质，而蛋白质可以溶解油里的脂肪。胆固醇跟脂肪很像，都需要蛋白质才能溶解，最后被血液吸收。我们再来试试往刚才的蛋黄和油的混合物里加一勺芥末和一勺柠檬汁，然后再加一杯油。拌匀了之后你可以尝一口，因为这已经不是实验了，其实我是在告诉你们蛋黄酱是怎么做出来的。

为什么运动可以降低你得心脏病的概率？

我们的身体里有两种蛋白质可以溶解胆固醇。它们的全名实在是太长、太复杂了，医生都不愿意用它们的全名，而是直接用缩写：LDL（低密度脂蛋白）和 HDL（高密度脂蛋白）。LDL 是不好的蛋白质。如果你的血液里有太多 LDL，它们就会粘在你血管壁的内侧。对于你的免疫系统来说，LDL 是不受欢迎的入侵者。免疫系统会派出白细胞把它们消灭掉。一般情况下，粘在血管壁上的 LDL 会被清理掉。但有些白细胞会和 LDL 一起留在血管壁上，最后变成一坨黏糊糊的东西，医生把这种东西叫作粥样斑块。如果血管壁上的粥样斑块太多了，能通过血管的血液就会变少，得病的概率也会变高。好消息是 HDL 是很好的蛋白。它可以清除你血管中的胆固醇，让你保持健康。

还有个更好的消息，你可以通过改变生活习惯来改变血液中 HDL 和 LDL 的数量。不吸烟是最有效的办法。很多疾病都是由吸烟引起的，不吸烟就意味着你患上这些疾病的概率大大降低了。进行一些体育运动也是很好的办法。运动可以燃烧脂肪，脂肪越少，心血管病的发病率就越低。饮食健康也是同样重要的。吃太多的甜食和高脂肪食物会让你的体重超标，体重超标越多，体内的 LDL 就越多。学会分辨不同的脂肪也是很重要的。有一些脂肪会增加你得病的概率，有的脂肪反而对人体有好处，能降低得病的概率。一个很简单的办法是看你家的油在室温下是不是液态，能保持液态的油对健康有好处。它们能减少你身体里的 LDL。肉和奶酪里的脂肪在室温下都不会融化成液体，所以不是非常健康，要尽量少吃，而且要和健康的脂肪轮着吃。你的日常饮食是非常重要的。而且，你的呼吸的空气也同样重要。

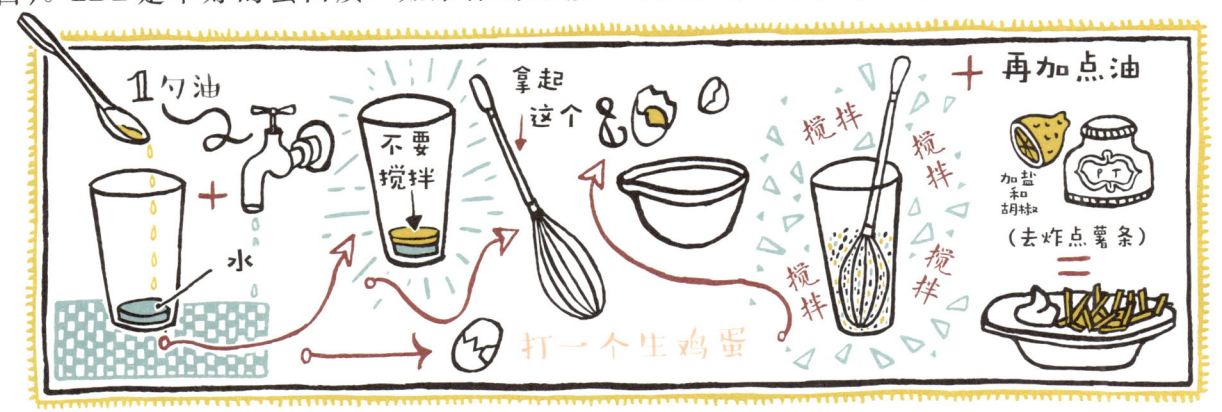

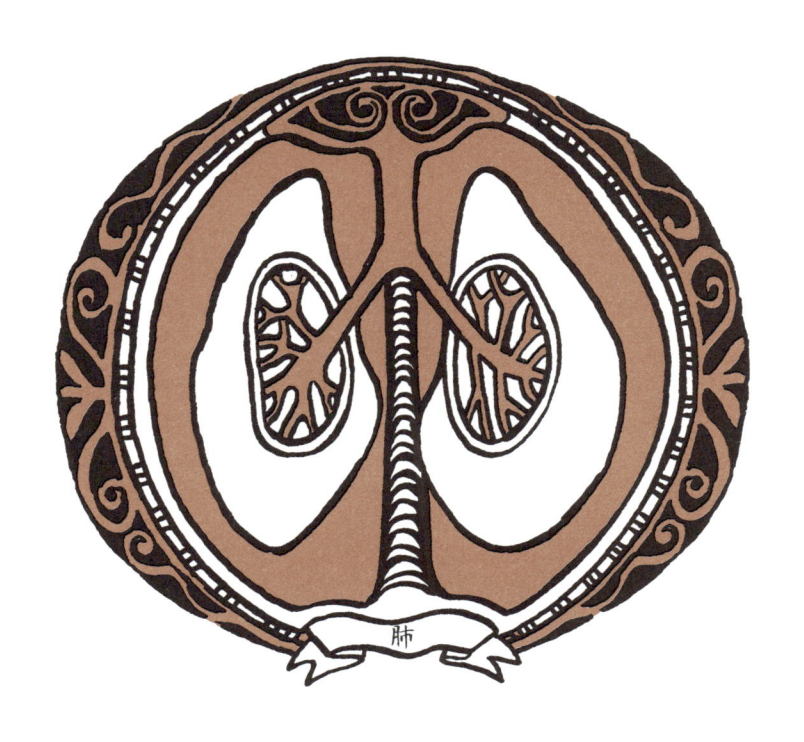

—— 第五部分 ——

我们的肺

呼，吸；呼，吸；呼，吸

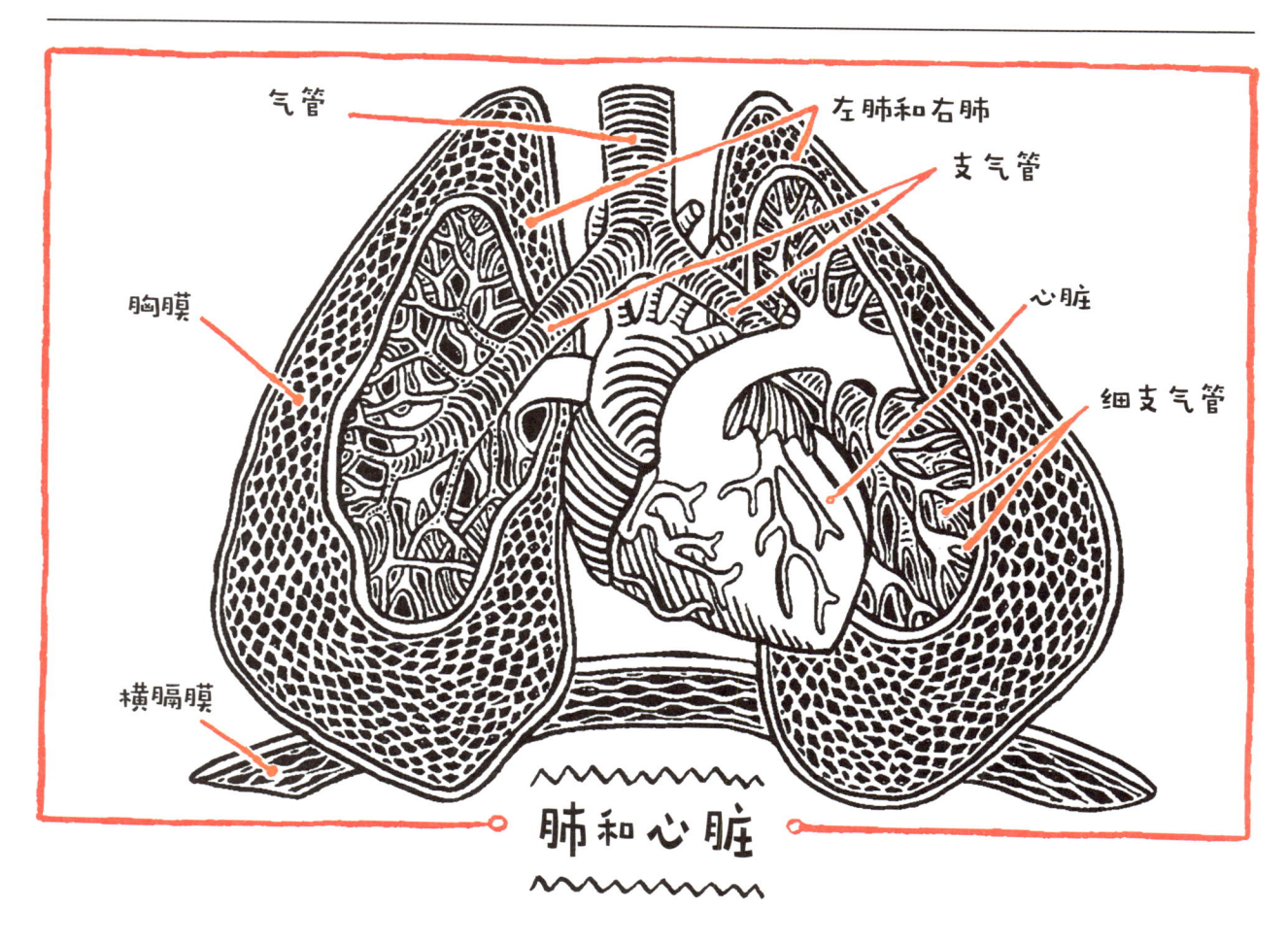

图中标注：气管、左肺和右肺、支气管、胸膜、心脏、细支气管、横膈膜

肺和心脏

为什么要对你的肺好一点？

现在深吸一口气，憋住它，等到你憋不住的时候再往下读……再坚持一会儿……就一小会儿……快坚持不住了吗？努力，再憋一小会儿。好了，现在你可以正常呼吸了。刚刚的小实验是为了让你知道肺的重要性。没有新的空气进入你身体不光会让你感到窒息，有毒的二氧化碳还会充满你的身体。

你的肺对你来说非常重要，但它们也是非常脆弱的。所以你一定要对它们好一些。你能找到很多教你正确呼吸法的书。正确的呼吸不光对你的肺有好处，对你的健康也是非常有益的。深呼吸——就像你刚刚憋气结束之后使劲呼吸的那一次一样——这能让你的身体获得更多的氧气。而且正确的呼吸方式能让你保持平静，还能帮你缓解压力。你的心跳和血压都会因此变得平稳，让你感觉更舒服。正确的呼吸还能提高你的免疫力。我每天睡觉之前都要做几分钟的呼吸练习，做完之后我会睡得更香。

你能在书里看到各式各样的呼吸练习法，

但其实它们都差不太多。

花两秒钟的时间，慢慢地用鼻子深吸一口气，让你的肚子鼓起来，超过胸口的高度。之后花六秒钟，慢慢地呼气。每次呼气之后可以稍微停顿一小会儿。每次练习时十分钟左右。慢慢地你就会很自然地掌握正确的呼吸方式。一般来说，我们每分钟会呼吸 12~15 次。而且呼吸不光是为了得到新鲜的空气，如果你想拿到"好声音"比赛的冠军、给朋友讲个有趣的故事或者想闻闻胳肢窝来决定要不要洗个澡，都需要你呼吸系统的帮助。唱歌、说话、闻气味都需要用到你的肺。所以你更应该好好保护它们了。

为什么你的嘴其实有点像吉他？

你以前关注过呼吸这件事吗？你从出生那一刻起，就没有停止过呼吸，但呼吸究竟是怎么进行的呢？其实肺在呼吸这一过程中的角色并不是十分重要，就像手风琴手如果不拉动风箱的话，手风琴是不会自己发出声音的。对于呼吸来说，最重要的器官是横膈膜。横膈膜是一块肌肉，就在你的肺和胃之间，形状像一把弓。一般情况下，横膈膜可以自己完成任务，你也可以有意识地给它下命令。在紧张的状态下，横膈膜的弓形会拉直，带动你的肺部往外张开，让更多的空气进入肺里。横膈膜放松的时候，这些气体又会离开肺部。

还有一件事非常有趣，在你不去刻意关注它的时候，呼吸完全没有问题。可就在你想去好好呼吸的时候，反而会不太顺利。当你想用横膈膜呼吸的时候，却一不小心让胸口鼓起来了。你在说话和唱歌的时候需要让胸口向外扩张，这样在你呼气的时候，气体会通过咽喉里的声带，带动声带振动。你可以试试在唱歌的时候把手指放在咽喉上面，感受一下声带的振动。如果仔细感受，你还能发现高音和低音在发声的时候，声带振动的频率是不一样的。唱高音的时候，声带拉得很长，唱出的音调就更高，唱低音的时候，声带不会拉伸得太多，显得更粗一些。成年男性的声带比女性和小孩的声带要粗，所以他们说话的声音听上去更低沉。声音好不好听不光是由声带决定的，还和共鸣腔有关系，就像好的吉他和小提琴都需要好的共鸣箱一样。人体的共鸣箱是由你的喉咙、嘴巴和鼻子组成的。你可以试试捏着鼻子唱首歌，你的声音听起来会和平常大不一样。

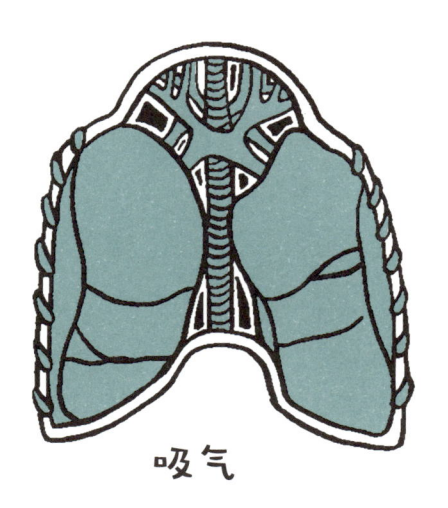

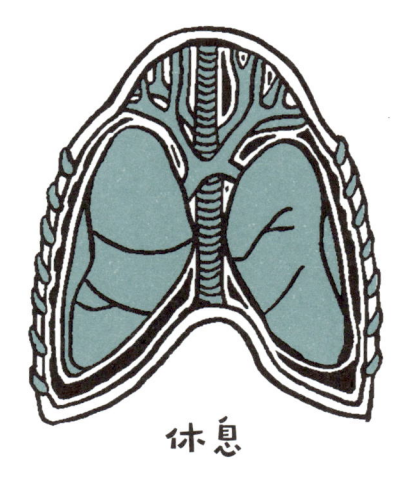

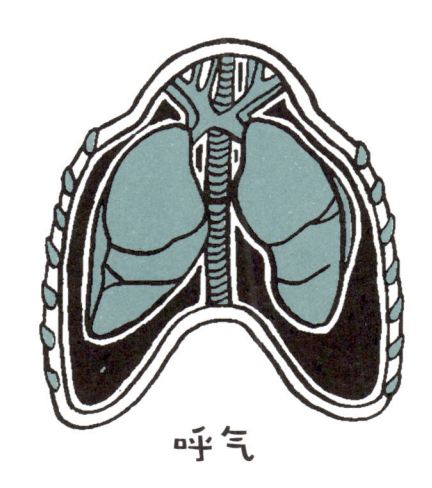

吸气　　　休息　　　呼气

— 第五部分 —

肺部

为什么你其实没有那么重？

如果你对自己的体重不太满意，那么这对你来说可能是个好消息。人体其实有很大一部分都是气体，也就是我们常说的氧气，你也不例外。准确地说，你身体里有一半以上都是氧气，所以呼吸对我们来说格外重要。我们吸入的空气通过喉头进入气管，气管再分支成更细的支气管，支气管又再分支成更细的细支气管，最后到达一个个小小的肺泡。肺泡和非常细的静脉血管挨得很近，所以血管里的二氧化碳废气可以进到肺泡里，我们吸入的空气里的氧气也能从肺泡进入静脉血管。我们的身体需要非常多的氧气，所以气体交换的速度需要非常快才行。人在跑步的时候需要比平时更多的氧气，正常呼吸提供的氧气不够了，你会开始喘气，而不是平和地呼吸。这时你的血液流动速度也会加快，保证有足够的血液来运输氧气。空气要一路经过嘴巴、鼻子和气管才能到肺部，这段路程让身体有机会加热被吸入的空气，所以最终到达肺部的空气既不会太冷也不会太干燥。

为什么鼻毛其实很有用？

空气中飘浮着无数的细菌和病毒。我们呼吸的每一口空气都带有很多的细菌和病毒。我们的肺是很脆弱的器官，所以需要其他器官的保护，不让它们受到病菌的伤害。你的鼻子是第一道防线。虽然长长的鼻毛很难看，但是它们能挡住很多细菌。扁桃体也是很重要的防线，它负责派出白细胞去消灭入侵者。最重要的一道防线是从鼻腔一直延伸到肺部的黏膜层，这些黏膜能把细菌和病毒粘住，让它们没办法逃跑。鼻腔里的黏膜层会覆盖咽喉的位置，然后一直通到肺里面。肺里有很多非常细小的纤毛，它们会不停地摆动，像传送带一样把黏膜层和被黏膜层粘住的尘土和病菌送回到咽喉的位置。如果有奇怪的东西进到了肺里

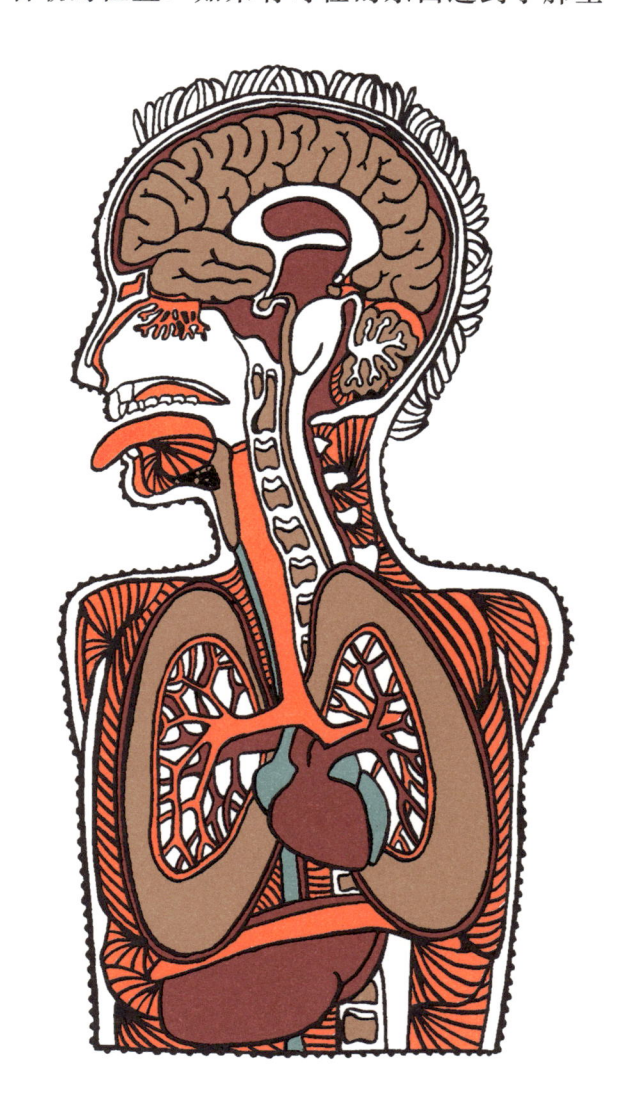

面，你会不自觉地开始咳嗽。咳嗽其实就是在一瞬间用很大的力气把空气从肺里压出去，这时肺里那些奇怪的东西也会随着被压缩的空气回到喉咙的位置。接下来病菌会在喉咙那里经过食道进入胃。在那里等着它们的是大量的盐酸，就和黑帮想让受害人尸体消失时的做法一样。

为什么抽烟一点都不酷，抽烟的人其实很可怜？

你会选择看这本书就说明你是个很聪明的人，接下来我们要说的问题你肯定不会有。可惜有的人跟你比起来要笨一点，他们选择了抽烟，让我们来看看他们的身体都会经历什么：

我们的肺泡其实非常薄，所以也特别脆弱。香烟中的焦油和尼古丁进入肺部之后会留在肺泡里面，对肺泡的伤害非常大。尼古丁还会让肺部的纤毛停止摆动，这样肺里的垃圾就不能通过黏膜"传送带"被清理走了。就算能被送到喉咙那里，焦油也会一直粘在黏膜上面，引起喉咙发炎。在这种情况下，人体只能通过咳嗽把肺部的垃圾挤压出去。但是有些肺泡会因为长期的咳嗽受到无法修复的损伤。这也是为什么总吸烟的人呼吸速度比一般的人要来得短和快。

其实刚开始抽烟的人在抽完人生第一根烟之后就能感觉到吸烟对身体有很大的伤害。整个身体都会抗议这种伤害它的行为，抽烟的人会开始咳嗽，嘴里也总有一种很讨厌的味道。这两种警报信号应该足够让人明白香烟对身体有百害而无一利了。千万别相信那些告诉你香烟抽起来味道很不错的人，他们的话跟幼儿园小朋友不小心拉裤子了，却跟老师说是邻座小男孩干的没有任何分别。这些人抽烟都是因为同一个理由：他们觉得这样很酷，让他们看起来很有吸引力。但实际上，抽烟的人是很可怜的，他们不但不酷，他们的肺、心脏和血管都会因为抽烟而受到伤害，更别提抽烟能引发各种癌症和其他很严重的病了。抽烟的人有一半以上死于抽烟引发的疾病。

我们说了这么多抽烟的坏处，但也有人说吸烟是有好处的：

一、制造和贩卖香烟的人可以赚钱；

二、没有第二点了。

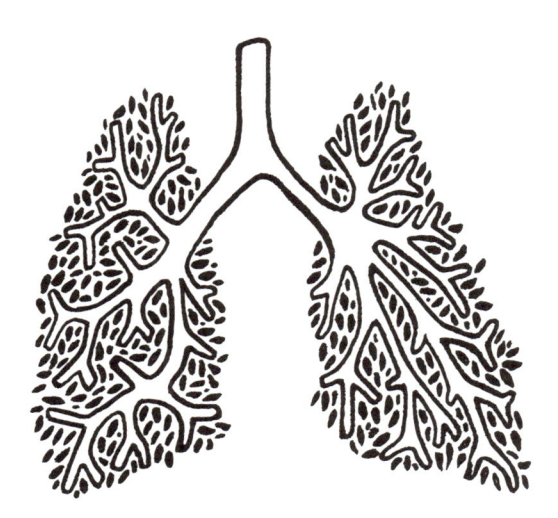

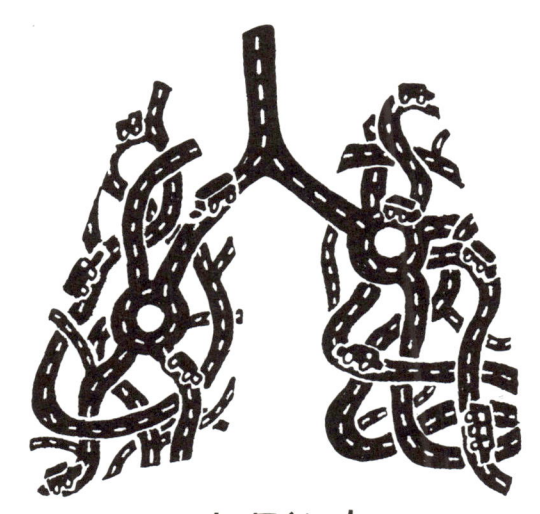

不抽烟的人　　　　抽烟的人

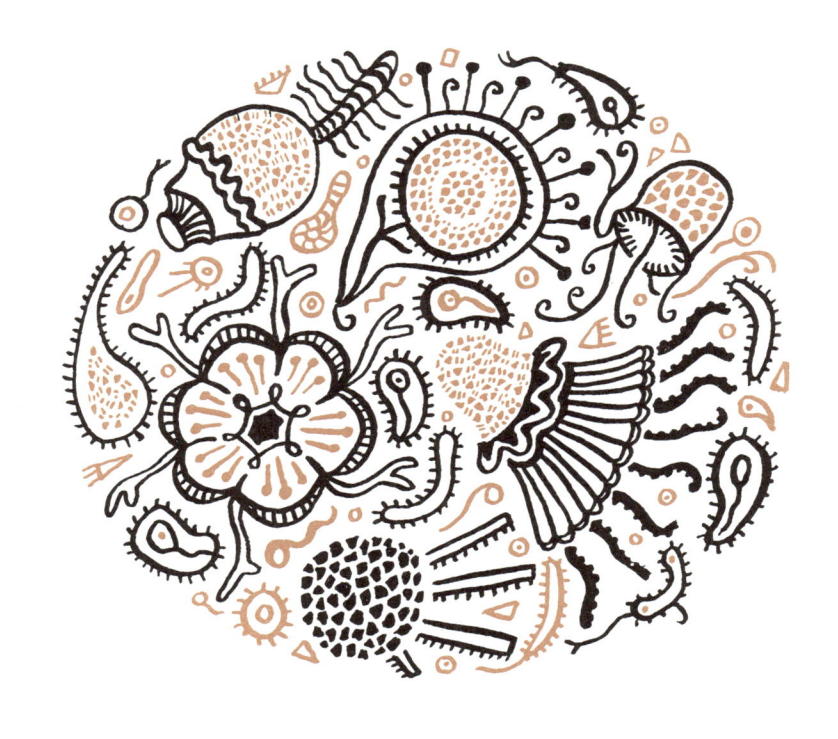

— 第六部分 —

肚子和那里面的上万亿个居民

— 第六部分 —

嫩豌豆先生的肚子

为什么食道能帮你成功吃下一架飞机？

现在让我们来聊聊你的胃和肠子吧，也就是聊聊食物残渣和大便。大家都不太喜欢讨论这个问题，甚至觉得说起这些很羞耻。我们在卫生间门口装上锁，因为在我们看来，食物残渣臭气熏天，而且看起来也很恶心。其实人的消化系统是很有趣的存在。你肯定没听说过有的人会笨到不知道怎么去厕所大便。这是真的，不信你往下读。

比如法国演员米歇尔·洛蒂托（Michel Lotito），又名嫩豌豆先生（他的名字在法语里是"什么都吃"的意思）。虽然他已去世了，但是这个称号永远都属于他。他一生中吃掉了18辆自行车、15辆超市购物车、8台电视机和3个坐便器。

对了，他还花了整整两年的时间，吃掉了一架赛斯纳运动型飞机。他放着香蕉和煮熟的鸡蛋不吃，偏偏喜欢9000千克的金属。而且还吃得很开心。更神奇的是，他的身体完全可以消化这些金属。他的身体和你的并没有什么区别，所以你的身体应该也可以消化金属。你现在是不是很佩服你的胃和肠子？

但是消化系统不只包括胃和肠子，还包括食道。如果你真的想把飞机吃下去，它会负责把飞机安全地送进你的胃里。消化系统还离不开肝、胰腺和胆囊。别忘了还有聪明的括约肌，它负责阻止大便在不恰当的时候偷跑出你的身体。用一句话总结的话，你的消化系统是一个很多器官互相合作的复杂系统，它可以把重要的营养物质送到它们该去的地方。

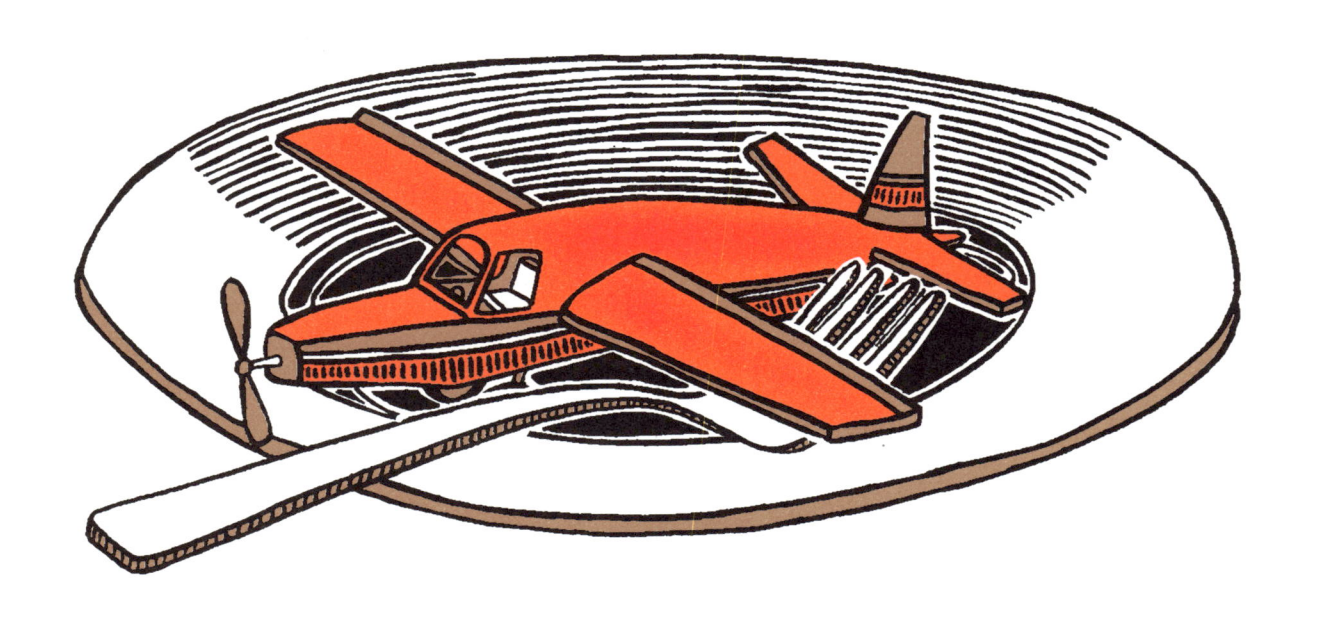

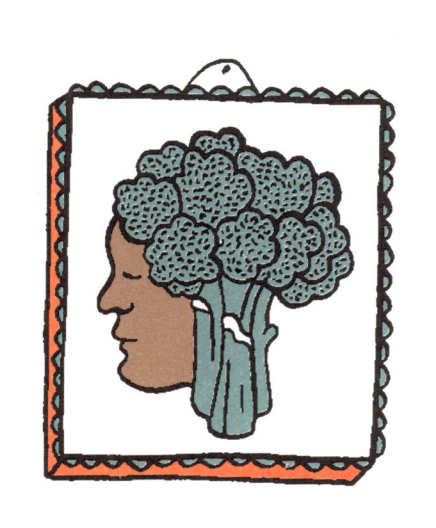

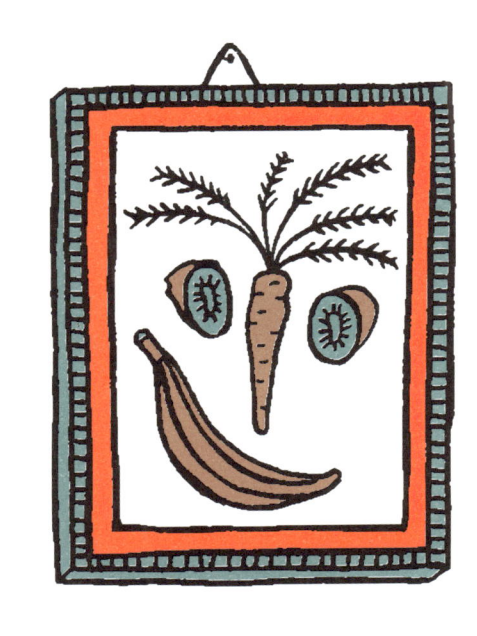

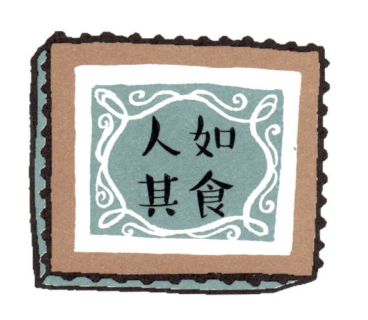

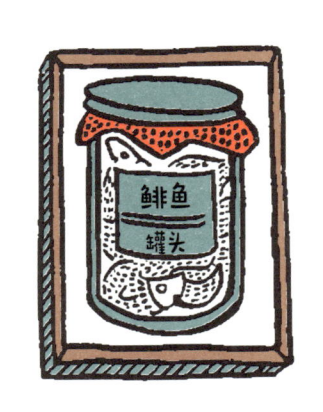

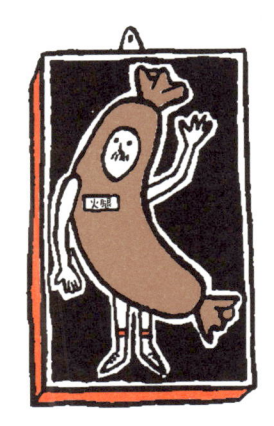

为什么说"人如其食"?

"人如其食"是一句谚语,意思是你吃的食物就是你的身体。这句话很有道理。你身体里的一个分子可能就来自你上个星期吃掉的那根黄瓜。你骨骼里面有钙,其中的一些可能来自你去年吃掉的花椰菜,三个星期之前吃掉的吐司面包让你的肌肉里面又多了一些蛋白质。你的心脏里面可能还留着你妈妈吃过的奶酪,你还在妈妈肚子里的时候,它就在你身体里了。你血液里的糖分来自你刚刚喝的那杯果汁。你明白了这个道理之后,就该知道好的饮食习惯是非常重要的。

说了这么多了,在你胃里和肠子里面住着的上万亿个居民还没露面呢。上万亿个细菌有一个自己的世界。我们的身体对它们来说就像一个星球一样,是它们的家园。它们感谢我们的身体让它们有了生活的地方,我们也要感谢这些细菌。很多人都认为细菌只会让我们生病,但实际上我们的身体离不开细菌。细菌在一定程度上决定了我们的健康状况、我们的体重,甚至我们的心情。你的消化系统可复杂了,我们还是从头说起吧,从你的口腔开始。

— 第六部分 —

口腔里面

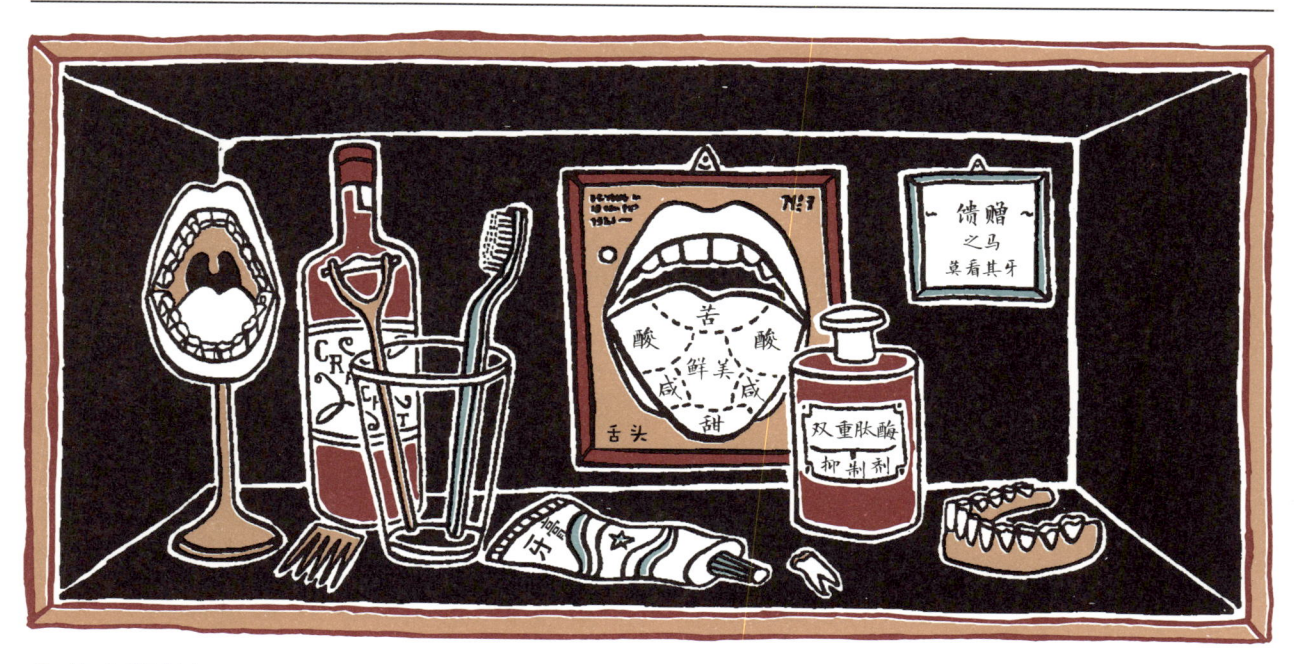

为什么学外语需要口腔帮忙？

想象一下，如果你没有嘴巴，就再也不能吃冰激凌了，也不能讲笑话给别人听，更别想再尝一口蛋糕了。你最喜欢的那首歌也再也唱不了了，连紧张的时候啃指甲都做不到了，想亲一下妈妈也没机会。没有了嘴巴，生活简直就是一场灾难。不幸的是，你的口腔——也就是我们说的嘴巴——其实很容易出问题。不管是吃饭还是说话，你的口腔都需要通过肌肉完成一系列非常复杂的运动。在学外语的时候，你应该能发现这种情况：有些单词，你发出来的声音和老师发出来的不太一样。第二次世界大战的时候，荷兰人如果碰到坚持说自己是荷兰人的德国间谍，就会让他们念出"Scheveningen"这个地名，因为外国人很难发出"sch"这个音。德国间谍一张嘴，荷兰人就能听出来他们在撒谎。如果有一天你遇到一个荷兰人，可以请他试试念一下这个句子："The thick thieves aren't sick."，他的舌头很可能会打成一个结。

为什么只有笨蛋才会随地吐痰？

只是说话就已经需要口腔做很多事情了，但是吃东西才是真正的艺术——就算你吃一根最普通的香蕉也是一样。吃东西太简单了，让你觉得不可能会出现问题。但是你想过没有，如果你的口腔里面没有唾液会怎么样？真是那样的话，你就可以和面包干还有饼干说再见了。在咀嚼食物的时候，口腔会制造出 7 毫升左右的口水，如果你连续十五分钟一直不停地嚼东西，全部口水加起来能装满一个小杯子。唾液可以帮助食物消化。在你不吃东西的时候，口腔里面仍然会有口水。如果把你口腔一天之中制造出来的所有口水都收集起来，能装满一整个红酒瓶。口腔只有在你睡着之后才会停止制造口水，这样你就不会在早上起来之后发现床单都被口水浸湿了。

口水能让你更容易地把嘴里的食物咽下去，但是它的功能还多着呢。

唾液就像天然牙膏，能杀死有害的细菌，让口腔保持清洁和健康。这不仅仅对你的口腔有好处，还有利于整个身体的健康。健康的口腔还能帮助预防心血管疾病，因为会导致牙菌斑的细菌也能让你的静脉里出现粥样斑块。如果你一不小心烫到过舌头和嘴唇，或者被牙痛折磨过，你肯定已经发现了，口腔是很敏感的地方。口腔里面有很多的神经末梢，可以把疼痛的信号传递出去。医院里的病人如果疼到实在受不了了，医生能给他们用的最有效的止疼药叫吗啡。你的唾液里也有一种类似的成分，它是一种双重肽酶抑制剂，功效比吗啡还要强六倍。另外，唾液里含有负责愈合伤口的组胺素，所以你口腔里的伤口会比其他部分的伤口愈合得更快。受伤的动物经常会用舌头舔受伤的地方就是这个原理。其实我们人类也应该向他们学习。大街上总有没素质的人随地吐痰，他们也享受不到唾液带来的全部好处了，这算是很公平的了。

为什么其实应该饭前刷牙？

你可能以为，既然称其为牙医，所以他们只负责修理牙齿。但其实他们有一个更重要的任务，让你的口腔保持健康的状态。好好刷牙的话，刚刚形成的牙菌斑就可以直接被刷掉。但是如果让牙菌斑一直粘在牙齿上，它们会慢慢变硬，最后变成牙结石。光靠刷牙是没办法对付牙结石的。牙医可以帮你把牙结石刮掉，然后检查牙龈，防止口腔里面有发炎的地方。如果真的出现炎症，那后果就不止有蛀牙这么简单了。细菌非常非常小，只需要一点小小的缝隙就能钻进身体里。为了不让细菌有机可乘，牙龈要很紧实地包在牙齿的周围才行。牙骨质负责把牙齿固定在下颌上，要是让细菌跑到牙骨质或者骨头里面，可能会出现炎症，问题会比蛀牙严重好多倍。

当然，口腔里的牙齿也很重要。你身体的大部分细胞都在不断地更新，但是如果你已经换过牙了，你以后就不会再长新的牙齿了。牙齿并不是由细胞组成的，而是主要由一种叫牙本质的物质组成，那是一种石化的骨质。牙本质周围是牙釉质，它是你身体里面最坚硬的物质。牙釉质负责保护牙齿，让它们不会被磨坏或者被细菌伤害。牙齿最中心的部分叫作根管，根管里面有活的细胞。要是你在治疗牙齿的时候没打麻醉，就能直接感觉到这些神经细胞的存在了。

所有人都知道，吃太多糖对牙齿不好。但是很多人不知道哪些食物里面有糖。最常见的含糖食物就是面包、米饭和意大利通心粉了。顺便说一句，牛奶里面的乳糖对你的牙齿也不好。你可以到厨房去看看各种酱料的成分表，还有那些速食产品的包装，里面肯定都有糖。

酸的东西是牙齿的另一个天敌。我们来做个小实验看一下酸对牙齿的影响。拿一个碗倒上一碗醋，然后放一个鸡蛋进去。等一天之后，你会发现蛋壳已经完全被溶解掉了。蛋壳和牙釉质的主要成分都是碳酸钙，所以你的牙齿也怕酸的东西。果汁和饮料里面都有大量的酸性物质，它们会像醋一样溶解你的牙釉质。如果你吃完酸的东西或者喝了饮料之后马上就去刷牙，对牙齿的伤害反而会更大。因为这个时候你的牙釉质比平时要软一些，牙膏里面又有很多粗糙的物质。在这种情况下立刻刷牙反而会导致牙齿磨损，等一个小时再去刷牙的效果会更好。牙膏里面除了粗糙的颗粒之外还有氟化物，它能让你的牙釉质更加坚固。所以现在越来越多的牙医建议大家在吃饭前刷牙。牙膏里的氟化物能在吃饭的时候保护你的牙釉质，不让食物中的有害物质伤害牙齿，牙齿也不会磨损得很快。你可以选择在吃完饭之后用清水漱漱口，把口腔里的食物残渣冲走。想要让口气更清新的话，还可以用一点漱口水。

— 第六部分 —

胃和胃的下一站

为什么喝下去的汤在跑步时不会反上来？

你吃进去的食物会通过食道进到胃里。食道表面有一层光滑的黏液，它可以防止食物粘在食道上。食道周围还有一些肌肉，能把食物顺着食道往下推。这是很精巧的设计。多亏了这些肌肉，就算你头朝下倒挂在树枝上，也能吞下一根香蕉。你可能从未意识到食道的奇妙之处。这些肌肉在你站在地上吃东西的时候，也是非常有用的。我们的食道就像一个大滑梯，食物先是垂直往下滑，最后进入一段水平的滑道。从嘴里咽下去的食物会在六秒之内滑到食道底部，然后进到胃里。等食物进了胃里，食道底部的一块肌肉会收缩起来，确保食物不会跑出来。就算没有这块肌肉，食道里几乎垂直的那一段也能保证从胃里跑出来的食物不会再跑回嘴里。人体结构的精密程度简直超乎我们的想象。

现在试试把你的手放在胃上，你知道胃在哪儿吗？如果你把手放在肚脐上的话就太低了。你的胃就在肋骨的下面一点，很少有人知道它的位置。所以如果有人说他胃疼的话，其实应该叫肠疼才对。没吃饭的时候，你的胃只有一个小袋子那么大。吃进去一张比萨再喝上一瓶可乐之后，你的胃会撑得很大。胃的形状也非常有利于消化，像英文字母"J"一样，设计得非常精巧。这样的形状能让需要赶紧离开胃里的东西能尽快离开，需要在胃里多待一会的东西也能很容易地被留下。胃里的水是不需要被分解的，所以它可以通过"J"字形里比较短的那一边被排出去，消化比萨需要的时

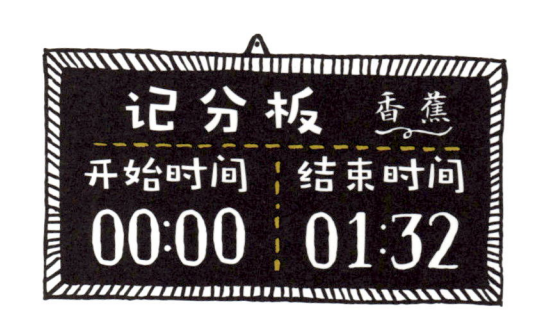

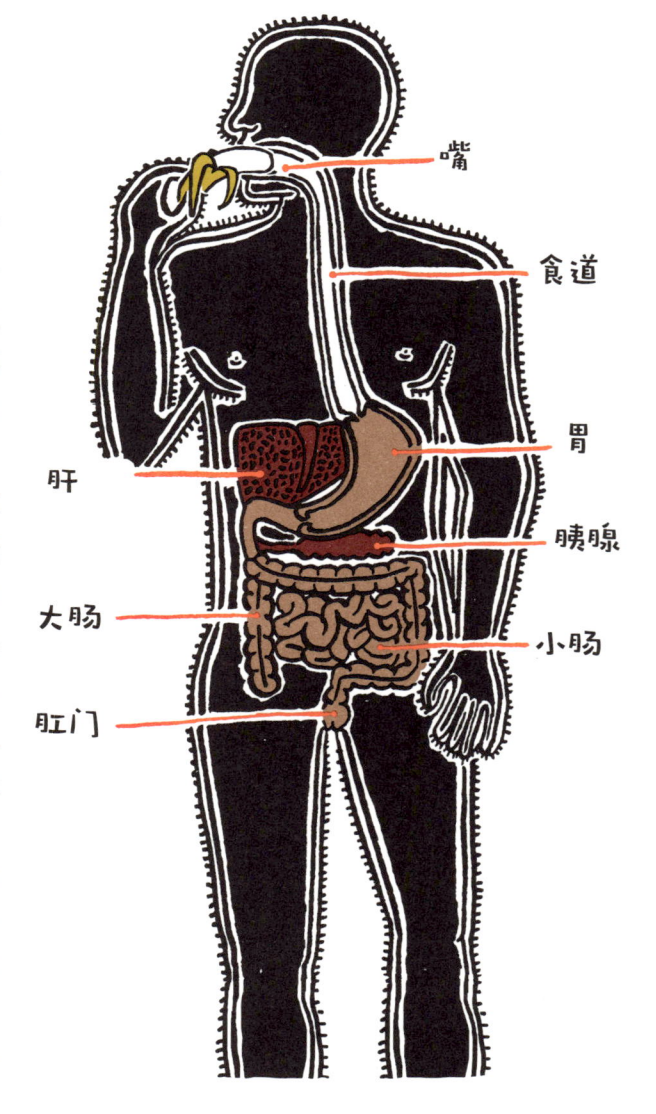

间更长，所以比萨会留在"J"字形的弧度里面，争取更多的消化时间。

食物在进入胃之前，已经在口腔里被牙齿切成了小块。但是你的胃在分解食物方面的工作效率更高。胃里的肌肉会像揉面团一样，把食物和胃酸搅拌在一起。食物就像洗衣机里的衣服来回地翻滚，让胃里有腐蚀性的胃酸充分地发挥作用。

为什么胃其实是个杀手？

对，你没有看错，你的胃里有腐蚀性的胃酸，而且所有食物都必须经过这里。胃的四壁上有很多腺体负责给胃提供这些有腐蚀性的胃酸。杀人犯要是不想让人找到受害人的尸体，就会用盐酸把尸体溶解掉。你的胃酸和杀手用的盐酸效果一样好，因为……胃酸其实就是盐酸。不过，你的胃比杀人犯要聪明多了。胃酸还能得到一种蛋白质的帮助，让食物的分解变得更加高效。被洛蒂托先生吞下去的飞机离开他的身体的时候已经不是一架飞机的样子了，其中的一些东西真的被消化掉了。

现在一个性命攸关的问题出现了：既然盐酸这么强悍，连尸体都能分解掉，那我们的胃不会一起被胃酸溶解掉吗？其实你不需要担心，胃的里面被一层很厚的黏液覆盖着，它们有保护作用，让胃酸不会把整个胃都腐蚀掉。要是没有了这一层保护，那你就需要开始担心自己的生命安全了。不信你可以看一下食物的遭遇。它们被胃里的胃酸泡上几个小时之后就会变得面目全非，根本看不出原来的样子。不同的食物在胃里待的时间也不一样。糖和饼干只需要待上两个小时，而牛排至少需要六个小时。糖可以很快地被分解掉，你也会很快感觉到饿。蛋白质和脂肪需要更长的时间才能被消化掉，所以在胃里会停留很久，让你觉得胃里一直有东西，不会感觉到饿。

为什么小肠在37摄氏度开始溶解工作？

食物残渣在离开你的胃之后会进入你的小肠。小肠也是一个神奇的地方。你可以试试拿一张报纸，然后把它团成一个小纸团，越小越好。这应该不是一件很难办到的事情。但是你想象一下，要是让你把一张和网球场一样大的报纸也团成一个小团，小到能放进你的肚子里，你能做到吗？就算给你世界上最薄的纸，恐怕你也不会成功的。这就是小肠的神奇之处了，小肠内侧的总面积是250平方米，跟网球场一样大。你肯定没想到小肠实际上有这么大吧？你看，你的身体是不是比你认为的要巧妙多了？

小肠之所以小到能放进你的肚子里，是因为它的表面有数不清的褶皱，此外，这些褶皱上面还长着很多小突起，小突起上还有更小的突起，让小肠的表面积变得更大。如果把小肠整个展开、摊平，它的表面积能达到200平方米。但是它在我们的肚子里，加起来只有几米长而已。进入小肠的食物残渣和肠液混合到一起，这种像水一样的消化液能让食物进入另一个消化周期。这个时候参与消化的物质就不是盐酸了，而是酶。你可能在洗衣粉广告里听到过这个词。酶是一种蛋白质，能够让一些物质更快地被分解掉。洗衣粉里面的酶负责溶解脏东西。小肠里的酶也负责溶解，只不过对象变成了你的食物。而且这些食物在进入小肠的时候就已经是37摄氏度了。

（正确的）姿势

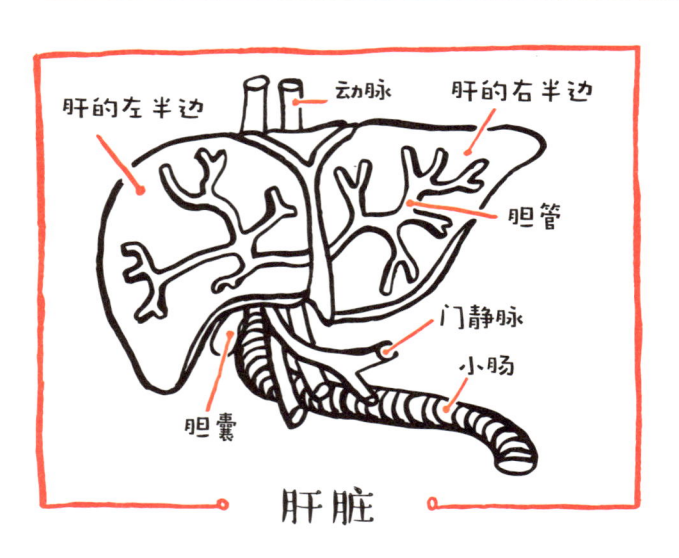

肝脏

- 肝的左半边
- 动脉
- 肝的右半边
- 胆管
- 门静脉
- 小肠
- 胆囊

的身体器官了。但是它们加在一起都没有肝脏厉害。肝脏能完成两百多项不同的工作，根本没办法全都写下来。那我就简单举几个例子吧。肝脏的一些职责包括储存和输送胆固醇、监控血液中对身体有好处和会伤害身体的物质、清除被损坏的血细胞和已经死掉了的血细胞。肝脏还能储存脂肪和糖，让你的血液里不会一下子全部都是糖，而是一直有能量可以用。它负责储存各种维生素。胆汁也是由肝脏负责的，它是人体内一种比较油的物质，主要作用是将脂肪乳化成微滴以利于消化。

为什么肝脏非常重要？

你的小肠不只是一根连接入口和出口的管子，它和你家的花园里的水管可不一样。食物中最重要的成分不会通过出口离开小肠，而是通过肠壁。过程是这样的：进入小肠里面的食物残渣基本都是质地很稀薄的液体，里面都是富含营养的分子。这些分子很小，小到可以被肠壁吸收。所以小肠的表面积很大是有好处的，要不是因为小肠的肠壁加起来有网球场那么大，光是吸收一个三明治里面的营养，就要花上一个星期的时间。被吸收进肠壁的营养物质很快就能进入血液中。因为肠壁的外侧有很多很细的血管。这些小血管最终都流向肝脏。肝脏负责仔细检查这些营养物质，看看有没有混进有毒的物质。如果有的话，有毒的物质会立刻被消灭。通过检查的营养物质会直接进入血液，被送往心脏，再由心脏分配给全身。

我们已经讲过很多能同时完成好几项任务

为什么胃里的胃酸不会把你的屁股烧穿？

在讲胆固醇的时候，我们做过一个实验，做了一些蛋黄酱。如果在做蛋黄酱的时候不小心加了太多柠檬汁的话，你可以加点油来中和一下酸味。胆汁的作用和油很像。肝脏制造的胆汁会被运到胆囊里。胆囊就在肝脏下面，它个头不大，和小肠是连在一起的。但是盐酸实在是太厉害了，光靠胆汁还不够，还需要另一个器官的帮助，那就是胰腺。胰腺的分泌物可以降低进入小肠的盐酸的腐蚀性。多亏了胰腺，否则你的大便能把马桶都烧坏掉，烧穿你的屁股更是没什么难度了。

但是我们离大便还有一点距离，因为你的食物刚刚到达大肠。它们已经经历了在消化道里的十六个小时，但还是可以为你的身体提供营养，比如提供各种维生素和矿物质。有些维生素只能被大肠吸收。和小肠的吸收过程一样，这些维生素会穿过大肠壁，通过很细的小血管到达肝脏。但只有通过大肠最末端那几厘米的肠壁的营养才能直接进入血液。这就是为什么有的药需要做成栓剂，塞到屁股里面。它们可以通过肛门，到大肠，然后直接进入血液。因为不需要经历胃酸的洗礼，所以这种栓剂比吃下去的药的效果要来得快得多。

到达大肠最后的东西，是黏糊糊的一坨。它们就不能叫食物残渣了，而是大便。虽然大便里面主要是食物被消化之后的残渣，包括大米、面包还有蔬菜里面的纤维，但还有一部分是被分解掉的（血液）细胞、胆汁、非常多的细菌，还有水。大便里有四分之三都是水。

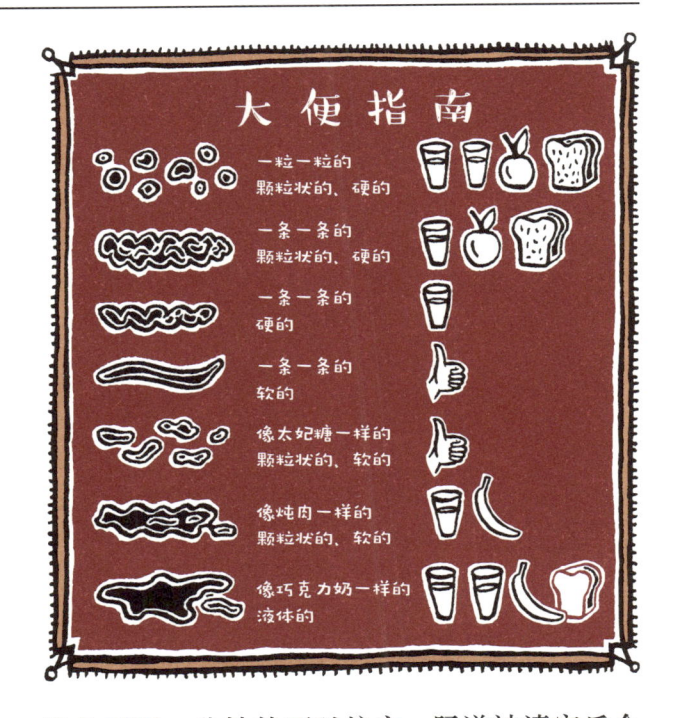

为什么有些人笨到连大便都不会？

好了，食物在我们身体里的旅程差不多要结束了。让我们和昨天的三餐说再见吧。只可惜这件事大部分人都没做对。多夫·思奇洛夫（Dov Sikirov）医生最先发现了这一点。他的研究主题是大便的最佳姿势。世界上大部分地区的人是蹲下来大便，也有些人坐在马桶上。思奇洛夫医生请参与他实验的人用不同的姿势尝试大便。你猜结果怎么样？蹲着对大便更有好处！参与实验的人用这个姿势不到一分钟就可以拉完。肠道被清空后会让你感觉一身轻松。为什么蹲着大便会更快呢？原来在你坐着的时候，肠子的一部分会合起来，但是蹲下的话，肠子是可以完全打开的。有的人要在马桶上坐个十来分钟才能拉出来，有的人用的时间比这个还长。得有多少人因为大便姿势不对，浪费了自己宝贵的时间啊。

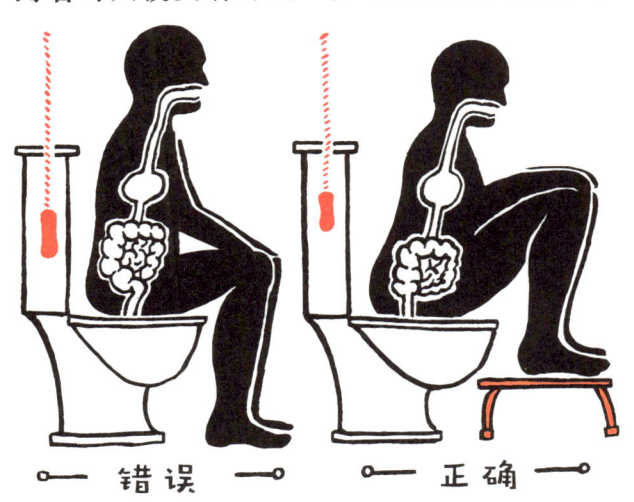

你现在肯定想试试蹲下大便是什么感觉，但是站在坐式马桶上的话，你会有危险的。还好女作家圭莉亚·恩德尔斯（Giulia Enders）想出了一个能让我们坐在马桶上蹲着大便的办法。在你家的马桶前面放一个小板凳，然后坐在马桶上，把脚放在小板凳上，再开始大便。这样的话虽然你还是坐着的，但是你的腿是"蹲着"的。简直完美。只可惜这个办法对我来说一点用也没有，可能是因为我的个子太高了。对我来说，我坐在马桶上、把脚放在地上的姿势，和比我矮一些的人加一个小板凳的姿势是一样的，所以我就不需要小板凳了。你看，大便是不是比你想的要复杂多了？

热带岛屿上一座漂亮的乡间别墅

为什么存活下去对你的身体来说是最重要的事情?

你肯定以为这本书能教你怎么保持健康的身体。但我打算先告诉你怎么才能轻松快速地赚到很多钱。其实这没什么难的,我马上就教你。但首先你要了解一个关于你身体的秘密——准确地说是脂肪细胞的秘密。

总的来说,你的身体就是为了存活而生的。人体在过去的一万年里并没有发生什么很大的变化,但是人类的生活已经发生了翻天覆地的改变。我们的祖先每天的主要任务是保证自己有足够的食物。也就是说他们在取得能量的过程中消耗了非常多的能量。我们的身体已经适应了这种生活状态,但是我们现在的生活状态却已经和以前完全不同了。我们现在只需要往自动售货机里扔点硬币,就能轻易地拿到一条巧克力,它的能量相当于我们一天需要的全部能量的十分之一。

对于我们的祖先来说,不被饿死是第一要务。所以我们的身体面对能量的时候会非常小心。在那个时代,不是一年到头都有充足的食物,有的时候食物能有富余,有的时候什么吃的都没有。所以在食物充足的时候,我们的身体会把多出来的能量变成脂肪储存起来。这样就算一时找不到吃的东西,我们的祖先也不会立刻饿死,之前存下来的脂肪可以提供一段时间的能量。身体的生存本能还停留在四万年前。它不知道怎么处理糖果自动售货机、2升装的可乐或者多百分之三十加量不加价的大包薯片。

为什么减肥这么难?

如果你吃进去的总是比你消耗的要多,你的身体就会把多出来的能量储存在你的脂肪细胞里。脂肪细胞真的非常能装,但是也有盛满的时候。它们的应对办法是自我分裂,所以体重超标的人体内的脂肪细胞可能比体重标准的人要多上三倍。更麻烦的是,身体的生存本能很喜欢这些新产生的脂肪细胞,所以它们一旦产生就再也不会消失了。体重曾经超标的人就算瘦下来,他们体内的脂肪细胞数量也还是和以前一样,只是细胞里面的脂肪少了很多而已。减肥成功的人每天还要忍受各种诱惑。一分钟内就可以吃掉的一条巧克力所含的能量要运动半个小时才能消耗掉。可运动又是很累的,不是所有人都能坚持。我们马上就要说到怎么才能发财了。

你需要做的是写几本节食减肥书。千万不要以为写减肥书很难。虽然你可能不太懂节食是怎么一回事,但是很多写过减肥书的作家也不懂。减肥书里最重要的一点是告诉你的读者,他们需要戒掉某一种食物,比如油脂或任何用面粉做的食物。或者几样食物不能同时吃,比如肉、鱼还有鸡蛋不能和面包、土豆或者面食一起吃。你自己随便想一些规则。记住,在书里还要写上,除了你规定的食物之外,你的读者什么都能吃。这样会激起购买你的书的热情,如果书名叫《越吃越瘦》或是《三个月内轻松变瘦》就更好了。

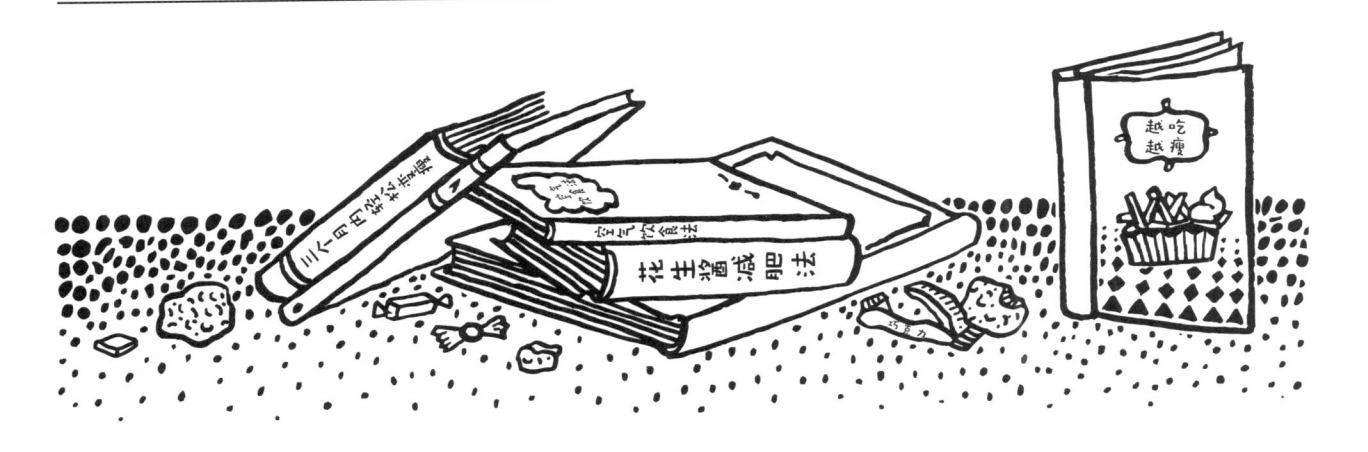

为什么可以靠减肥书发家致富？

然后呢？读了你的书的人，会按照你的要求，戒掉油或者肉。可是米饭和面条没有了肉和炒菜来搭配就都不好吃了，所以他们就会少吃很多主食，然后因为吃得少瘦下来。这个时候他们简直就是行走的广告牌。"你瘦了好多啊！""是啊，我买了一本减肥书，可管用了！"你的书用不了多久就能变成畅销书。但问题是，这样的饮食方式坚持一段时间没有问题，连续几个月按这个方法吃饭也不会有太大的问题。但是对你的读者来说，有一点很不幸，当他们瘦下来的时候，原来很满的脂肪细胞会变得很空，然后开始抗议，要求得到食物："我们想要比萨！我们要吃比萨！"它们开始给大脑发求救信号，然后一切就乱套了。十几亿个脂肪细胞一起尖叫，你的读者马上就会感觉很饿，按照以前的习惯开始正常吃饭，结果就又胖回来了。

更惨的是，他们可能会比减肥以前更重。人体的生存本能在这个时候发挥了作用。身体发现有很多脂肪细胞都空了，于是认为又出现了食物短缺，所以开始更努力地储存脂肪，甚至会分裂出新的脂肪细胞。这个过程也叫溜溜球效应。总是想通过尝试新的节食方法减肥的人，可能越减越重。在这种情况下，就算吃的东西一样多，他也会比从来没尝试过节食减肥的人要胖。但是这些不是你需要担心的问题，因为到了这一步，你已经是很富有的人了，开心地住在某个热带岛屿上的漂亮海景别墅里。这也是为什么很多节食减肥的方法只会流行一两年，然后就完全消失了。真正想减肥的人一定要慢慢来，选择能够一直坚持的健康饮食习惯，不要着急，慢慢地适应少吃多动的状态。要是能让脂肪细胞停止自我分裂当然是最好的，毕竟我们出生的时候自带的脂肪细胞就已经够多了。

肥胖是很严重的社会问题，它正在变得越来越普遍。肥胖的人更容易得心脏病、糖尿病，甚至癌症。如果真的有很容易就能坚持的节食方法、长期坚持也不会影响健康，医生早就使劲宣传了，诺贝尔奖也会颁给这种节食法的发明者。可惜这种节食方法还没有被发明出来。

非常非常多

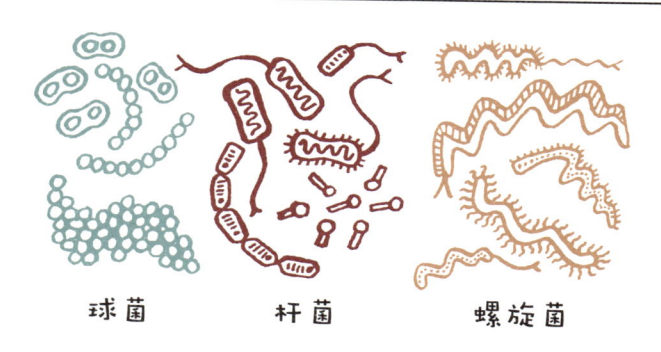

球菌　杆菌　螺旋菌

为什么你永远不会孤独？

如果你觉得这本书很无聊，你会说："我不喜欢这本书。"这很合理。但是欧洲的国王们不会这么说。他的地位很高，所以他可以说："我们不喜欢这本书。"这就是所谓的"皇室复数"。如果你以后去研究欧洲的法律，你会发现很多法律书和官方文件里面都写着："我们，荷兰国王……"其实你也可以用"我们"来称呼你自己。你可以把一盒牛奶拿在手里感受一下，你身体里的其他生物全部加起来的重量和这盒牛奶的重量差不多。光是你的指头尖上就有一百多万个细菌。你肚子里的细菌加起来有1千克。

不光是细菌，你周围还有很多真菌、阿米巴虫和其他超级小的单细胞生物。这些微生物肉眼看不到，但是数量非常非常多。地球上所有你看不到的生物加起来比所有你看得到的生物加起来都要重。你没看错，就是说比所有昆虫、鲸鱼、大树和人加起来都要重。在所有单细胞生物里面，细菌对我们来说最重要。它们的重要程度和我们的脾脏、胰腺或大肠一样，没了它们我们会死掉的。之前我们讲到细菌的时候，都是在说它们会引发疾病和炎症。细菌也会做好事，我们也需要细菌！

为什么别人的细菌也是好的？

我们需要先知道些细菌学的小知识，才能理解细菌的作用。你能相信你身体里的细菌加起来比细胞多十倍吗？细菌比我们的细胞要小很多很多。我们身体里面和表面一共有差不多1万种不同的细菌。每个部位的细菌都不一样，你胳肢窝里的细菌和你脚趾之间的细菌就不一样。舌头下面和舌头上面的细菌也不一样。

每个人身上的细菌种类都不完全一样。一个人的细菌组合就和他的指纹一样独一无二。你看不到，但可以闻得到。所有这些细菌加在一起，决定了我们身体的味道。每个人身上的细菌不一样，所以气味也不一样。如果你觉得一个人闻起来很香，你喜欢的其实是那个人身上的微生物的气味。身体的味道对爱情有很大的影响，所以细菌的气味比世界上最贵的香水更有用。所以说这些微生物决定了你的爱情生活，可惜这一点就算你知道，也不能随便乱说。你的爱人肯定不会觉得"亲爱的，你知道你身上的细菌组合特别好闻吗？"这句话很浪漫。

除了身体的味道之外，我们口腔中的味道也受细菌的影响（大蒜或者薄荷糖当然也可以决定嘴里的味道）。晚上睡觉的时候，我们的嘴巴是闭着的。所以一觉醒来之后，我们嘴里的那些不喜欢氧气的细菌会疯狂繁殖，多到你能闻到它们的气味。但你在白天会经常张开嘴巴，喜欢氧气的细菌又会开始繁殖。而且喜欢氧气的细菌一般都没有味道。

- 肚子和那里面的上万亿个居民 -

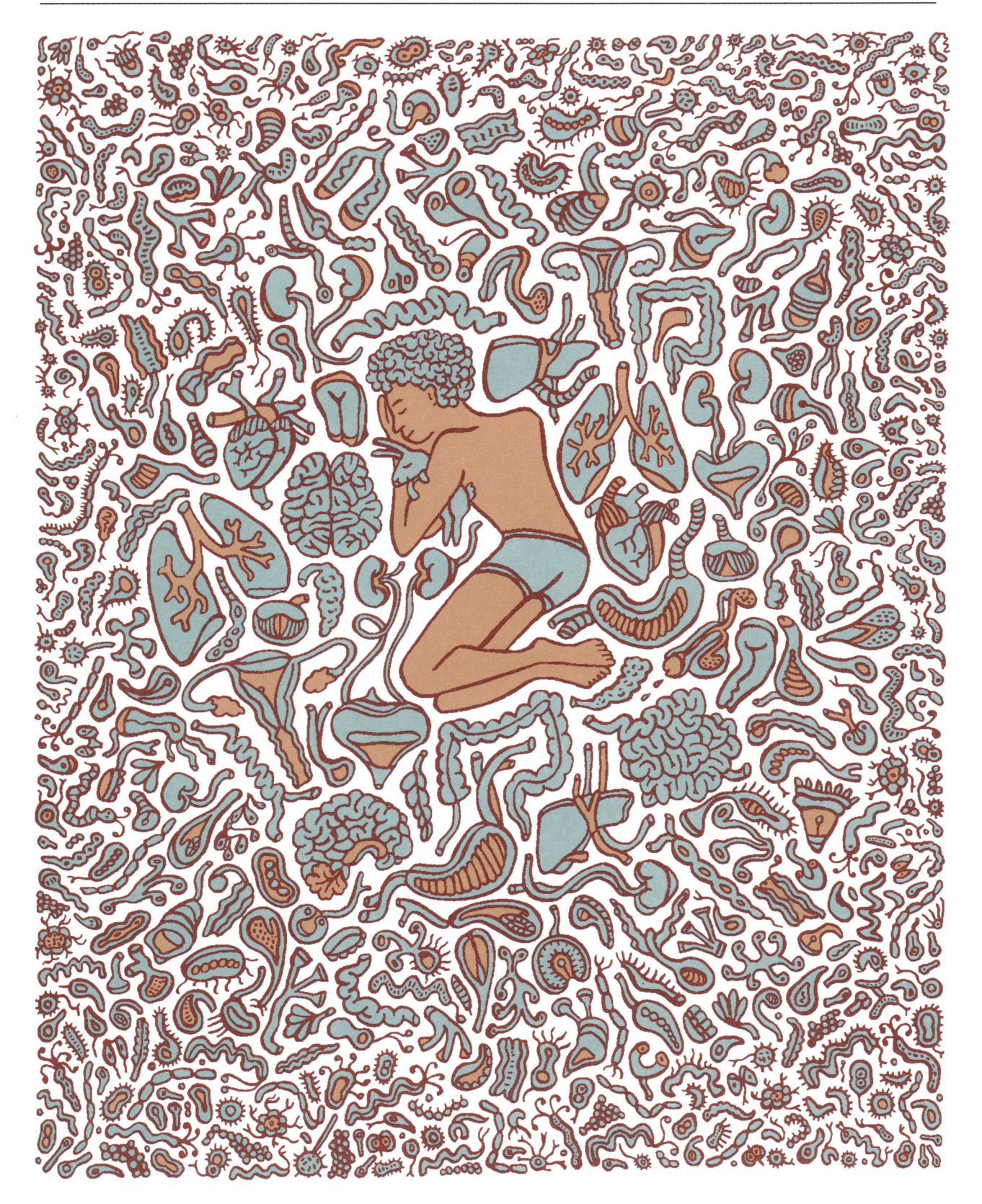

— 第六部分 —

对你有好处

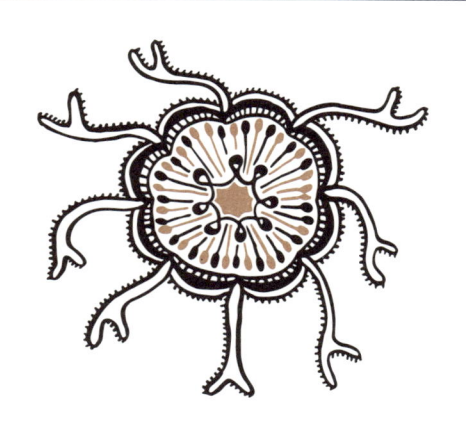

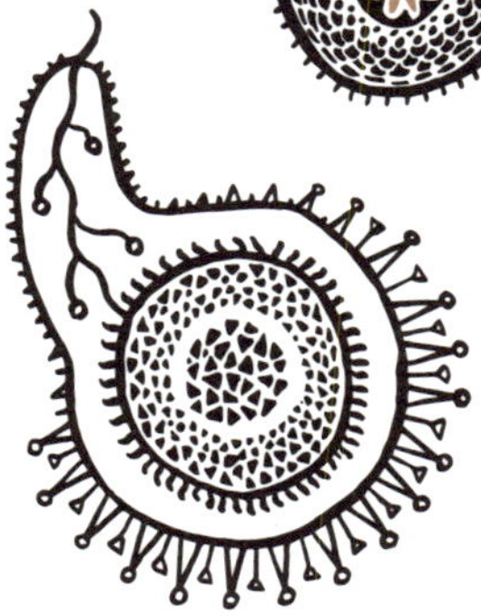

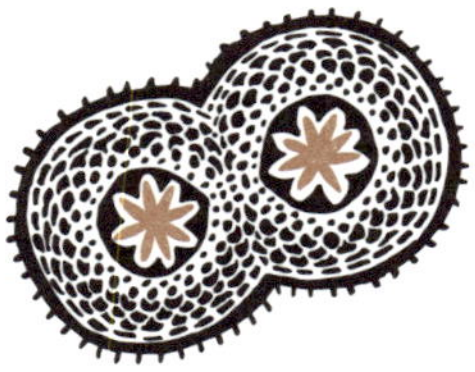

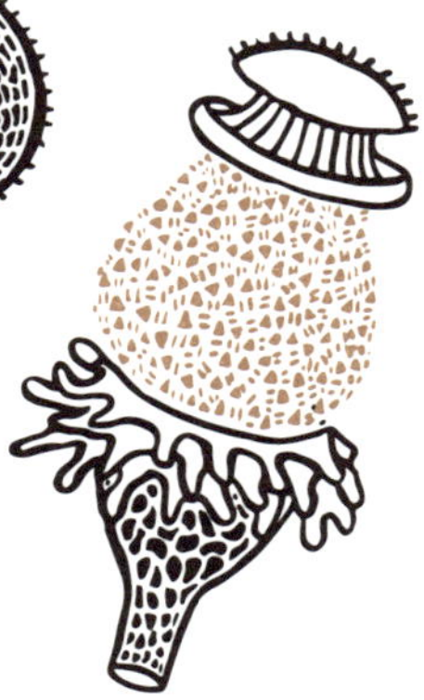

为什么我们离不开细菌？

细菌对我们来说肯定是很重要的，但是它们究竟能为我们做什么呢？首先，它们在我们的消化系统中承担着很重要的任务。你的嘴里面永远会有细菌在左摇右晃。刚刷完牙的时候，细菌的数量可能会减少一些，但仍然多到足够发挥作用。你吃比萨的时候，你嘴里的细菌也在享受这块比萨。所以从食物进入你身体的第一时间，细菌就开始帮你消化这些食物了。你的胃里也有细菌，它们能承受住你那强大的腐蚀性胃酸吗？

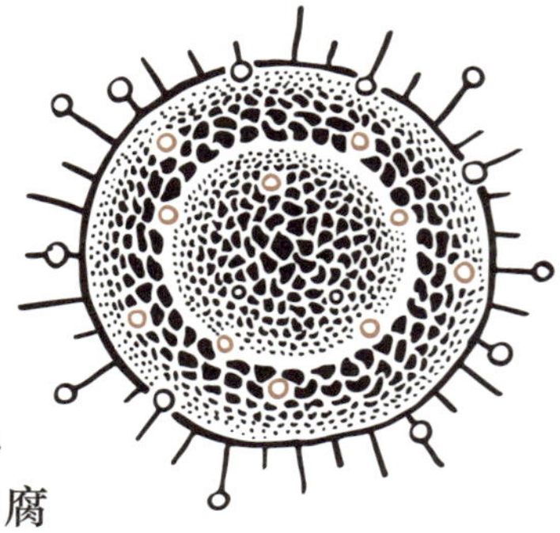

还真的有这么几种微生物，会把充满腐蚀性胃酸的胃当作阳光明媚的度假海滩，开心地蘸着胃酸享受比萨大餐。你的大肠是真正的细菌天堂。大肠里面随便捏一点东西出来，里面的微生物都比地球上全部的人加起来还要多。

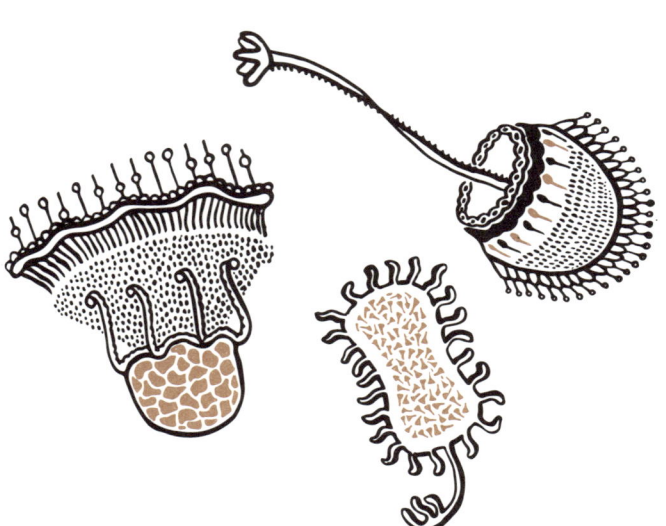

小肠中的微生物可以分解食物中的纤维，还能搞定之前的消化过程没有被分解掉的淀粉，让身体再多吸收一些食物里的营养。你身体可以使用的能量里，有百分之十五都来自这些细菌的贡献。而且人体吸收的全部维生素 K 都来自细菌的帮助。身体制造能够凝血的血小板时就必须要用到维生素 K。除了维生素 K，细菌还能帮助我们的身体制造很多有用的物质。

为什么细菌能帮你保持健康？

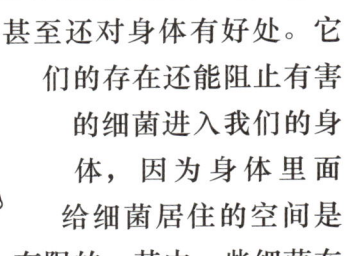

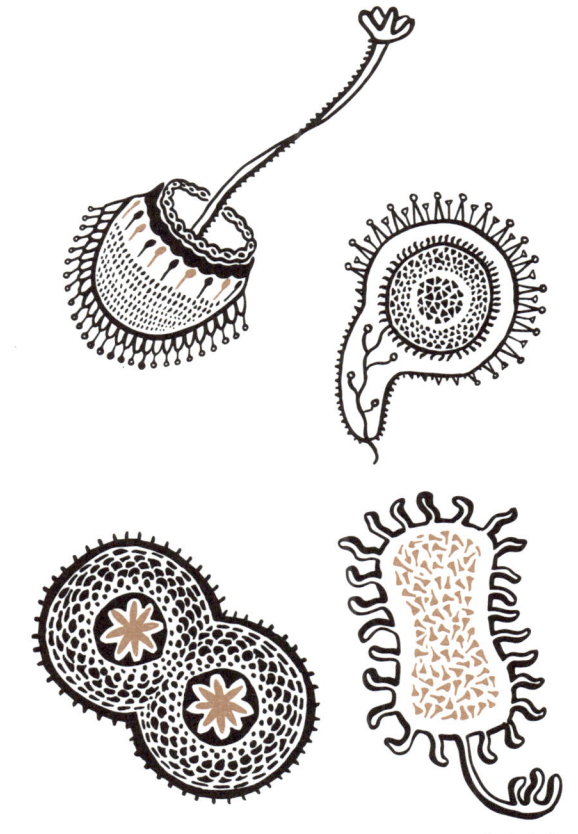

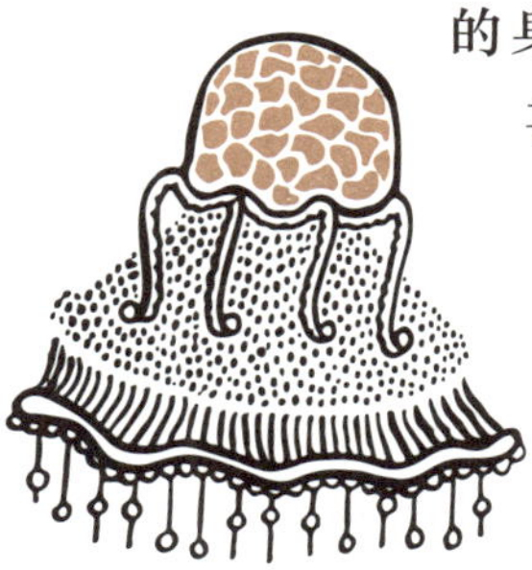

细菌对我们来说，还有另外一个超级重要的作用，它能防止我们生病。在这方面，它们的作用和淋巴系统一样重要，工作原理也很简单。许多生活在我们体内的细菌对我们的身体是完全无害的，有些甚至还对身体有好处。它们的存在还能阻止有害的细菌进入我们的身体，因为身体里面给细菌居住的空间是有限的。其中一些细菌在你刚出生的时候就开始陪伴你了。你在妈妈肚子里的时候，身体里几乎没有细菌。但是在出生几个小时之后，你身上的细菌数量能一下子达到十几亿个。它们迅速地在你的皮肤上或者身体里搭好帐篷，安顿下来。等它们完全适应了你的身体，想赶走它们就没有那么容易了。就像你不可能让所有的俄罗斯人离开俄罗斯，也不可能让所有的中国人离开中国。

不过这可不代表所有细菌都是好的，也不代表你在吃饭之前就不需要洗手了。

事情可没这么简单。有好的细菌就有坏的细菌。生鸡蛋蛋壳上的细菌就是坏细菌。你可能听说过沙门氏菌，它们是蛋壳上面的鸡屎里的细菌。如果你一不小心感染了沙门氏菌，可能一整个晚上都会不停地呕吐或者拉肚子。但是对于老人和病人来说，感染沙门氏菌可能是致命的。和生鸡蛋一样，蔬菜和水果表面也可能有坏细菌，你一定要记得洗干净之后再吃。生肉里面也经常有细菌，一定要小心。有细菌既能做好事，也会干坏事。它们负责不让你受一种病的威胁，但同时又会让你生另一种病。细菌真是太难琢磨了。

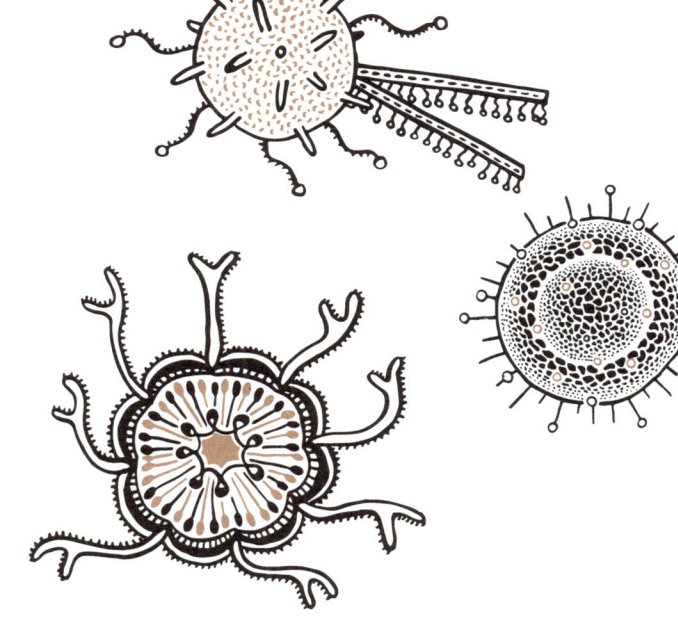

你的DNA

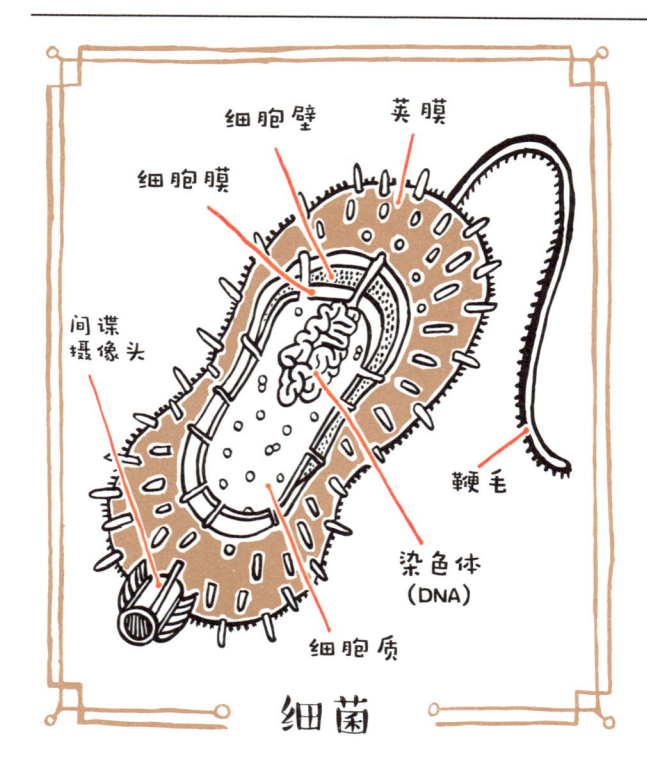

细菌（图示标注：细胞壁、荚膜、细胞膜、间谍摄像头、染色体（DNA）、细胞质、鞭毛）

为什么细菌比"007"的黑科技还好用？

科学家其实在不久以前才发现细菌对我们这么重要。在过去的很长一段时间里，它们都被看作是导致人们生病的罪魁祸首。这些年来，科学家们对这些微生物对人体的积极影响作了很多的研究，有了很多非常棒的成果。他们发现，细菌能够帮助我们维持健康的体重、控制血液里胆固醇的水平、帮助身体制造多巴胺和血清素这些激素（多巴胺和血清素会让我们感到开心），还能帮助预防过度焦虑和抑郁症。细菌甚至可以帮助我们的大脑更好地思考。我说了这么多，也只是说了特别少的一部分。可以说细菌和肝脏或肾脏这样的器官的重要性是一样的。而且它们需要的工作空间还很小。它们只会在你需要它们的时候才发挥作用。你在婴儿时期需要帮你消化母乳的细菌，但是等你上了幼儿园，就不再需要它们了。如果你喜欢吃寿司，那你会需要帮你消化海苔的细菌，但如果你不喜欢寿司，你就不需要它。而爱吃面包的人需要的又是另外一种细菌。想象一下，如果我上面说的每一项任务都需要一个单独的器官才能完成，那么你得有一个特别大的肚子才能装下它们。细菌对你来说就像Q博士给"007"发明的那些黑科技小工具一样。你肠子里面的细菌比全世界所有发明家能设计出来的小工具都要巧妙。这是你的基因决定的。接下来我们就来讲讲基因。

为什么水稻比人都复杂？

我在这本书的一开头就介绍了染色体和DNA。我们当时了解到DNA分子全部拉直之后能有2米长，还讲了DNA就像我们身体的说明书。每一段DNA都是一条说明。如果我们想造个人出来，决定眼睛的颜色需要一条说明，决定鼻子的大小又需要另一条说明，手指的长短也需要说明。为了造出一个完整的人，我们总共需要21000条指令。你是不是觉得21000条听起来并不算很多？其实我也这么觉得。造一只小小的果蝇需要17000条指令，造一只老鼠需要的命令居然比造一个人还多，有23000条。在这方面，水稻是冠军，一颗稻米需要大概50000条指令才能制造出来！哎？我们不是要说基因的事情吗？其实我说的就是基因。我刚刚说的每一条指令都是一个基因。你眼睛的颜色就是由一个单独的基因决定的。

每一种生物——包括病毒这样的非生命体——都是由基因决定了它们的外貌和特点。细菌当然也不例外。不同细菌的基因从几百到几千个都有。也就是造出一个细菌需要几百或者几千条指令。

因为我们身体里的细菌数量实在太多了，所以如果单看基因数量的话，细菌的基因是最多的。如果把身体里所有的基因都加起来，只有百分之一是人体自己的。这些基因大部分都在肠子里面，发出各种各样的指令。比如"从西兰花纤维里吸收营养成分""制造维生素K"或者"消灭食道里那些对我们有威胁的细菌"。你身体里的细菌总共能发出 300 万条这样的指令，多亏了它们，你的身体才能应对各种各样的情况。而且细菌和人体器官比起来，还能节省非常多的空间。

顺便说一句，你不用因为自己的基因没有水稻多就感觉很惭愧。基因的多少不重要，重要的是怎么利用它们。

为什么有些药不能一直吃？

细菌对我们来说很有用，这一点我们已经强调过很多次了。但是有的细菌也是非常危险的，关于有些细菌能引发的可怕疾病，我能再写一本书。不过好消息是，我们的淋巴系统知道该怎么对付这些细菌。我们的身体一般都能打败这些坏细菌，但是这可能要花上一点时间。如果身体和坏细菌打架的时间太长了，我们就需要吃点药来帮助身体获胜。一些抗生素可以治疗由细菌引发的炎症，比如青霉素。但坏消息是，抗生素不光会攻击那些坏细菌，好细菌也会成为它的目标。一般来说，这不是什么大问题。那些对身体特别重要的细菌都很坚强。就算暂时被抗生素打败了，过上一阵它们也会回到你的身体里，继续工作。可是有些好细菌就没这么幸运了，它们的数量本来就不多，被抗生素攻击了之后，可能会永远被赶出你的身体，它们的基因也会消失，你的身体也就再也不能靠这些基因发出的指令完成任务了。

所以让你的淋巴系统来完成它的工作，不要每次都吃抗生素是有好处的。你难受的时间可能会稍微长一些，但是总体来说，这样对你的身体更有好处。实在不行，你也可以试试粪菌移植。健康的人大便里面有很多对身体有好处的细菌，医生会用肠管把处理过的大便从你的鼻子、食道或胃注入你的肠道。这样做的效果真的非常好。甚至，很多体重超标太多的人，会选择移植瘦子的大便，里面的细菌能让他们自然地瘦下来。这可比节食减肥靠谱多了！

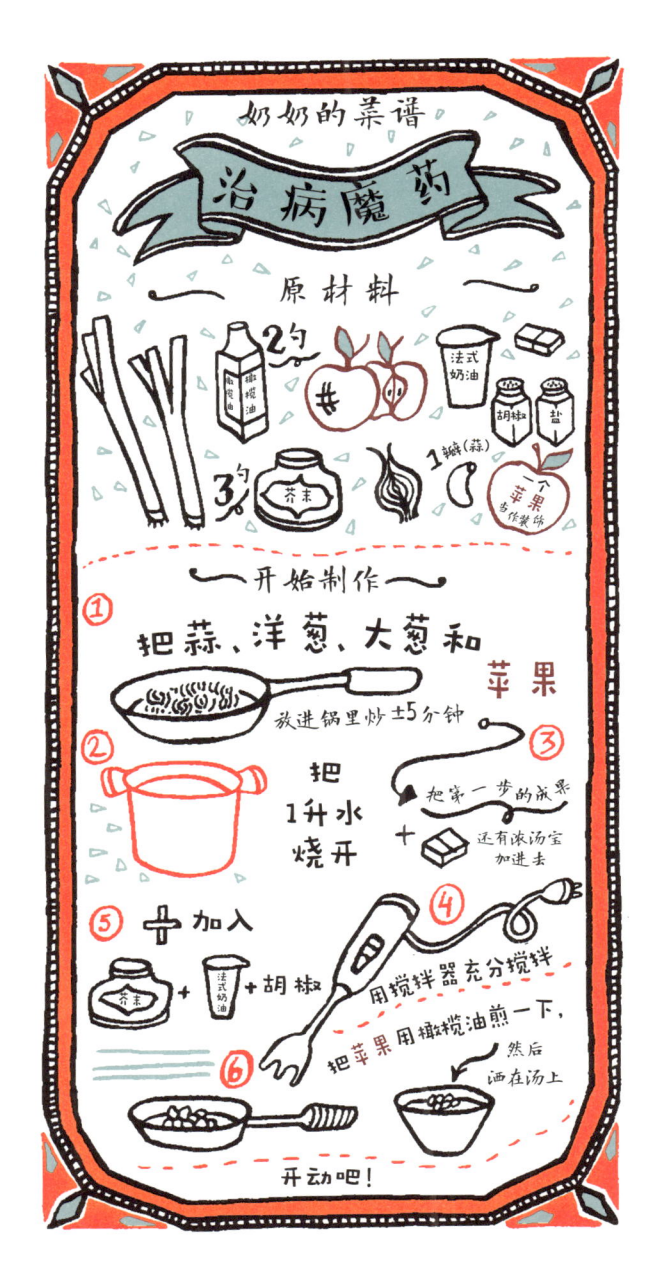

— 第六部分 —

关于马桶

肾和膀胱

- 动脉
- 肾
- 输尿管
- 膀胱
- 尿道

为什么厕所里面发臭的不只大便？

我们差不多已经讲完了整个消化过程，只差消化系统的出口还没讲到了。因为人不仅需要大便，还需要小便。小便也是在排放身体的废物。只不过你的小便不需要先经过你的胃和肠子，而是走另外一个通道。胃和肠道负责让重要的营养物质进入血液，血液再把它们送到身体各个部位的细胞里。每一个细胞都是一个化学工厂，它们也会产生废物。你的肌肉也是产生废物的大供应商。要想让肌肉保持健康，你需要大量的蛋白质。这些蛋白质里面有大量的氮。虽然肌肉生长必须要用到氮，但是氮对身体其他部分来说是有毒的。多出来的氮必须要尽快被运走。它先被送到肝脏里，然后从那里被送到肾脏里（每个人都有两个肾，它们就在肝脏的后面，位于脊椎的两侧）。血液里的废物最后也会来到这里。所有的废物最后通过小便离开身体。这些废物里面还包括氨，你在厕所闻到的那股奇怪的味道就是它造成的。

小便其实就是经过过滤的血液废物。说起来简单，但是过程还是很复杂的。你的血液里有很多对身体非常重要的物质，它们可不能被当作废物过滤掉。肾脏就负责这个筛选的过程，把废物从血液里面分离出来。而且肾脏的工作效率要很高才行，因为你的身体全天二十四小时都在不停地产生废物。你的肾脏虽然只有一个拳头那么大，但每分钟能过滤 1 升血液，业务非常熟练。

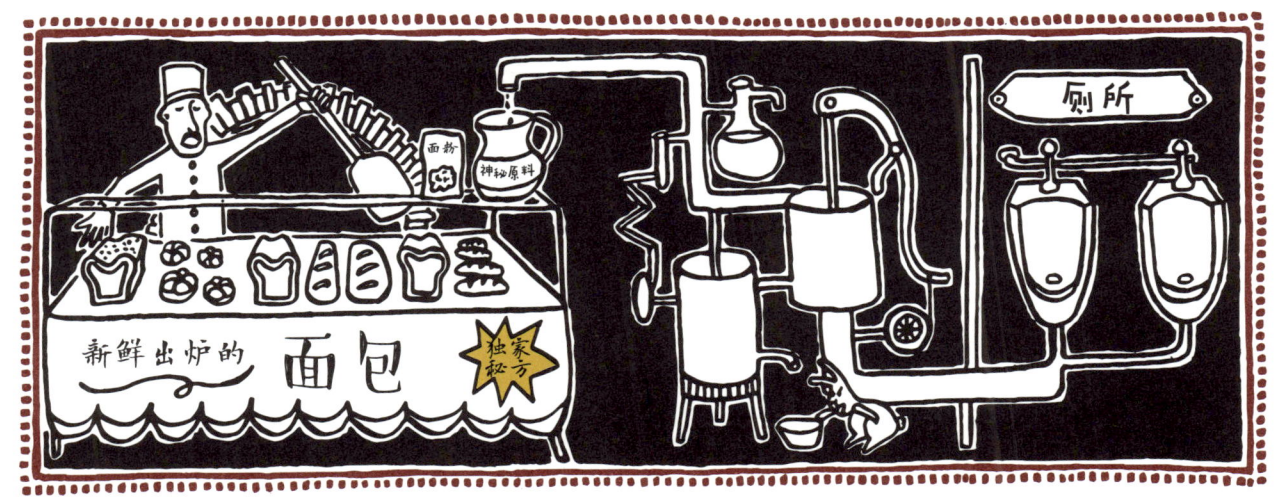

为什么一位医生需要汽车加肠衣再加轰炸机？

肾脏是非常重要的器官。在过去，如果一个病人因为得了病肾脏不能正常工作了，医生也没办法救他。荷兰医生威廉·科尔夫（Willem Kolff）想努力改变这种情况，他觉得我们可以制作一种仪器充当肾脏的角色，替它完成任务。科尔夫医生所处的年代还在打仗，所以想要把需要的材料找齐不是一件容易的事情。他从搪瓷工厂找来了釉料，从汽车上拆了一个水泵，从一家肉铺买了做香肠用的肠衣，又从德国轰炸机的残骸里找到了一些零件。到了1943年，科尔夫医生终于准备测试他做出来的仪器了。一开始的测试都不成功，但是科尔夫医生不断地尝试。直到1945年，人工肾脏成功地保住了一个病人的命。那个时候的机器跟浴缸一样大。现在的人工肾脏比1945年的要小得多，也更好用。但是比起我们身体里的肾脏，还差得远呢。

你的肾脏会不停地制造出小便，如果你没有一个能暂时储存这些小便的容器，你就得一直坐在马桶上。幸好我们有膀胱。被肾脏制造出来的小便会通过两条输尿管被送到你的膀胱里。你的膀胱和胃一样，都像气球一样可以被撑开。膀胱最多可以储存1升小便，但是你会感觉非常难受。一般情况下，膀胱里面的小便超过一小杯的时候，你就会感觉想去厕所了。

为什么小便其实很有用？

有一个很重要的问题我们还没讲，小便为什么是黄的呢？我们刚刚讲过了，肾脏负责过滤血液，把有用的物质留下，把其他的废物送去你的膀胱。血液里有一种非常有用的物质叫作血红蛋白。因为有它，你的血液才有了好看的红色。要是没有了血红蛋白，血其实就是黄色的。顺便提一下，其实小便也不总是黄色的。很长时间不喝水的人，小便的颜色会变深。甜菜汁能让你的小便变成红色。如果你很爱吃胡萝卜，你的小便还有可能变成橙色。这些都是别人告诉我的，不管我吃多少胡萝卜，我的小便一直都是黄色的。

在过去，小便是很有价值的东西。它可以用来治疗伤口、当染料、做面包、制作清洁剂，甚至还能用来做火药。现在我们都用抽水马桶了，小便会直接被冲走。不过也许很快我们就又要开始利用小便了。苏格兰的化学家刚刚发现了一种用小便发电的办法，美国科学家正在研究从小便里面提取氮元素的办法。要是这些想法都成真了，一定要记得把小便都存起来啊……

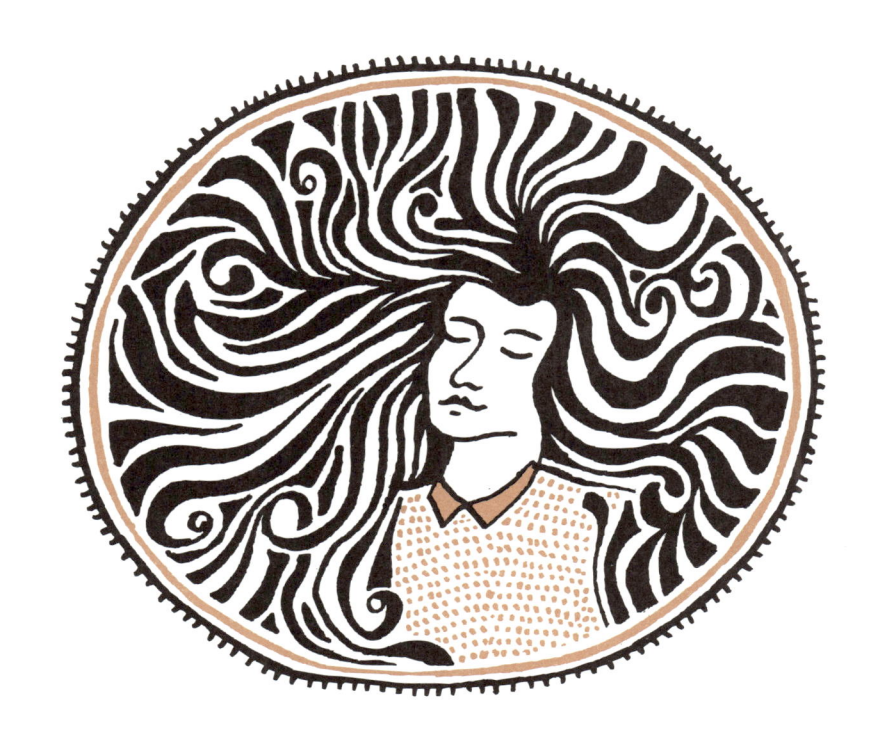

— 第七部分 —

皮肤和毛发

— 第七部分 —

不穿衣服

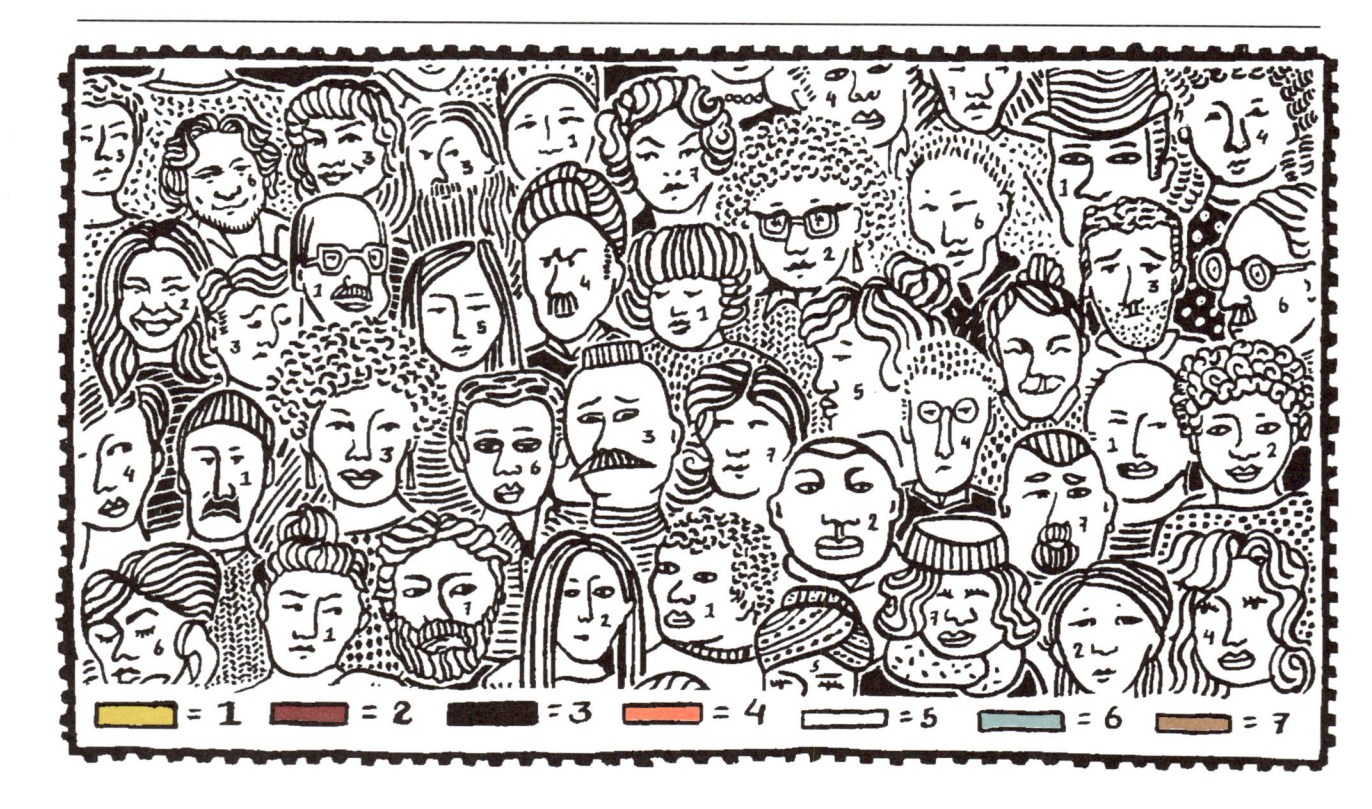

☐ = 1　☐ = 2　■ = 3　☐ = 4　☐ = 5　☐ = 6　☐ = 7

为什么我们对待皮肤的方式很奇怪？

这就算讲完了所有的人体器官了吗？当然没有，我们连身体最大的器官都还没讲到呢，那就是我们的皮肤。我们对待皮肤的方式真的很奇怪，白种人会想尽办法把他们的皮肤晒成棕色。就算没有太阳，他们也要跑去照紫外线做人工美黑。本身就是黑色皮肤的却会花很多钱，愿意尝试各种不安全的办法让皮肤变白。全世界都有人喜欢在皮肤上文身。有些人会喷香水，盖住皮肤本身的气味。很多女士和一些男士还会往脸上抹化妆品。这么看起来，好像每个人都对父母给的这副皮囊不是很满意。

我们其实应该感谢我们的皮肤。它们集盔甲、空调、暖气、药房和报警系统于一体。这么棒的东西你根本买不到。皮肤能够帮助我们抵抗坏细菌和其他让我们生病的东西。它既能保存身体的温度，也能通过出汗散发热量，调节我们身体的温度。我们晒太阳的时候，它可以制造维生素 D。如果我们离壁炉火太近了，它会发出警报。我们享受按摩的时候，它负责传达舒服的信号。它可以帮身体丢掉不需要的物质。皮肤上的毛发和指甲也是很重要的，不然的话你感觉到痒的时候，就没有指甲帮你抓痒了。鞋带不小心打了死扣的时候，没有指甲也解不开。如果我们没有睫毛，眼睛里很容易跑进脏东西。

为什么种族主义是很愚蠢的？

在显微镜下，皮肤看起来就像遥远星球上的一片森林：地面看起来都是岩石，还有各种深沟和石头，生长着没有树枝的高大树木（也就是你的毛发）。但其实你看到的所有东西都是由已经死去了的细胞组成的。你皮肤表面和毛发都是死的，它们保护着下层生机勃勃的一切。那里有血管、神经、细胞，当然还有复杂的产生汗液和皮脂的天然腺体。汗水里有百分之九十九的水，另外百分之一是盐。皮脂是一种油脂，它能让皮肤保持柔软，还能防水。皮脂的功能和你在商店里看到的那些超级贵的润肤露的作用其实是一样的，但是皮脂的效果要好多了。青少年脸上最外面那一层皮肤上负责分泌皮脂的腺体有的时候会堵塞，而且这些腺体还经常会分泌过多的脂肪。腺体堵塞之后，多余的皮脂没有地方去，就会变成一个小疙瘩，最后引发炎症。医生给它们起了一个超级复杂的名字，反正是某种炎，但是它们有个很好记的名字叫青春痘。

你可以摸一下自己的脸，你觉得皮肤能有多厚？它其实比你想象的更薄，而且薄很多。皮肤跟三明治透明包袋的厚度是一样的。它摸起来很厚是因为它下面有脂肪和其他组织。皮肤本身虽然很薄，但也能分成四层。只有你手掌和脚底的皮肤有五层，那里的皮肤和厨房纸巾的厚度是一样的，这是为了让手脚能更好地抓住东西。有的人会按照肤色去评判别人，可是这些人的判断标准只是那层薄皮肤里面有色细胞的多少，这些细胞的数量对一个人的性格、聪明程度没有任何影响。这些人都有多愚蠢呀。不过你的皮肤还是能决定一些事情的，比如你能承受多少阳光的照射。皮肤颜色越深，能承受的光照就越多。所以如果你去地球仪上找有很多黑色皮肤的人居住的地方，就会发现它们都是阳光最充足的地方。

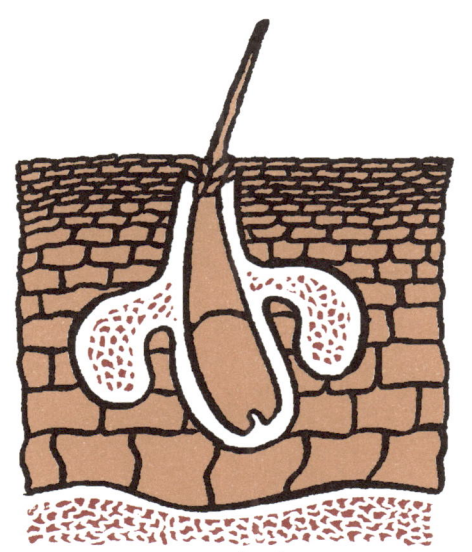

毛孔堵塞

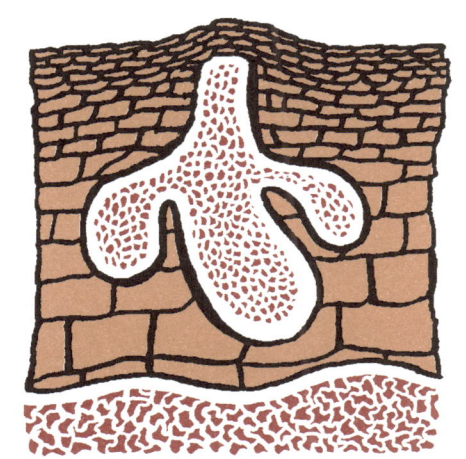

痘痘的形成

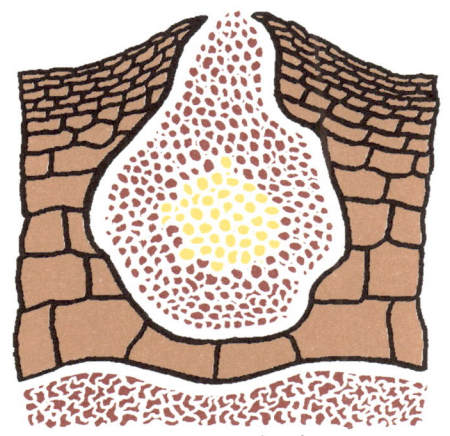

发炎的痘痘

— 第七部分 —

皮肤里面

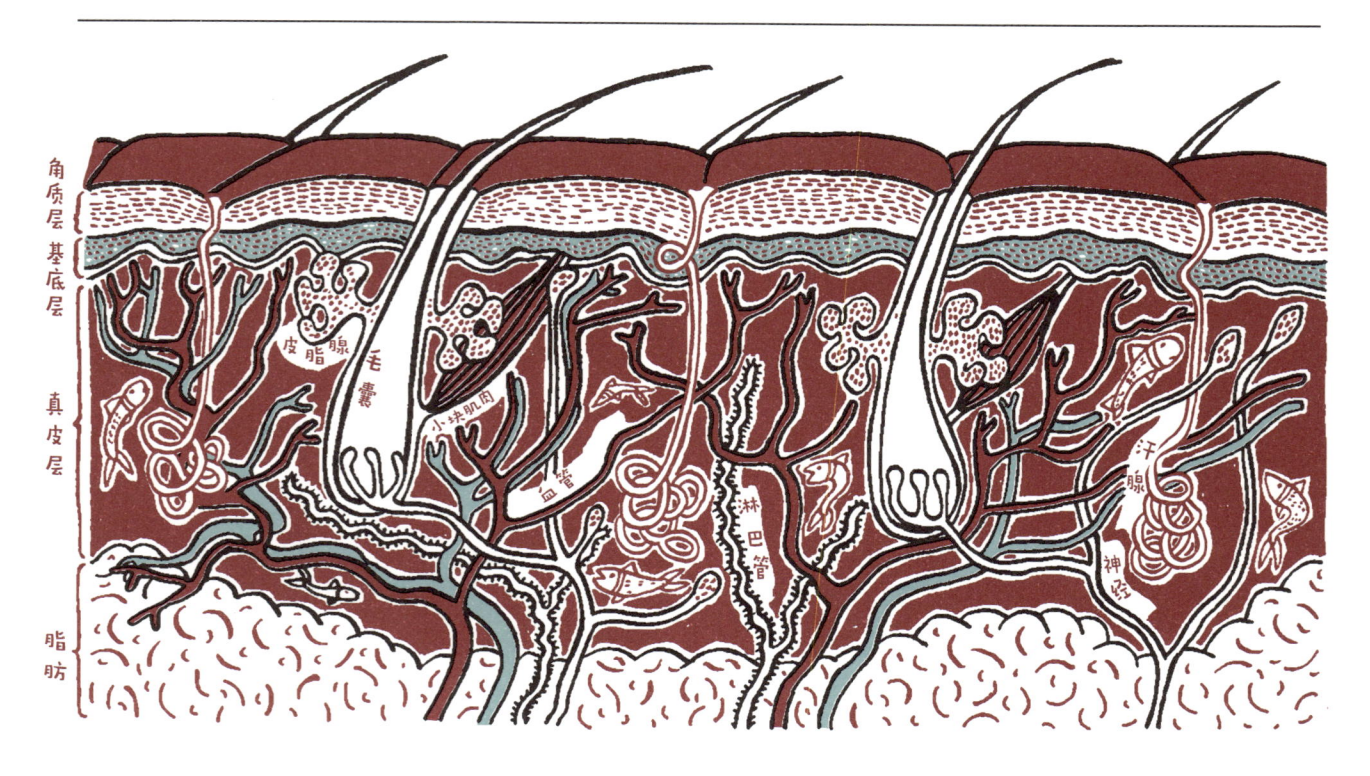

角质层 基底层 真皮层 脂肪

皮脂腺 毛囊 小块肌肉 血管 淋巴管 汗腺 神经

为什么吸尘器能把你的一部分吸走?

你的皮肤就像一件防风还防水的冬季户外上衣那样有用。而且你的身体可以长出新的皮肤,衣服就只能重新买一件了。你皮肤最底下的那一层,也就是最靠里面的那一层,叫作真皮。真皮层是最厚的,它保证皮肤的强韧和柔软。血管、淋巴管和神经都在这一层里面。再往外数一层是基底层。基底层里面没有血管,它需要的所有营养都是真皮层输送给它的。基底层里的细胞决定了你的肤色是深色还是浅色。细胞在基底层完成分裂,新生成的细胞继续向外延伸,直接到达皮肤的表面。基底层再外面一层是由颗粒状的细胞组成的。这些细胞不会再继续分裂了,它们负责制造一种非常坚固的蛋白质,叫作角蛋白。皮肤的这一层能保证皮肤不会被轻易磨破,而且水也进不去。我们刚刚说到手掌和脚底比别的地方的皮肤要多一层,多出来的那一层就含有大量的角蛋白,而且是透明的。皮肤的最外面一层是很厚的角质层。角质层由15~30层死去的细胞组成,这些细胞都一路从真皮层经过基底层和角质层才到了这里。它们在整个路途中不断地吸收角蛋白。每分钟大概有3万~4万个这样的死细胞从我们的身体表面脱落。就算你每天都用吸尘器打扫,房间里还是到处都会有它们的存在。

为什么洗澡时间太长的话,你手指上面的皮肤会皱起来?

皮肤最外面的那一层确实都是已经死了的细胞,但是这些死细胞上面是有生物存活的。

皮肤表面生活着很多细菌。你身上有的部位会有味道，那就说明这个地方的细菌比较多。你的汗水本身是没有味道的，因为汗水只是水和一点点盐而已。但是汗水会让细菌有机会迅速繁殖，你闻到的味道就是一大堆细菌的味道。说到出汗，你可以试试舔一下自己的手，然后往刚舔过的地方吹一口气。你有什么感觉？是不是有点冷？那是因为皮肤上的水蒸发的时候带走了皮肤上的热量。出汗会让我们的身体失去很多水分。在一栋着火的建筑里面灭火救人的消防员，每小时光是汗水就可以流掉4升。

你有兴趣再做一个实验吗？去帮忙刷一次碗，或者把你家的车洗一下。为了科学你得作出一些牺牲。洗完之后你会发现手上的皮肤因为泡在水里太久，都皱起来了。这是因为皮肤里层的血管皱在一起了，带动你手指上的皮肤也皱了起来，让皮肤不能再紧紧地贴住手指。其实如果你去泡一个舒舒服服的热水澡也能发现同样的现象。但是如果你洗了碗或者洗了车的话，能在做实验的同时帮爸爸妈妈的忙，不是也很好吗？

为什么你身上其实有很多毛发？

毛发和皮肤的成分基本差不多。几乎每一块皮肤上面都有毛发。这是真的。只有嘴唇、手掌、脚底和它两边是没有毛发的。但是大部分位置的毛非常细也非常短，肉眼看不到它们。头上的头发是最明显的，一个人大概有50万根头发。你身体其他部分的毛发加起来还有200万根。毛发生长得很慢，但是因为数量很多，所以全部加起来一年可以长10千米。你的头发可以保护头皮不被阳光晒到，还可以保暖。我们之前讲到过，鼻毛可以防止灰尘和细菌进入你的呼吸道，就像睫毛在保护着眼睛一样。科学家还没有确定阴毛有什么样的功能，不同的皮肤专家有不同的意见。

所以人其实都是毛茸茸的。看起来是秃头的人，其实也有头发。只不过他们以前又粗又长的头发现在变成了看不到的小茸毛。

毛发的根部在真皮层和皮下组织里。顾名思义，皮下组织就是皮肤下面的那一层。那里的腺体在不断地制造新的皮肤细胞，这些细胞会死掉，然后被坚固的角蛋白包围，于是就变成了一根突出来的线，然后再被一层又一层的角蛋白包裹住。角蛋白是你的头发能够强韧又柔软的主要原因。毛发的根部还连着一块非常非常小的肌肉。你起鸡皮疙瘩的时候，这一小块肌肉拉住你的毛发让它立起来，毛骨悚然就是这个意思。毛发的组成部分还多着呢，皮肤医生给它们起了各种各样的名字：发髓到结缔组织鞘，千奇百怪的。所以你应该不介意我跳过这些奇怪的东西不讲吧。

为什么手很灵活？

来自美国的李·莱蒙（Lee Redmond）有一天突然下定决心不再剪指甲。她的指甲每个月能长2~3毫米。可惜她在2009年遇到了车祸，有几个指甲断掉了。最近一次的官方测量结果是，她全部的指甲长度加在一起有8.65米，也就是说平均每个手指的指甲有86.5厘米长！绝对够资格被收录进吉尼斯世界纪录。她要是后背有点痒的话，肯定不管是哪个角落都能挠得到，用来帮在超市结账台排在她后面的第三个人挠痒痒都够用了。不过话说回来，86.5厘米的指甲里面也只有几毫米还是活着的，因为只有指甲的最下面，也就是指甲的根部里面才有活着的细胞，它们能够自我分裂。所有其他的细胞都是死的，里面全都是角蛋白。死的细胞不会感觉到疼。死细胞里面的角蛋白让指甲能够保持坚硬的状态，让手指有更多力量。如果你的指甲和皮肤一样软，那你是什么东西都抓不住的。

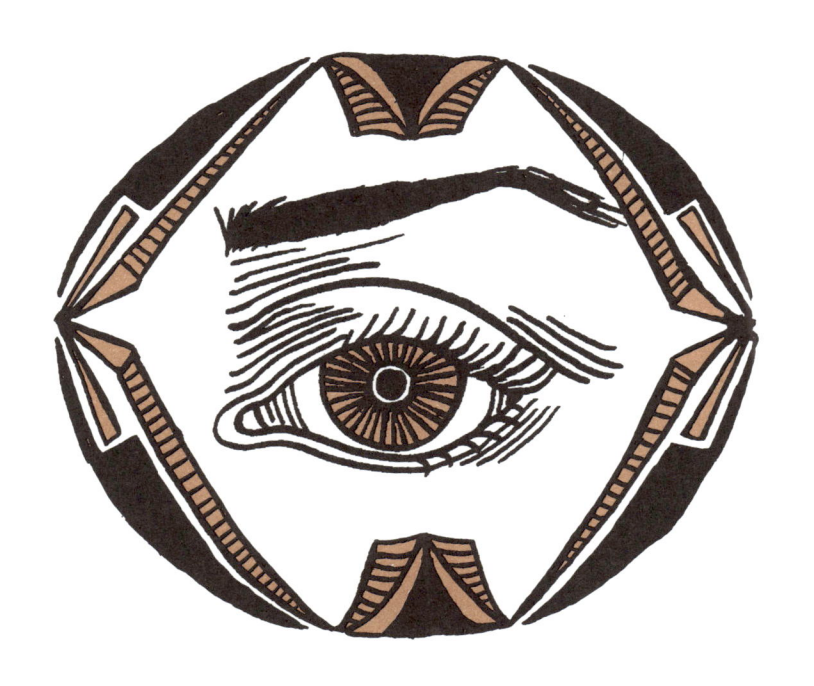

—— 第八部分 ——

闻闻听到的声音

五味杂陈

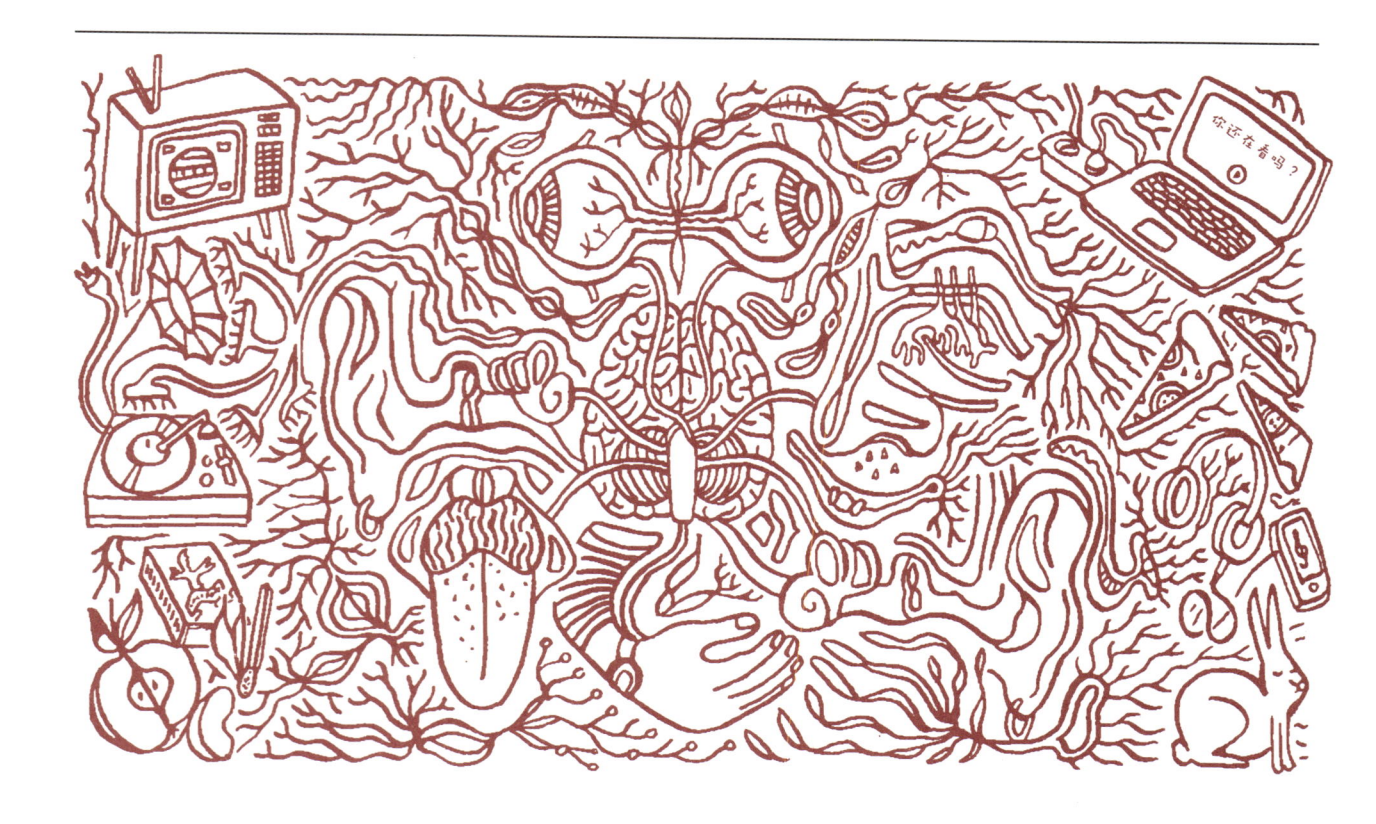

为什么戴着耳机吃饼干味道更好？

想象一下吃巧克力脆皮冰激凌的感觉。你的嘴唇会先感觉巧克力很凉，然后舌头也能感觉到凉。嘴里也有很凉的感觉。咬第一口的时候，你能听到巧克力脆皮碎掉的声音。鼻子里面充满了新鲜巧克力的甜味，舌头能品尝到冰激凌美妙的奶油味。一口刚吃完，你就会迫不及待地想要再咬一口。好的厨师知道，人在吃东西的时候不仅是用嘴，而是会用上全部的感官。所以冰激凌制造商会雇很好的厨师来帮他们设计脆皮冰激凌。

营养学家知道很多关于食物的有趣知识，也有很多办法可以骗过我们的嘴巴。有些饼干在受潮了之后就不好吃了，但是如果你戴上耳机，放一些饼干碎掉的时候发出来的那种松脆的声音，受潮了的饼干也会变得很好吃。闻到大海的味道可以让同样的牡蛎吃起来更鲜美。要是把七喜染成棕色，你会觉得它的味道像可乐。厨师不仅关注他们做出来的菜的味道，而且也重视口感。所以他们会往沙拉里放一些用油煎过的面包块，或者用搅拌器做汤。鼻子、耳朵、眼睛和舌头看起来没什么关系，但是它们其实有很多共同点。它们都要依赖大脑才能正常工作。就算你有警犬一样的鼻子或者鹰一样的眼睛，要是这些器官收集到的信息没有得到大脑的处理，那它们就一点用处都没有。

为什么眼见为实其实并不完全对？

我们在吃东西的时候不只用到味觉，其他的事情也是这样的。适用于食物的，也适用于其他事物。医生在给小孩打针的时候，会让小孩把头转过去。这是因为如果看不到针头扎进皮肤里面，小孩其实不会感觉特别疼。还有更神奇的呢，如果我们看到有人在我们面前摔倒，伤到了腿，我们也会感觉到疼，会露出痛苦的表情。要是那个人的腿真的摔断了，发出了"咔嚓"的声音，我们会感觉好像是我们的腿也摔断了一样。你现在可能也露出了很疼的表情，因为即使是想到那种情况，你也可能会感觉到疼。这也证明了你是用大脑来看世界、听声音和感觉一切的。

我们看到的一切都是经过大脑处理的，所以"眼见为实"这种说法并不准确。我们会看到根本不存在的东西。比如你刚揉过眼睛之后，会突然看到奇怪的颜色或者形状。我们还能听到不存在的声音。刚听完一场重金属摇滚演唱会的人，直到回到家里耳朵都在嗡嗡地响。做了截肢手术的病人在手术之后的很长一段时间里，都能感觉到他们的胳膊或者腿还长在身上。所以说我们的感官是有很多缺点的。但是我们又能做什么呢？难道还有其他感官吗？其实还真有。鸟类和海豚都可以感受到磁性的吸引力。锤头鲨有一个专门感受电的器官。蝙蝠可以捕获回声，就好像它们的脑袋里面有一个雷达一样。它们可以在完全黑暗的环境里躲开面前的墙壁。在它们生活的洞穴里，这种感官非常有用。

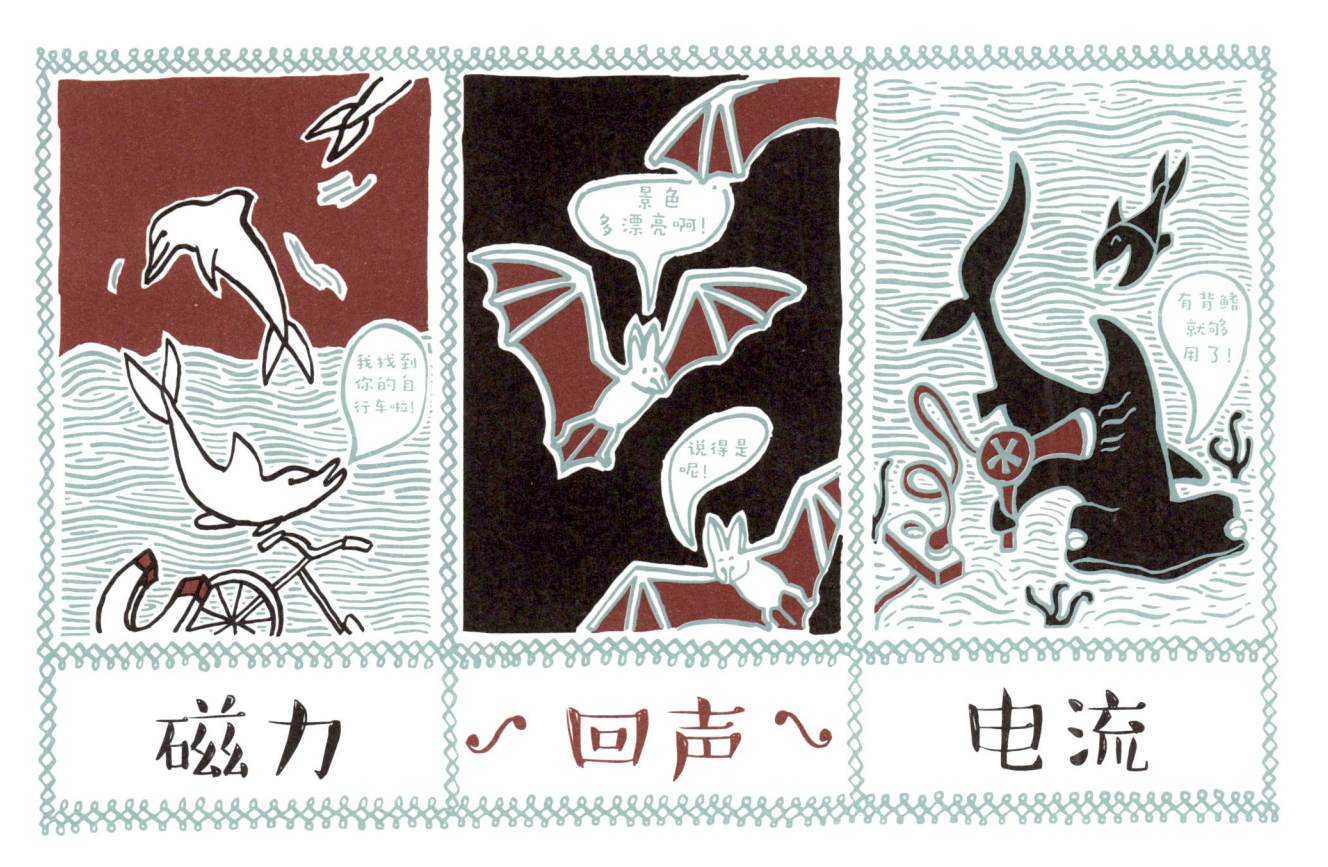

磁力　　回声　　电流

大大的拥抱

为什么拥抱对健康有好处？

二十世纪二十年代，美国心理学家约翰·华生（John Watson）建议父母尽量避免和他们的孩子发生身体触摸。也就是说不要亲孩子，不要拥抱他们，也不能把他们放在腿上玩一玩。每天早上可以和孩子们握一下手。只有在他们表现得特别好的时候，才能摸摸他们的头。这位专家声称这样能培养出超级儿童。我真心希望没有人听他的，因为和孩子相处的正确方法正好和华生的建议相反。小孩如果总是得不到父母的拥抱，容易出现各种各样的发展障碍。一些非常可怕的实验得出的结果以及在孤儿院长大的孩子们用实际案例证明了这种方法完全是错误的。他们不愿意和别人接触，很容易就会感到害怕，而且性格会比较怪异。不过好在大部分妈妈都很喜欢抱着她们的孩子，这对孩子们的成长是非常重要的。

身体接触不光对孩子的成长有好处，成年人可以通过与其他人的接触获得他们的认可。美国前总统奥巴马在这方面做得就很好。他和陌生人合影时用的姿势，让人感觉这些人是他最好的朋友。这帮他赢得了很多选票。我觉得他肯定明白身体接触能让人感到更可靠这一点。

为什么止疼药对全身都有效？

虽然我们的身体很喜欢和别人产生接触，但是有些感觉并不是那么愉快的。疼痛也是一种很重要的触觉。疼痛虽然很讨厌，但是它也是有作用的。它是身体给我们发出的警告。有一种病会让人失去痛觉，这就很可怕了。得了这种病的人就算摔断了腿，也可以像什么事情都没发生过一样走来走去。那是非常危险的事情。所以绝大部分人都有三种疼痛传感器来保证痛觉可以正常工作。第一种传感器负责感知极端温度，第二个负责感知伤害，第三个负责感知化学物质（比如荨麻的毒液）。这三种传感器的工作速度都特别快，疼痛信号会从身体出问题的地方用F1赛车一样快的速度冲向大脑，让大脑有时间作出反应，避免问题变得更严重。

你身上每一平方厘米的皮肤上都有一百多个传感器。嘴唇和两只手上的传感器还要更多，所以这两个地方的皮肤也特别敏感。还有一些身体部位的皮肤也特别敏感，我们会在这本书的最后一个部分讲到它们。敏感

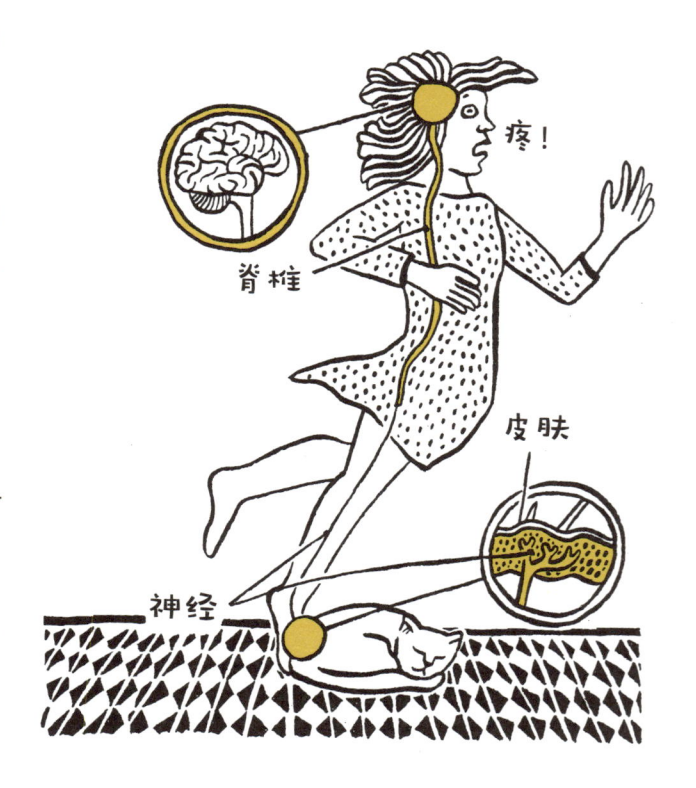

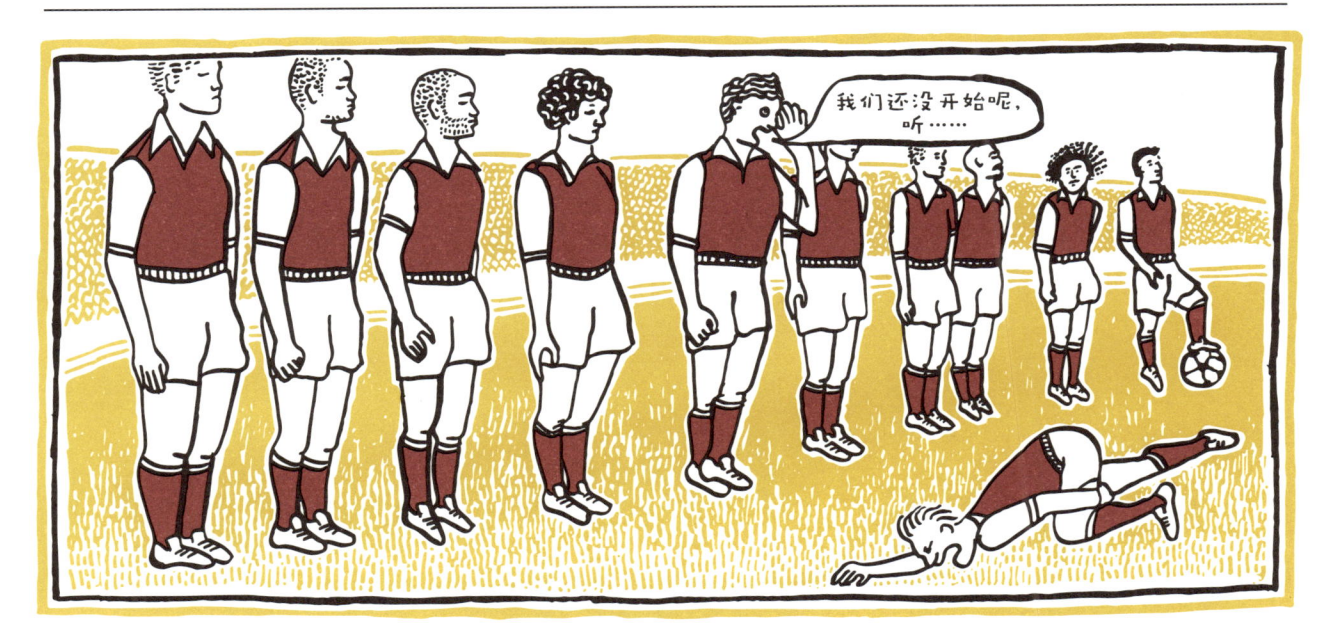

的部分疼起来会更难受。

我们的身体也可以暂时把痛觉关掉。过度紧张的时候身体会制造很多内啡肽，让我们感觉不到疼痛。你经常在足球比赛结束之后，看到满场跑了九十分钟的球员，在听到终场哨声之后，走路一下子变得一瘸一拐的。他们在比赛结束放松下来之后，才发现自己在比赛时扭伤了脚。在出现紧急情况的时候，这种功能很管用。毕竟逃命比治疗伤口重要。

你觉得男性和女性谁比较能忍受长时间的疼痛？答案很简单。从足球比赛就能看出来，男性比女性更怕疼。幸好生孩子这件事是由女性来完成的，要不然爸爸在生孩子的时候肯定会疼死的。

为什么疼和痒没有关系？

疼得实在受不了的时候，我们可以选择吃一片止疼药。可是止疼药怎么知道它要到身体的哪个部位去止疼呢？答案也很简单，它不知道。止疼药的工作原理和内啡肽一样，它不会去疼痛发生的位置工作，而是直接跑到大脑里面负责接收疼痛信号的那个部位。你会感觉到疼是因为你的大脑是这么告诉你的。

好的，我们现在很了解疼痛这种感觉了。那痒又是怎么回事呢？没人知道它是怎么回事。科学家被问到这个问题都会挠头。以前的人认为痒其实就是一种不太严重的疼痛。但是后来的发现证明这种看法是错的。挠痒倒是真的和疼痛有关系。你挠痒的时候实际上是在制造一点点疼痛的感觉，让你的身体忘掉痒的感觉。除了这一点之外，疼和痒没什么关系，负责这两种感觉的神经都是不一样的。

有些医生怀疑，人在被蚊子咬了之后或者因为毛衣有点扎而感觉到的痒是由同一个分子造成的。这个讨人厌的分子有个超级复杂的名字：B 型利钠肽。好消息是医生发现他们可以人工控制发痒的感觉，让神经不再接收 B 型利钠肽发出来的信号就可以了。一般人不需要这种功能治疗，因为有的时候，皮肤发痒说明我们的皮肤上有虫子或者其他刺激性的东西。但是有些人痒得太厉害了，能把人逼疯。曾经有一个女人因为太痒了，把头盖骨都挠穿了，直接挠到了大脑上面。

— 第八部分 —

臭气熏天

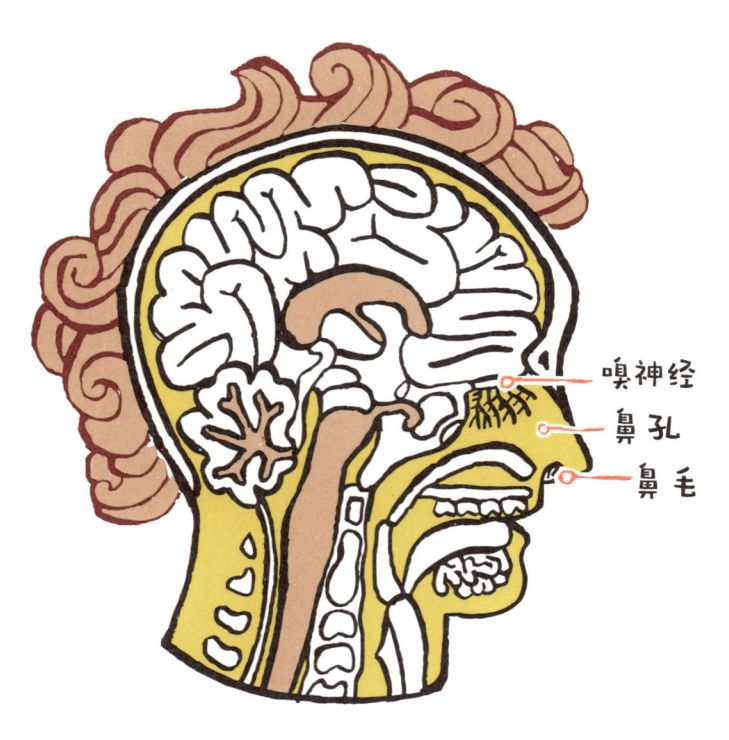

[图示标注：嗅神经、鼻孔、鼻毛]

为什么我们的鼻子其实不太好使？

接下来的消息就没有这么好了。我们身体里的很多器官都非常有用，但是我们的鼻子其实不太好使。鲨鱼只需要一滴血就能闻到猎物的气味，开始捕猎。警犬能在一条繁忙的购物街上找到嫌疑人的气味，甚至能找到一天之前从这里走过的嫌疑人的气味。有些飞蛾可以闻到10千米之外的另一只飞蛾！那我们呢？我们得把鼻子贴到玫瑰花上才能闻到花香。但是我们的鼻子也是很努力地在工作的。人的鼻子里有六百多万个嗅觉细胞。听起来挺多的对吗？狗的鼻子里有大约3亿个嗅觉细胞呢。对于大多数动物来说，我们基本上是嗅觉严重残疾的动物。

嗅觉的工作方式是近些年才被发现的。我们只有在一个分子被我们鼻子里的黏液粘住的时候才能闻到它的味道。没错，如果你闻到了大便的味道，就说明大便分子已经跑进了你的鼻子……我们没办法阻止它们。黏液负责把这个分子送到嗅觉细胞那里。嗅觉细胞上面有很细的纤毛。它们认出分子的味道之后，就把信号通过那些纤毛传送给大脑。每个人有一千多种不同类型的嗅觉细胞，每个细胞只能认出特定的气味。如果硫分子被鼻黏膜抓到了，那么只有专门负责硫分子的嗅觉细胞才能认出它来。虽然每个嗅觉细胞只对一种气味分子感兴趣，但是我们的鼻子可以同时分辨出很多不同的气味。如果硫分子跑进鼻子的同时，磷分子也跑了进来，那么负责磷分子的嗅觉细胞也会作出反应。你闻到的就是两种气味的组合。我们可以分辨出一万多种不同的气味，从很好闻的新鲜松木味，到发霉的阁楼房间里的气味。

为什么卖松露油的人能欺骗你的鼻子？

更好玩的是，有些完全没有关系的东西气味却完全一样。气味其实是由分子振动的速度决定的。所有分子都会像钢琴的琴弦一样振动。但是有些分子会比其他分子振动得更快。振动速度一样的分子会有一样的气味。石油里面有一种物质的味道和花香一样，另一种物质闻起来像松露一样。所以有人会用这种物质来制作便宜的松露油，很多人都会被骗的。

你发现没有？有些气味会勾起你的一段

回忆。这很可能是因为我们的鼻子离海马体和杏仁核都很近,气味经常会路过大脑里面专门负责情绪和记忆的部分。所以气味可以帮助我们回忆。如果你需要想起一件事,可以试试找到当时你闻到的气味。更神奇的是,如果当时你闻到的那种气味不是很好闻,你想起来的速度会更快。

为什么就算不吃草莓嘴里也会有草莓味?

虽然我们的鼻子没有动物的鼻子那么灵敏,但是它也能帮我们做很多事情。着火的时候,它可以向大脑发送警报信号。它能闻到隔壁面包店刚刚烤了一炉面包,或者你的体育老师已经很久没有洗过澡了,而且它能帮你记住很多事情。

不光是这些,你的味觉跟嗅觉也有关系。超市里卖的草莓味饮料里面可能根本没有草莓,甚至连跟草莓有关的物质都没有。但是因为它是红色的,而且闻起来有点像草莓,所以你会以为饮料是草莓味的。还有一个好玩的例子:香草一点都不好吃,但是它能让酸奶和布丁有一种香甜的气味,吃起来味道更好。香草确实很好闻,但是如果捏住鼻子,你根本尝不出来原味酸奶和香草味酸奶在味道上有什么区别。

既然已经说到味觉了,那么我们来聊聊舌头吧。

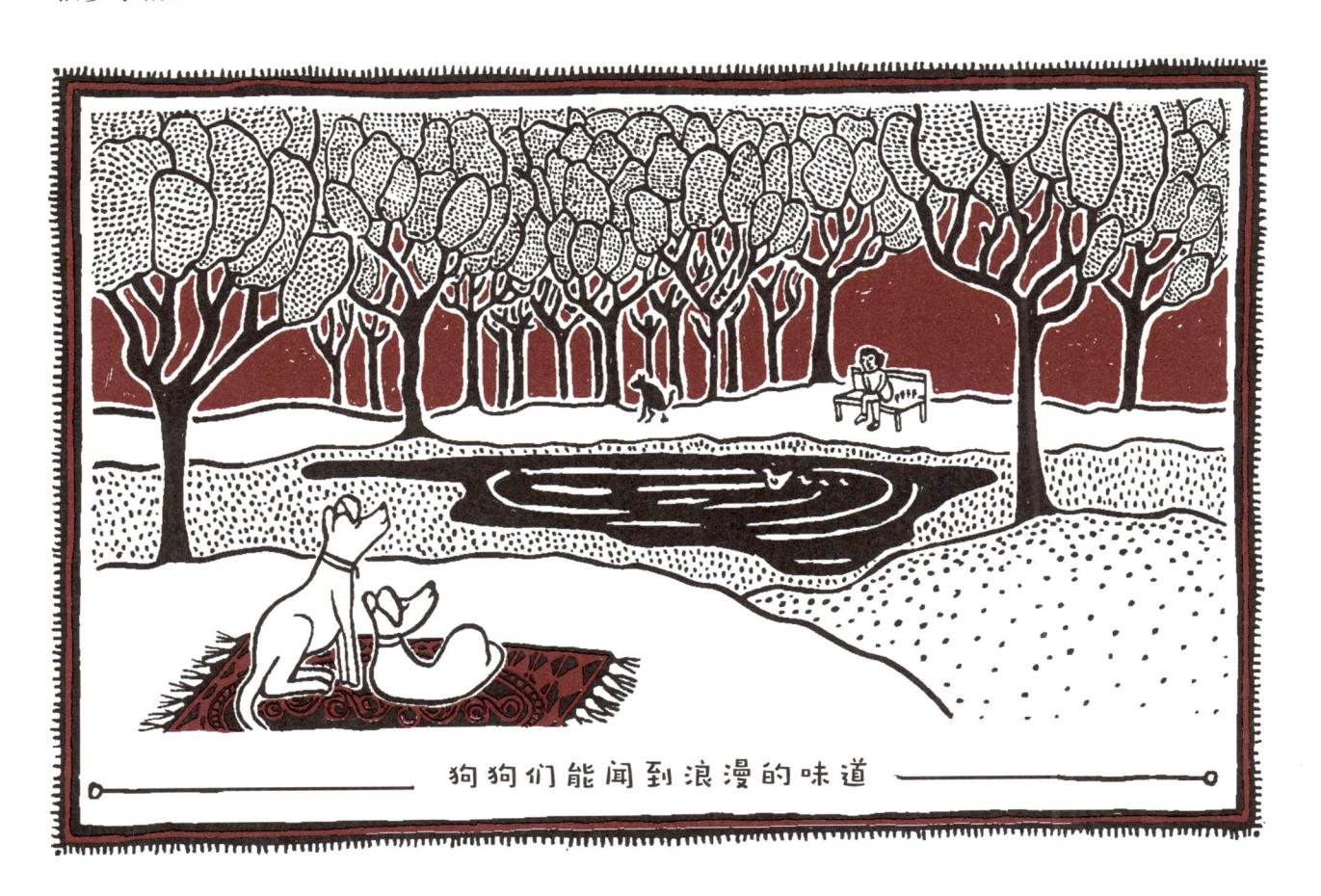

狗狗们能闻到浪漫的味道

― 第八部分 ―

厨房

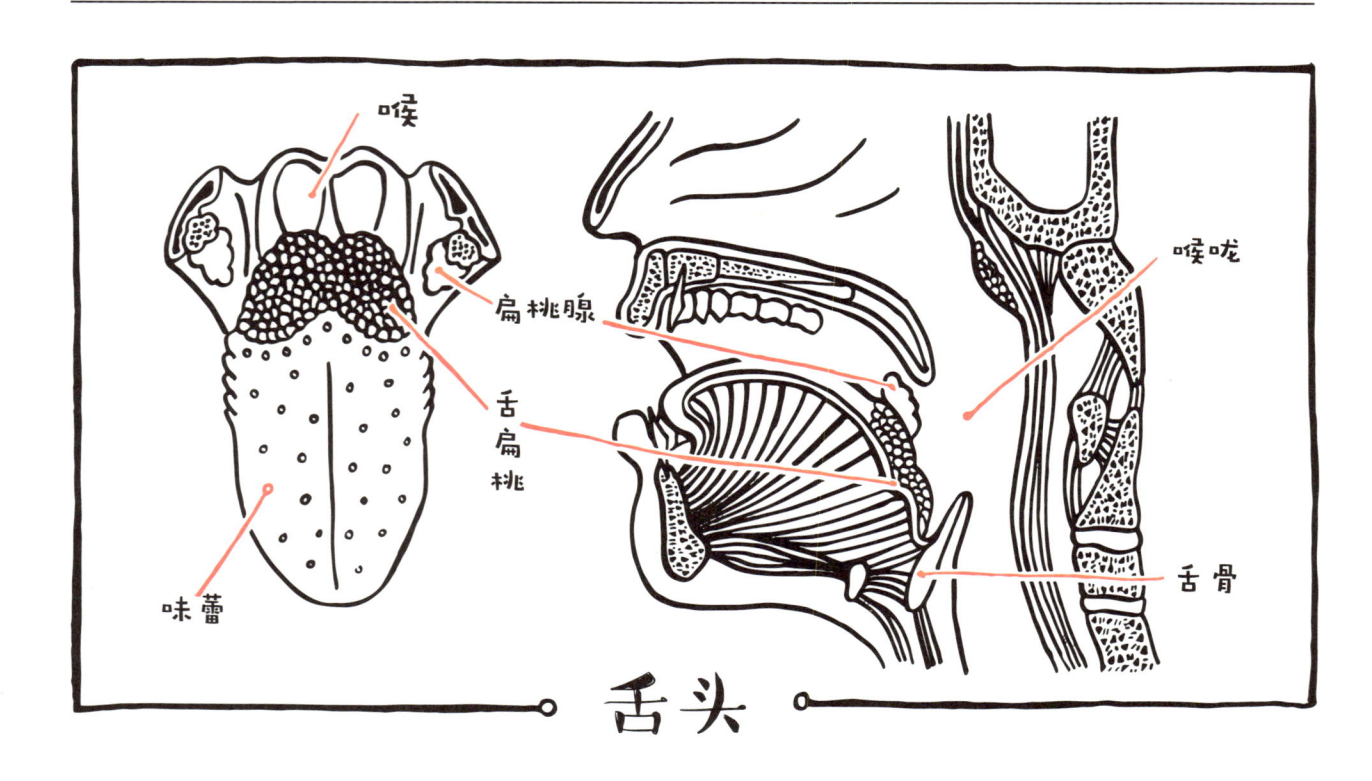

舌头
- 喉
- 扁桃腺
- 舌扁桃
- 味蕾
- 喉咙
- 舌骨

为什么舌头和鼻子有点像？

我认识一个很棒的厨师，他会先蒙住人的眼睛，然后喂他们吃红辣椒。他并不是想要恶作剧，而是想做个实验，让被蒙住眼的人猜他们吃的是什么。结果没人能猜得到！每个人在摘掉眼罩之前都吃得很香。你能看到自己在吃辣椒的时候，也会尝到辣椒的味道。还有人做了一个实验，每个葡萄酒鉴赏家都拿到了两杯酒：都是同一种白葡萄酒，只不过一杯没有加东西，另外一杯加了没有味道的红色染料。这些"鉴赏家"都按照白葡萄酒的标准点评了第一杯酒。然后按照典型的红葡萄酒的特点点评了加了染料的那杯白葡萄酒。我自己也试过把染成棕色的七喜给小学生喝——几乎所有的孩子都以为他们喝的是可乐。我们的舌头其实也并不是很好用。眼睛和鼻子对我们的影响比舌头要大。舌头的工作方式和鼻子也有点像。舌头上有很多对味道很敏感的味蕾。味蕾上面有一层细胞在保护着它们。跟嗅觉细胞一样，每种味蕾也只能认出一种口味。但是我们没有像嗅觉细胞那么多的味蕾。味蕾一共只有五种，前四种你肯定知道，它们负责咸、甜、酸和苦。你猜第五种负责什么味道？其实是鲜味。鲜味就是鱼汤、红焖大虾或者肉末豆腐里那种鲜美的味道。不同口味之间的不同组合也能让你品尝到很多独特的味道。

为什么味觉有时也是个谜？

负责甜味和盐味的味蕾主要集中在舌头的前面，负责酸味和苦味的味蕾集中在比较靠后的地方。但这不代表舌头的别的地方就没有这些味蕾，它们只是在某些部分数量特别多而已。所以你的舌尖也是可以尝到酸味和苦味的。负责鲜味的味蕾也在舌头上靠后的地方。但是味道真的只有这五种吗？有很多我们能品尝到的味道，根本没法归类到这五种里面。比如说黄油和食用油的那种很油腻的味道该怎么分？还有肥皂的味道、金属的味道、辣椒的味道或者薄荷糖的味道。专门研究味觉的专家都还没找到答案呢。

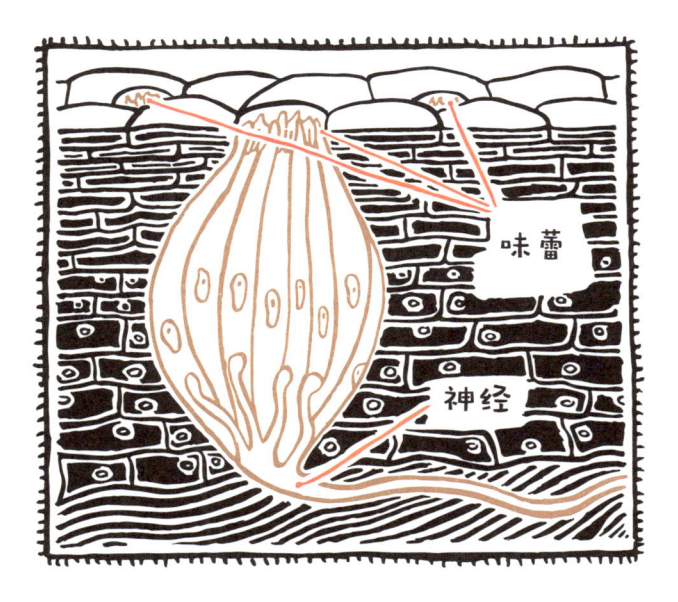

专家们能确定的是，不同味觉之间的组合很重要。世界上最受欢迎的一道菜结合了全部的五种味道：番茄酱有点甜味，酸黄瓜是酸的，洋葱会有点发苦，面包里的盐有咸味，经过腌制的汉堡肉排负责鲜味。不同味道的组合会让我们在正餐之后还想要吃些甜点。别的味道我们吃的菜里都有，就缺了点冰激凌或者水果酸奶的甜味。

为什么生日的时候就该吃抱子甘蓝？

我曾经亲自做过调查，想知道小孩子最讨厌吃什么菜。孩子们选出来的前三名是菊苣、苦苣和抱子甘蓝。都是吃起来很苦的蔬菜。他们还非常不喜欢酸的水果。这其实很正常，自然界里很多苦的和酸的东西都有毒。士兵在接受野外生存训练的时候，会学尽量找味道不太难吃的植物当食物，这些植物有毒的概率是最小的。

人喜欢吃甜食和油脂。在原始社会，它们可以提供足够的能量，对于人的生存来说非常重要。而且，这两种味道是我们出生之后最先尝到的味道。母乳很甜，而且脂肪含量很高。它们不光能让婴儿填饱肚子，而且会让又累又饿的婴儿感到很安全。抱子甘蓝虽然有点苦，但是跟森林里面有毒的植物比起来要好多了。它们对健康非常有好处，每个人都应该努力地变得爱吃抱子甘蓝。你可以试试每顿饭都吃上一点，这样你会慢慢喜欢上它的味道。如果你在很开心的时候吃上一点抱子甘蓝，它的味道还会和愉快的记忆联系起来。你可以考虑和你最好的朋友一起享受一顿抱子甘蓝大餐。或者干脆在你的生日宴会上把生日蛋糕换成抱子甘蓝。

注意：如果你想自己做一次那个辣椒实验，一定要记得别让你的测试对象在做实验之前喝水，否则他会觉得你是在捉弄他的……

眼中世界

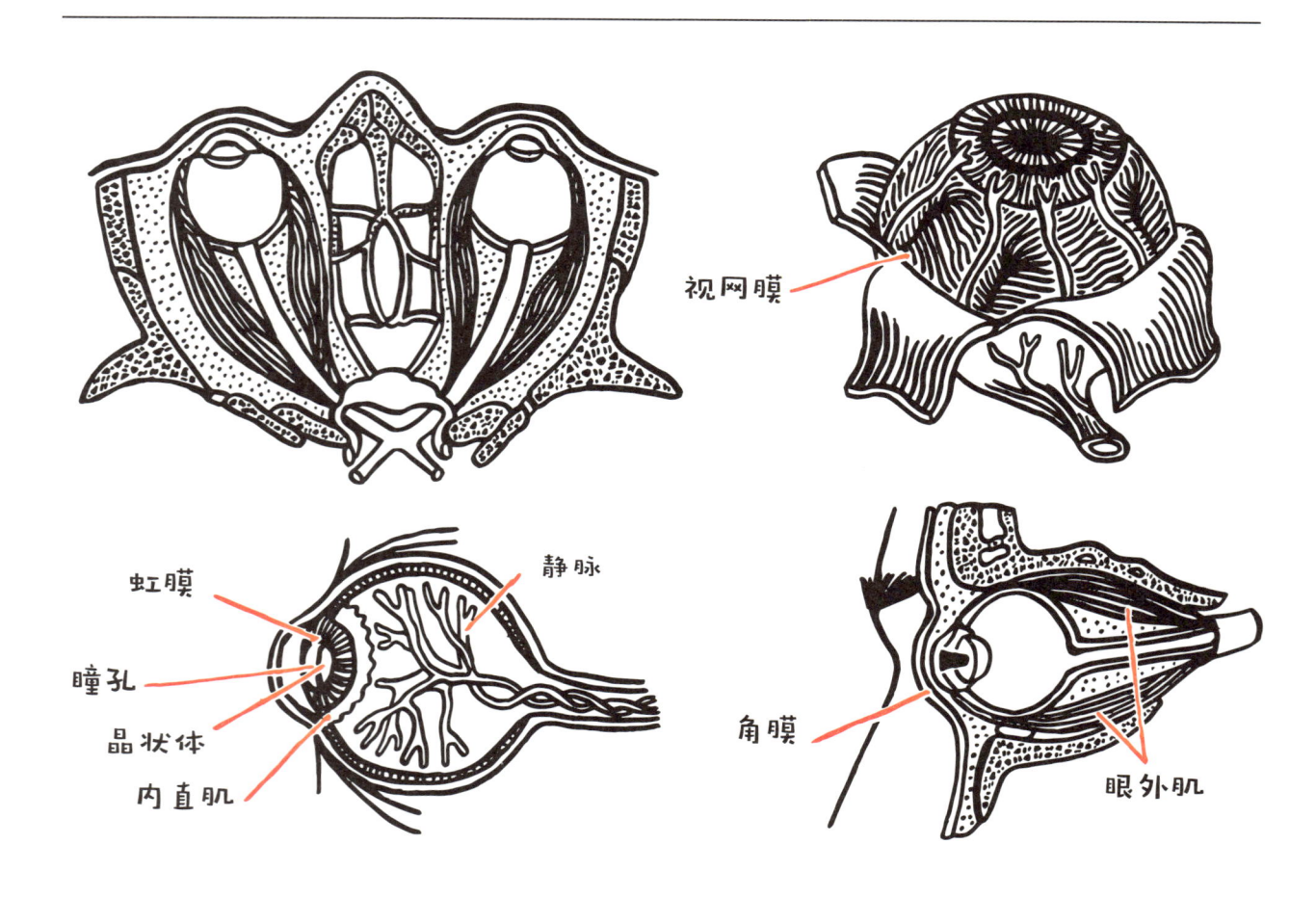

视网膜

虹膜
瞳孔
晶状体
内直肌
静脉

角膜
眼外肌

为什么眼睛比鼻子重要？

你的眼睛是很重要的感觉器官。虽然它们只有8克重，跟乒乓球差不多大，但是这两个像布丁一样的小球比世界上最贵的相机都要好用。你在白天和晚上都能看到东西。在一片漆黑的夜里，你能在高高的灯塔上面看到50千米以外的一根点燃的蜡烛。你的晶状体把焦点从很远的地方变到近处只需要不到一秒钟。你的鼻子做不到吧？

鼻子里面只有600万个嗅觉细胞，眼睛里面有1亿个感光细胞。靠着这些感光细胞，我们能分辨出1000万种不同的颜色（我们真的要感谢那些帮我们把所有颜色都数了一遍的生物学家）。大脑得到的信息里有很大的一部分是由眼睛提供的，所以眼睛也格外受到大脑的重视。眼睛睁着的时候，大脑有三分之二的精力都会被用来处理眼睛看到的信息。眼睛真的太重要了，所以我们需要眼皮上那层厚厚的脂肪来保护它们。这层脂肪能扛住很强的冲击，不让眼球受到伤害。

为什么猫的夜视能力特别好?

光通过你的瞳孔进入眼球。瞳孔周围的那一圈是虹膜,虹膜是彩色的,主要有棕色、蓝色、绿色和灰色这几种。阳光比较强的时候,虹膜会往瞳孔的方向扩张,瞳孔就会缩小,能进入瞳孔的光线也会减少。虹膜会在光线很暗的时候变窄,瞳孔变大,让更多的光线进入瞳孔。光线在进入瞳孔之后会先经过晶状体,它负责让图像成形。晶状体可以变圆,也可以变扁。圆形的晶状体适合看近处的东西,扁平的晶状体适合看远处的东西。光线在那之后进入玻璃体,最后到达眼球另一边的视网膜。视网膜是眼球里最重要的部分,视网膜上的感光细胞负责向大脑传送所有信息。

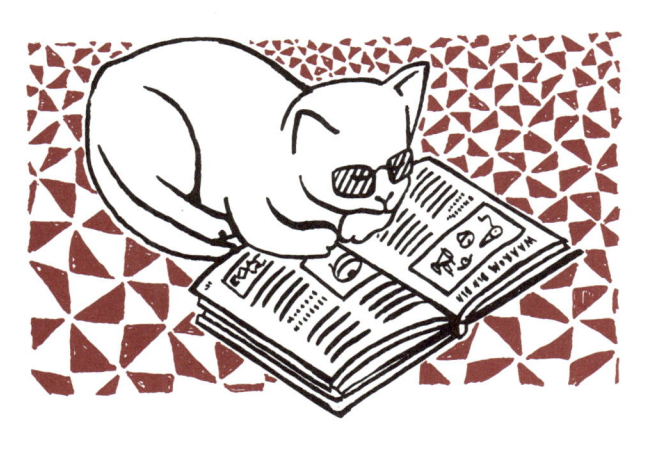

视网膜由两种细胞组成:视锥细胞和视杆细胞。视锥细胞让我们能看到颜色。视锥细胞一共有三种:蓝色、绿色和红色,它们让我们能看到几乎所有自然界存在的颜色,加起来有将近 1000 万种。视锥细胞还能让我们看到清晰的图像。但是视锥细胞需要很多光线才能正常工作,到了晚上就很麻烦。这个时候视杆细胞就派上用场了,它们只需要一点点光线就能发挥作用,但是它们看到的所有东西都没有颜色。很多像猫这样的夜行动物都有很多的视杆细胞,所以它们的夜视能力比人类强很多,相应地,它们白天的视力都不太好。

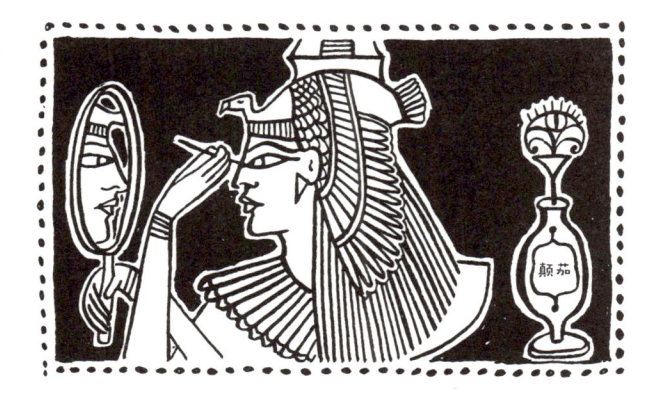

为什么埃及艳后会给自己的眼睛下毒?

眼睛是心灵的窗户。如果我们想知道一个人有没有说实话,我们总是会看着他们的眼睛。有些医生还声称,他们能从病人的虹膜判断出他们的病症,但是几乎没有什么人相信这种说法。我们的眼球不光能帮我们看到东西,而且也很吸引别人的眼球。如果问一对爱人,他们觉得对方的哪个部分最吸引人,他们多半会回答眼睛。

古埃及人也觉得眼睛非常重要。而且我们已经说过了,坠入爱河的人,瞳孔会变大。放大的瞳孔让人显得又漂亮又善良。所以埃及艳后和很多那个时候的埃及女性都会往眼睛里滴有毒的颠茄,好让她们的瞳孔看起来又大又圆。可是埃及的阳光很强烈,放大的瞳孔会让很多光线进入眼睛。埃及人就又发明了一种新方法:在眼睛周围画上黑色的粗线来阻挡一些阳光。现代人虽然不会再用有毒的颠茄了,但是黑色的眼妆到今天都还在流行。有好几百万的女性不画眼线、不涂睫毛膏就不肯出门。而且颠茄也没有失传,它经常被做成治疗心脏疾病的药物。

为什么眼睛正常的人也可能看不见任何东西？（第二集）

眼睛负责看东西，但是看见东西的实际上是你的大脑。如果大脑接收不到眼睛发出的信号，你就什么都看不到。有些人出生的时候眼睛就有些问题，一直生活在黑暗里。现代医疗发展得很快，有一些眼睛的疾病已经可以治疗了。所以如果治疗成功了，这些人就应该可以看到东西了。但这只是我们的愿望而已，事情没这么简单。如果我们大脑的某种功能一直没有被使用，那么大脑就会忘记自己还有这项任务。从出生开始就生活在黑暗里的人，从来没有学习过怎么形成图像。所以大脑里面负责视觉的那一部分从来没有工作过。等到他们的眼睛能够正常工作的时候，大脑根本就不知道该怎么处理眼睛传来的图像，就像让你解读古埃及的象形文字一样。如果我们没有从小学会使用视力，那我们这一辈子就再也学不会了。

听起来很糟糕对不对？但事情其实也有好的一面。如果有人的视力本来没有问题，但是后来因为某种原因失明了，那么他其实还有机会的。人们已经发明了一种能把光的信息转变成电信号直接传送给大脑的眼镜。戴上这种眼镜的人，就算他们的眼睛已经完全不工作了，也还是可以看到一些图像的。还有一个失明的登山运动员靠他的舌头来认路呢。他的舌头上有一个感光板，每次他把舌头伸出来的时候，舌头上的感光板会接收到光线，然后把信息传送给大脑。这个登山运动员"看"到的画面虽然不是很清楚，但足够让他不被石头绊倒了。

为什么我们其实有三只眼睛？

一个所有人都不知道的秘密是，我们其实还有一只眼睛。我之前讲过，黑猩猩和我们有同样的祖先，爬行动物和我们的亲缘关系还要再远很多。有些爬行动物还有第三只靠感光细胞工作的眼睛。爬行动物的其余两只眼睛都长在头的两边，所以长在头顶上的第三只眼睛对它们来说很有用。虽然第三只眼的视力没有其他两只眼睛那么好，但是用来观察头顶上有没有天敌出现也是足够的了。

因为我们是从爬行动物进化而来的，所以人体还保留了一些第三只眼睛里面有的感光细胞。如果你特别仔细、特别认真地观察你的额头的话，你会看到——那里什么都没有。那些感光细胞都在颅骨下面的大脑里呢，那儿连光都没有。就算如此，大脑里的感光细胞还是在工作，而且它们的任务还挺重要。它们是大脑里面的松果体的组成部分，负责制造褪黑素。褪黑素可以帮助身体适应白天和黑夜的交替，建立规律的作息习惯。还有的人坚信我们的第三只眼有神奇的魔力。但是我们不能太当真，因为没人能证明这种魔力真的存在。毕竟眼见为实，不是吗？

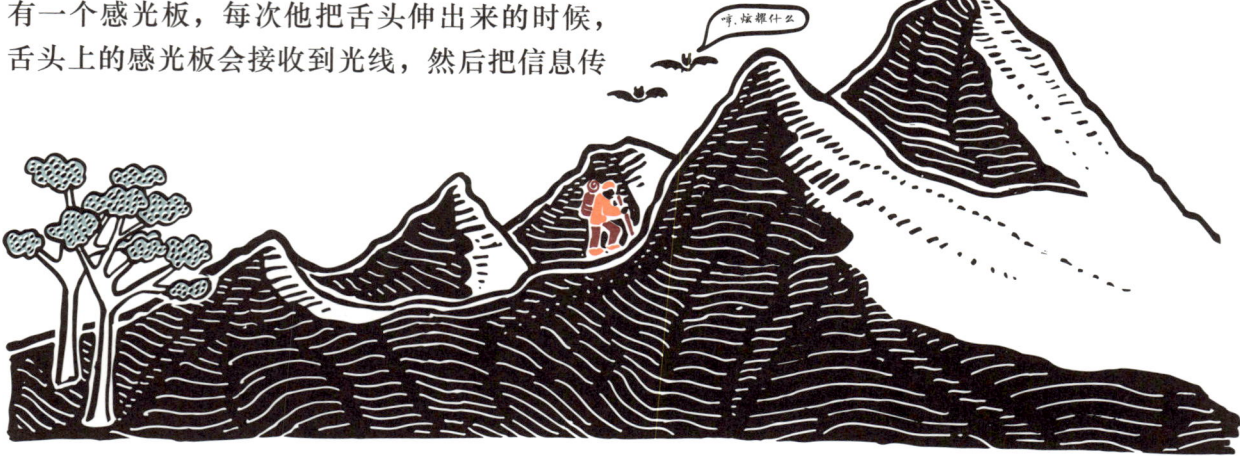

- 闻闻听到的声音 -

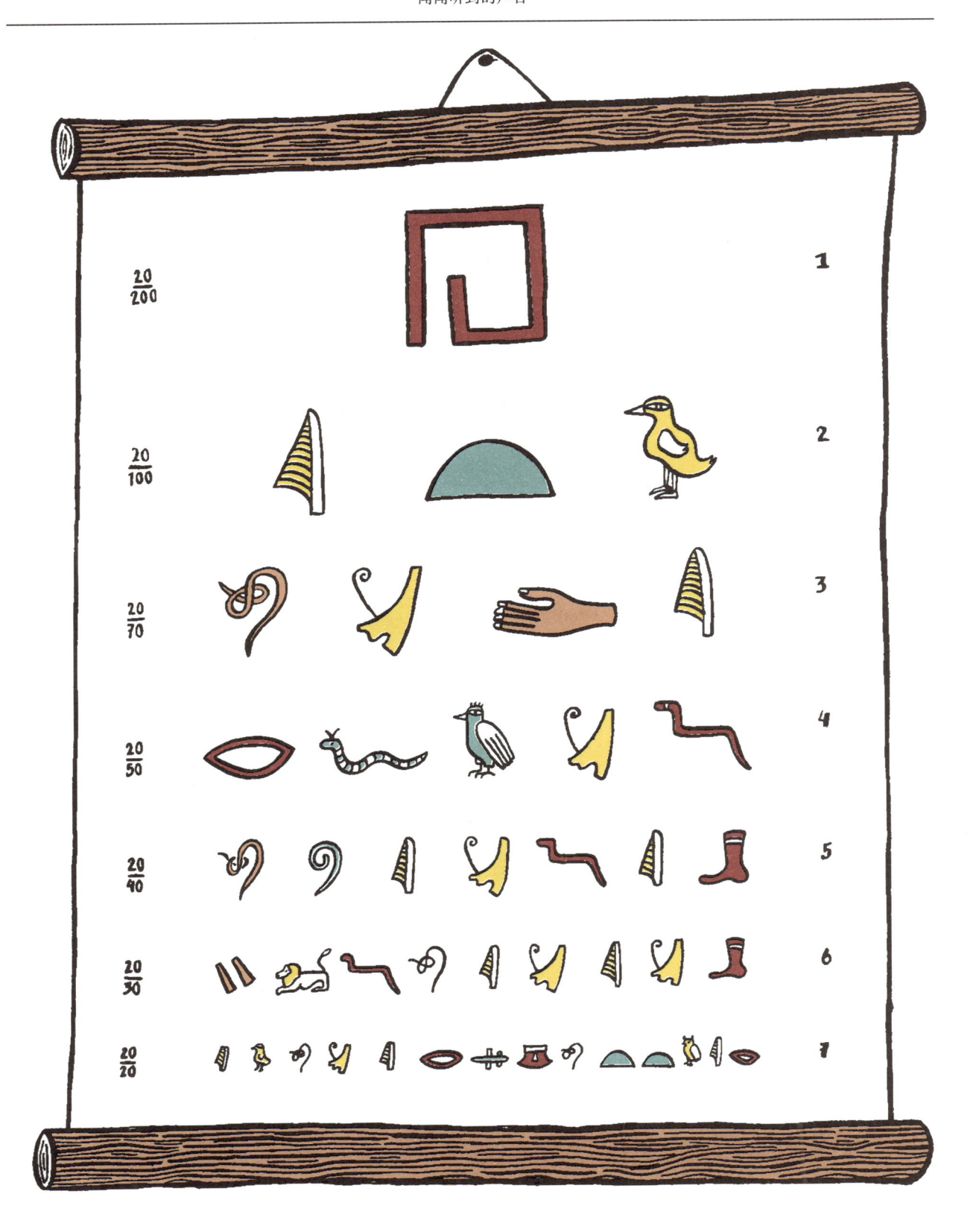

第八部分

保持平衡

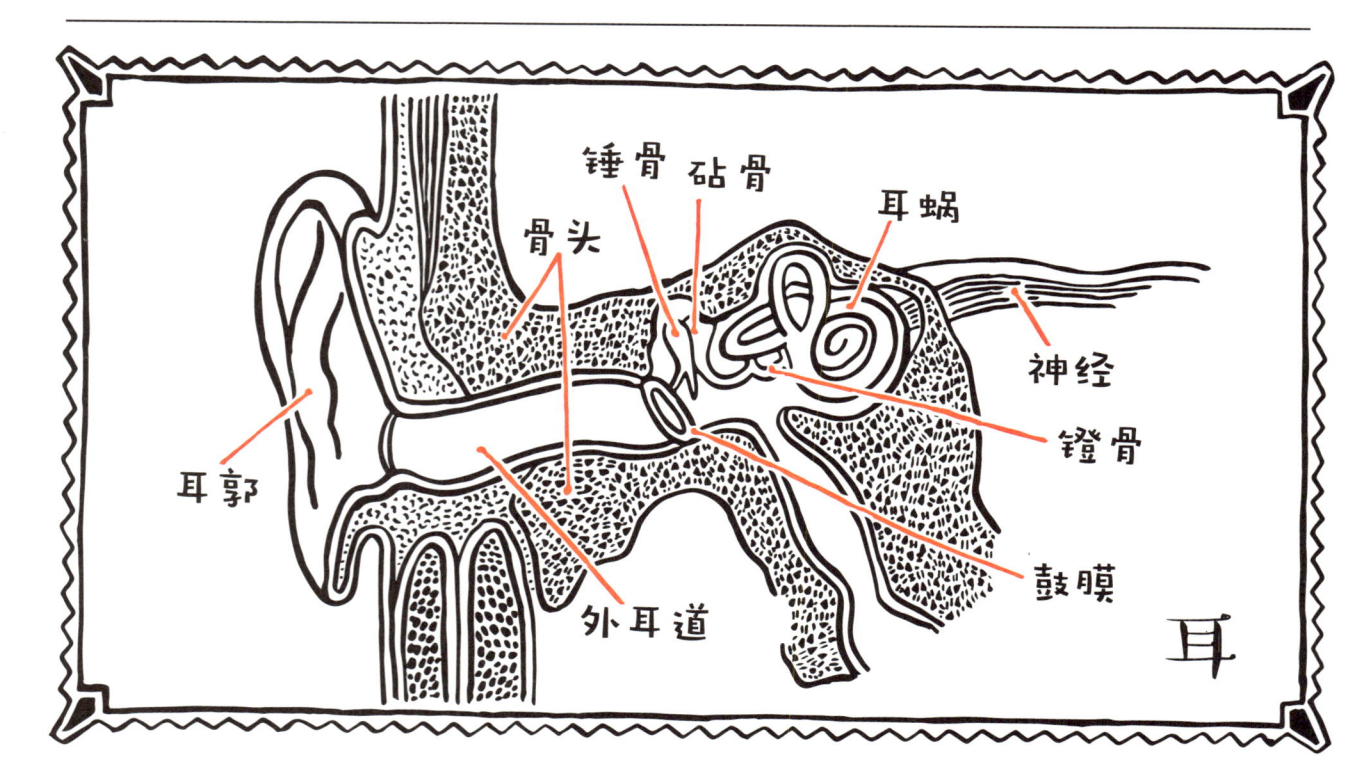

耳

锤骨　砧骨　耳蜗　神经　镫骨　鼓膜　骨头　耳郭　外耳道

为什么耳朵可以听到一根细针落地的声音？

我们还剩下最后一个感觉器官没有讲，那就是我们的耳朵。声音通过你的外耳，让鼓膜开始振动，神经细胞把这次振动的信息传送给大脑，你听到了声音。我讲完了，下一章！

当然没这么简单了。耳朵的工作原理可没这么简单，它非常喜欢把简单的事情搞得很复杂。虽然复杂，但是它确实很好用，我们甚至能听到一根细针落地的声音。耳朵是非常精密的器官。

我们刚刚说了，声音是通过外耳进入耳朵的。外耳的设计非常精巧，它的工作原理和卫星天线很像，就是很像一个大锅盖的那种。所以如果你把手放在耳朵后面，就像听力不太好的老人经常做的那样，你外耳的接受能力会变得更强。你听到的声音会变大，听到的声音也会更丰富。如果你的耳朵能有耳朵加上手这么大的面积，你可能经常会被巨大的声音吓到。所以你耳朵现在的大小就够用了，总比耳朵现在的位置只剩了一个小洞要强得多。

声音进入外耳之后，通过外耳的小洞进到耳道里面。耳道里面的东西也很有用。耳屎和绒毛可以防止小虫子飞到你的耳朵里。通过了耳道的声音会到达鼓膜的位置，让鼓膜开始振动。跟鼓膜相连的是人体里面最小的三块骨头，叫作耳小骨。耳小骨包括锤骨、砧骨和镫骨。鼓膜振动的时候，三块耳小骨也会一起振动，增强振动的效果。这个功能在你满屋子找蚊子的时候很有用，虽然蚊子在好几米之外嗡嗡地飞着,但是通过耳小骨的增强效果,你可以找到它们的位置。但是振动被增强之后可能也会导致你听到了很多没有用的声音。这个时候耳朵自己会作出调整。如果听到的噪声太多了,耳朵里面有两块小肌肉就会开始工作,把耳朵里面的骨头从两头拉直,让它们的振动减弱。

我们还没说完呢,因为到了这一步,声音才算进到了你的内耳。内耳里面有耳蜗和另一个特别复杂的结构,一个流动着液体的管道系统。听觉细胞就贴在这些管子的内壁上。每个听觉细胞表面上都有很多非常细小的绒毛,这些绒毛会跟着进入耳内的声音一起振动。听觉细胞还连着神经细胞,通过这些神经细胞与大脑连接在一起。耳朵最里面的听觉细胞负责辨别更低沉的声音,更适合辨别高亢声音的听觉细胞在耳朵里靠外一些的位置。同时振动的细胞越多,你听到的声音就越大。这就是耳朵的工作方式,虽然很复杂,但是功能也有很多。

为什么感官是买五送一的?

现在可以看下一章了吧?还是不行,我们还没说完呢。因为你的耳朵不光负责让你听到声音,还能帮你保持平衡。所以说耳朵附赠了一个感官。平衡感是触觉、嗅觉、味觉、视觉和听觉之外的第六个感官。

保持平衡其实也很简单。你站着不动的时候,你内耳那些管子里的液体也不动,泡在液体里的纤毛自然也就不会动。如果有人疯狂地开始晃脑袋,那这些液体也会在耳朵里面疯狂地摇晃。这时被液体推着来回晃动的纤毛会告诉大脑,脑袋不知道为什么在疯狂晃动。大脑会命令肌肉准备好保持身体的平衡。走路、骑车和在两栋高楼之间走钢丝靠的都是耳朵。

原地转很多圈之后,你会觉得很晕。在你耳朵里发生的事情,可以用一桶水来模拟。去打一桶水来,用手把水朝一个方向不停地搅。你会发现,手停下来不搅了之后,水还是会在桶里再转一会儿。你耳朵里的液体也是这样的,虽然你不再继续转圈了,但是这些液体还在转动。于是你的大脑就也以为身体还在转动,可是大脑同时还收到了眼睛的信息,说身体已经停下来了。这个时候大脑也不知道该相信谁了,直接晕掉。晕车和晕船的原理正好相反。你的眼睛告诉大脑你在移动,但是耳朵里的液体给大脑报告说你没有动,大脑就又晕了。如果你很容易就晕车,可以一直看远处的一个固定的点,这样大脑收到的信号都是你没有动,你也就不会晕车了。

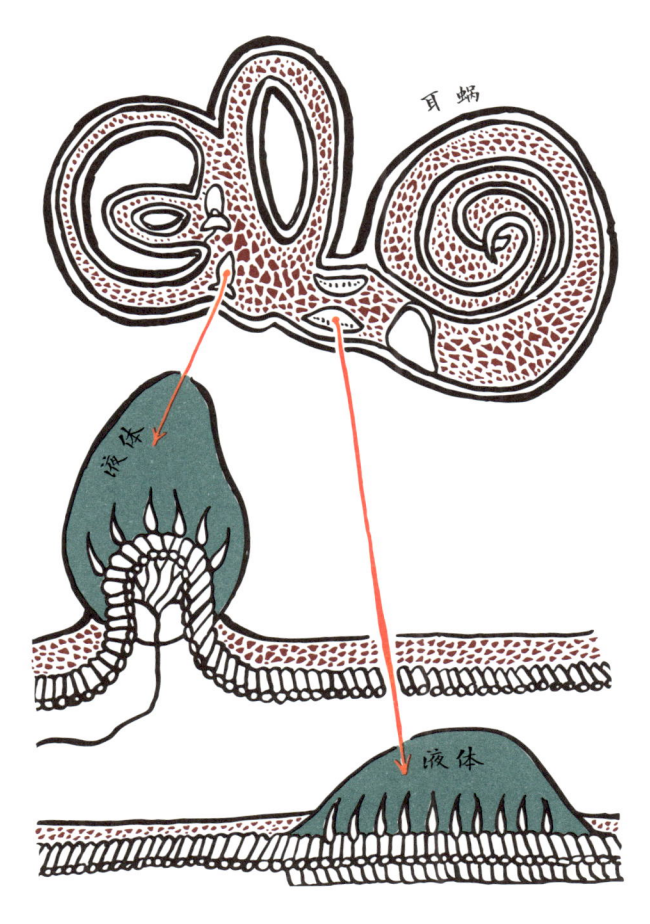

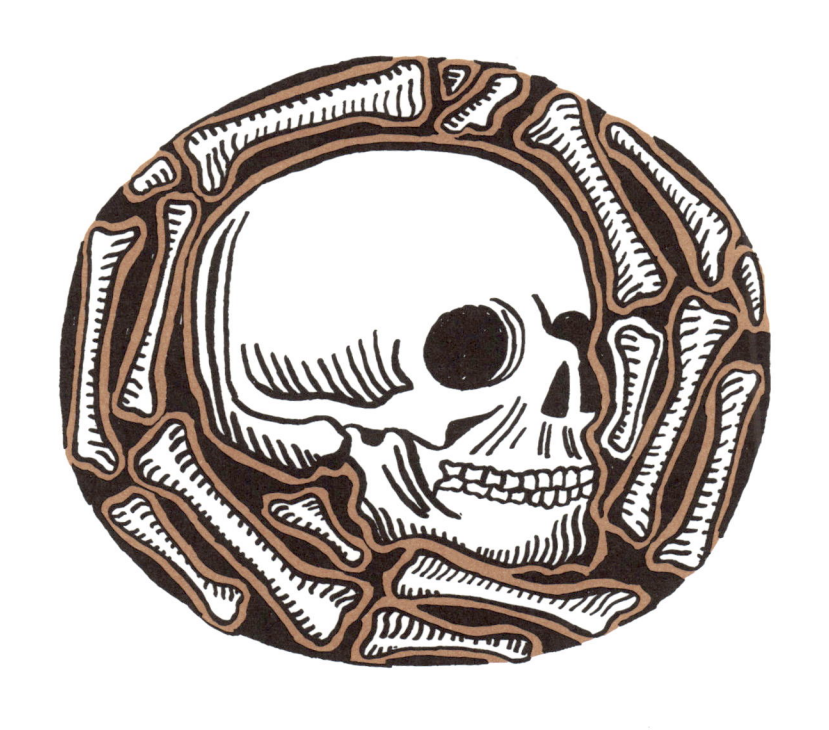

― 第九部分 ―

跑着跳着

飞起来再蹲下

摔倒了再站起来

然后继续

姿势要对

为什么要先来撒个欢？

我们一起来撒个欢。真的，我没开玩笑。疯狂地挥舞一下手臂，或者使劲踢踢腿什么的。来，我们一起。

是不是很开心？现在我们来讲讲你的大脑是怎么命令身体撒欢的。大脑的命令通过神经用超快的速度传到了你的肌肉里面，肌肉一接到命令就迅速开始行动。这一系列过程都要靠分子的交换才能完成，准确地说是神经细胞和肌肉细胞之间的分子交换。说起来，想让全身都动起来，只需要大脑里面的几个极小的细胞就够了。它们能不费吹灰之力让几十亿个运动细胞运动起来。神经细胞和肌肉细胞之间的合作就像交响乐团里的音乐家们一样。大脑想到的所有动作都能被肌肉完美地执行。这简直就是奇迹啊。

不管你多不喜欢运动，你的身体都需要肌肉。坐在沙发上看电视的时候，你需要肌肉帮你保持平衡，眨眼需要肌肉，按遥控器需要肌肉。如果你真的非常非常懒，想叫别人帮你按遥控器换台，发出声音也需要肌肉。每一块肌肉都需要另一块"反肌肉"才能工作。肌肉的工作方式就像你家衣柜上的抽屉一样，把抽屉拉出来需要一块肌肉，但是拉出来的抽屉想要收回去，就需要另一块"反肌肉"的帮忙了。而且我们身体里还有另外一类平滑肌，我们之前讲过的。要是没有了平滑肌，我们的心脏和肠子就都没法工作了。

为什么你没见过举重的水母？

我们身体里一共有650块肌肉，它们负责完成大大小小的各种任务。所有肌肉块加起来的重量相当于差不多百分之四十的体重。光是拿起一个小茶杯，你就需要用到70块不同的肌肉。在骨头的帮助下，肌肉非常有效率。把一个很重的箱子从很高的桌子上拿下来可能不是很难，但是如果让你直着胳膊完成这个任务，可能你就做不到了。这是因为我们的手臂在弯曲的时候，骨头就像杠杆一样，可以分担箱子的重量。而且如果没有骨头，你的胳膊不管能不能打弯都拿不起那个箱子。你没见过能举重的水母吧？

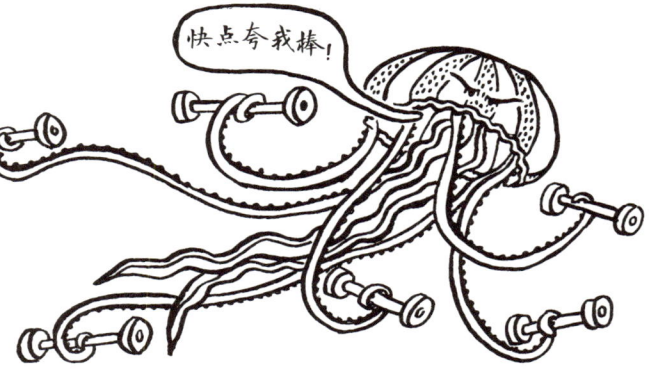

每一块肌肉都是由很多拧在一起的、被拉长的肌肉组成的。原理很像是麻绳是由很多条麻线拧在一起的一样。肌肉在工作的时候需要很多能量，所以肌肉之间有很多负责给肌肉提供氧气和营养物质的血管。这些营养物质在被肌肉燃烧完毕之后，还会产生很多废物。如果你突然有一天运动的时间特别长，或者运动强度特别大，你的身体根本来不及把那些突然多出来的废物运走，这样你的肌肉会感觉到更累，而且还会疼。喜欢运动的人管这种情况叫作肌肉酸痛。

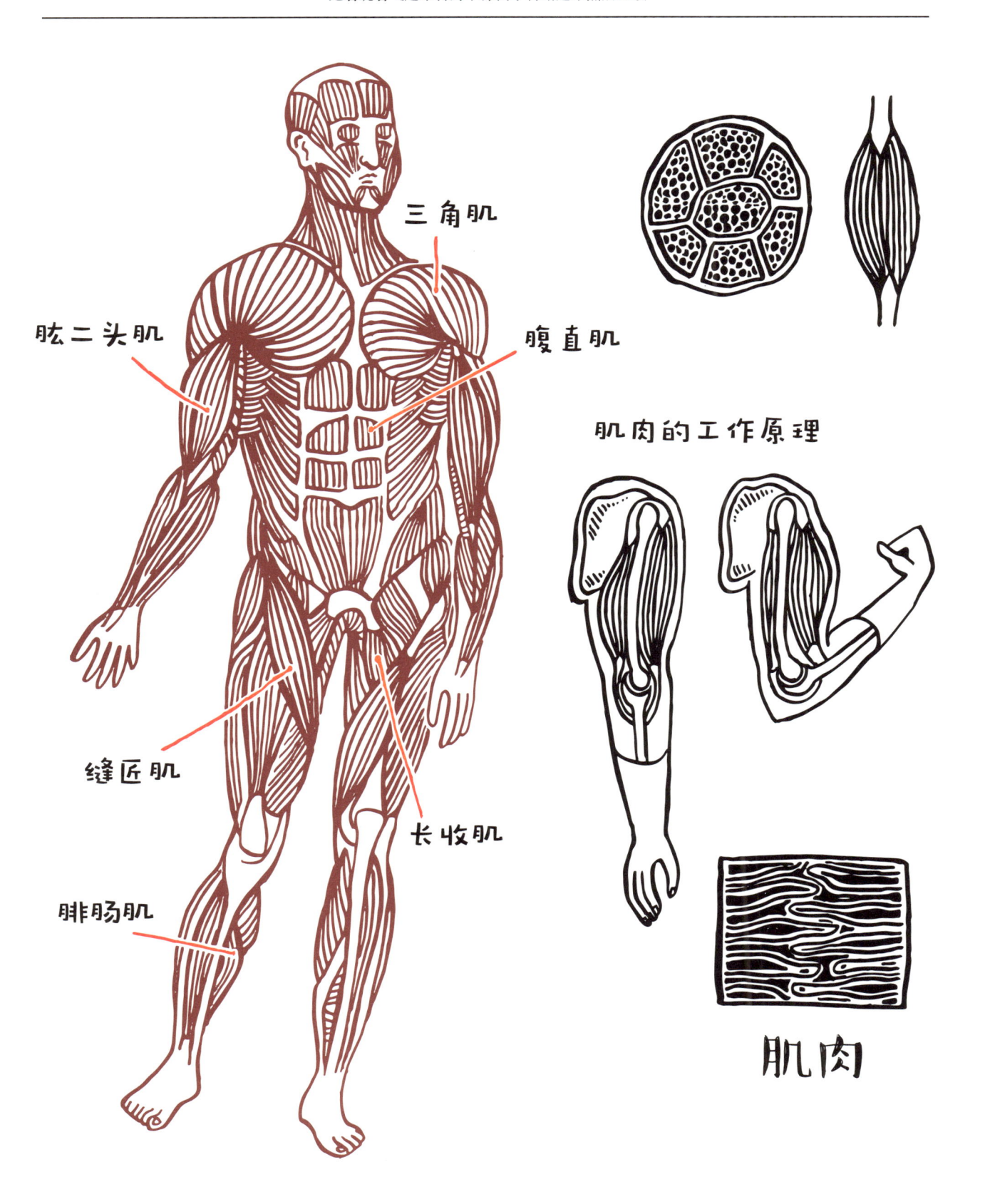

- 跑着跳着飞起来再蹲下摔倒了再站起来然后继续 -

三角肌

肱二头肌

腹直肌

肌肉的工作原理

缝匠肌

长收肌

腓肠肌

肌肉

— 第九部分 —

健身房

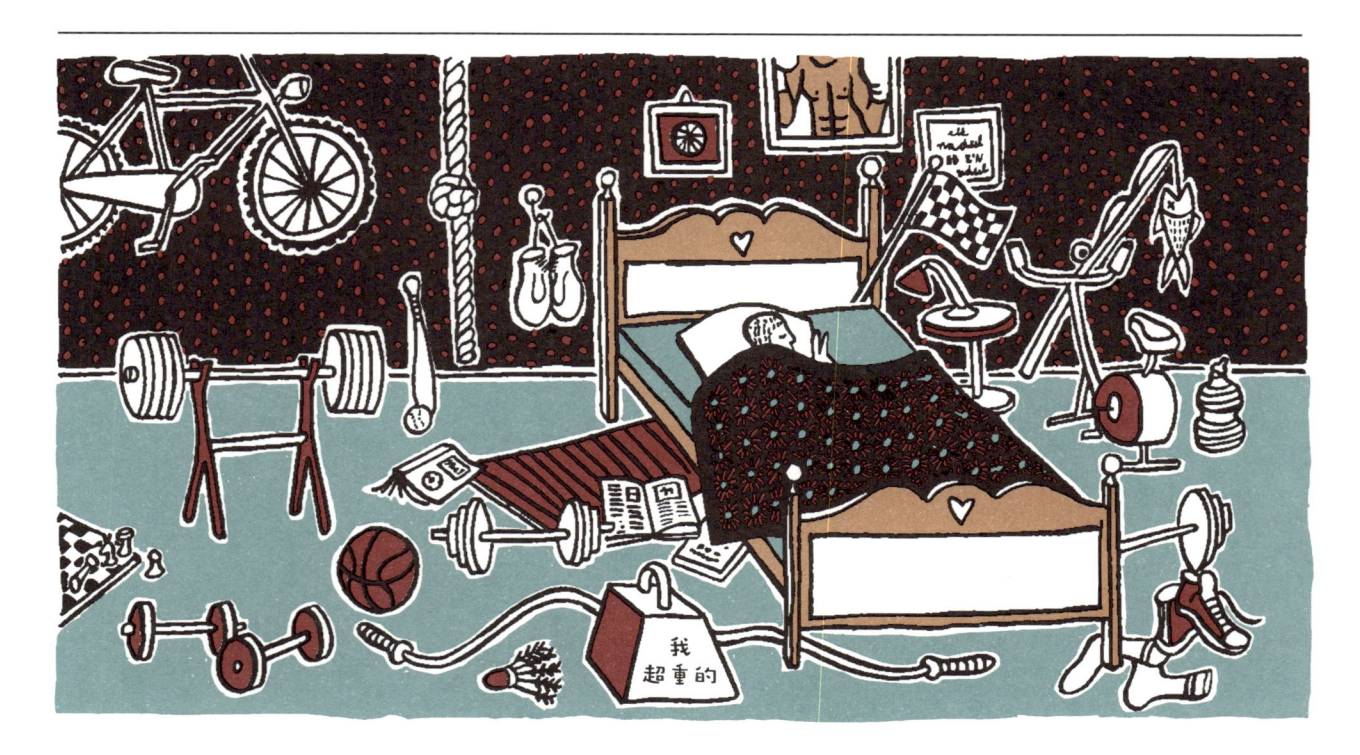

为什么心脏肌肉可以锻炼，但是大肠肌肉不行？

平滑肌不听大脑的命令，而是按自己的节奏工作。你在健身房找不到专门训练胃部或者大肠肌肉的机器。所以大肠肌肉非常发达并不能当作肚子太大的借口。健身房里也没有训练心脏肌肉的设备，但是它们还是可以被训练的。只要运动，心脏里的普通肌肉就可以得到训练。运动越多，肌肉越多，心脏也就越大。

你身体里其他的肌肉都很好训练。但是不是所有的肌肉都能训练得到。我们之前说到耳朵里面有一块叫作镫骨的骨头，它旁边有一块特别特别小的肌肉，目前还没有发现专门用来训练它的东西。但是所有健身房里都能找到专门训练臀大肌的健身设备。臀大肌是一块很大的肌肉，撑起了你的屁股。肌肉里面最有名的大概就是肱二头肌了。它也很好训练，只需要多做俯卧撑就可以了。得到了充分训练的肱二头肌让你看起来和大力水手一样。

为什么想变得强壮，得先把肌肉打碎？

你有多少肌肉细胞是出生的时候就决定了的，它们也不能自己分裂，所以你只能通过训练和睡觉来让它们变强。对，你没看错，睡觉也能让肌肉变强。因为在我们睡觉的时候，肌肉能够得到休息和恢复。而且如果睡眠充足的话，你掌握运动技巧也会更快。如果你在白天的体育课上学到了很多运动技巧，那你一定要记得那天晚上要早点睡觉。当然了，训练才是让肌肉变强的最好办法。肌肉变强的过程也是肌肉撕裂的过程。在你运动强度很大的时候，肌肉会被撕开一个小口。这个小口周围的其他细胞会马上跑过来帮忙,然后和肌肉细胞融合到一起。这样,肌肉细胞就得到了额外的蛋白质,然后变得更有力量了。

如果你在运动过后的第二天觉得全身都在疼,那就说明你的肌肉变强了一点点。只可惜肌肉变强的速度很慢。如果你想看到像大力水手那么强壮的肌肉,至少要花上几个月甚至一年的时间。更重要的是,你需要一直保持运动的习惯,否则如果你太长时间不运动的话,肌肉就又会变小的。你可以问问摔断过腿的人,在把石膏拆掉的时候,腿会变软的。那些被裹在石膏里面的肌肉太久没有被使用过了,所以会变得又软又薄。在太空工作的航天员也会遇到这个问题,空间站里既没有跑步机也没有网球场。太空是失重的,所以他们不需要花力气保持身体的姿势。他们回到地球之后会觉得没有力气也就不奇怪了。

为什么举重运动员要比马拉松运动员重多了?

人体有两种肌肉纤维:红色肌肉纤维和白色肌肉纤维。白色肌肉纤维能在一瞬间完成收缩,它们不光速度很快,而且还非常厚实,所以很有力量。红色肌肉纤维的厚度只有白色肌肉纤维的一半,收缩的速度也只有白色肌肉纤维的三分之一。但是红色肌肉纤维能坚持收缩很长时间。健美先生和举重运动员都有非常多的红色肌肉纤维,而马拉松长跑运动员的红色肌肉纤维更多。鸡肉里,两种肌肉纤维的区别非常明显。鸡胸肉里的纤维负责有力地拍打翅膀,所以是白色肌肉纤维,鸡胸肉也是白色的。鸡腿肉里的纤维要负责走路和站立,所以是红色肌肉纤维,所以鸡腿肉是红色的。在人的身体里,两种肌肉纤维分布得很均匀。所以汉尼拔吃的人肉是粉色的。

你觉得你身上最有力量的肌肉在哪个部位?会不会在你的腿上呢?你猜错了,最有力量的是颚肌,就是负责咬东西的那块肌肉。世界上颚肌最有力量的人是理查德·霍夫曼(Richard Hofmann),他创造的世界纪录是用嘴咬起了442千克重的东西。他的纪录可是一块硬骨头。

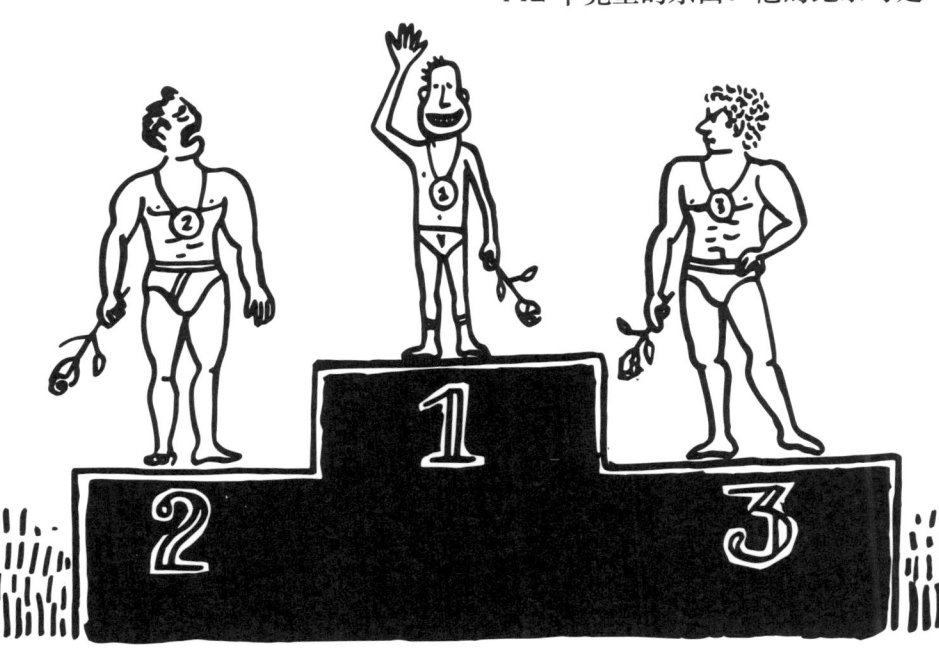

第九部分

生命

为什么骷髅头应该代表生命才对？

对我们来说，死亡的标志是什么？肯定是骷髅啊。骨头和空空的眼眶就会让我们想到死亡。细长的骨头还会让人联想到没有叶子的枯树枝。其实骨骼里的生命多到冒泡。它们一直保持生长，而且会根据你的生活习惯进行调整。你想想，如果一个举重运动员的骨头都很细很脆弱，他的成绩肯定不会好。我们在训练肌肉的时候，骨骼也会得到训练。考古学家在发现一具几千年前的骸骨之后，能从骨骼判断骸骨的主人在生前是右撇子还是左撇子。习惯用右手的人，右手不光肌肉很有力量，骨骼也会稍微粗一些。骨骼还能不断地更新，你现在的骨骼和七年之前的比起来，已经是一套全新的骨骼了，因为每一个细胞都换成了新的。更好玩的是，现在的你和还是婴儿的你比起来，反而少了几根骨头。这并不是说你现在需要的骨头少了，而是有些骨头长到了一起，变成了一根，而且也变得更坚固了。婴儿的骨骼主要都是软骨，软骨比一般的骨头更软，也更容易弯曲。

幸亏骨骼可以不断地自我修复，否则摔断腿的人就惨了。如果骨折太严重，医生可能会做手术把骨头放回原来的位置，但是在那之后，都是身体的自我修复在完成任务了。

为什么骨骼比警棍还坚固？

因为骨骼自带修复胶水，所以骨头也可以用来制作胶水。好几个世纪以前，人们就开始从骨头里面提取胶水了。骨骼里面的胶质叫作骨胶原，它是一种很重要的蛋白质，人和动物体内都有这种物质。也不是只有骨骼里面才有骨胶原，牙齿和皮肤里也有。骨胶原让骨骼、牙齿和皮肤都能保持坚固。骨骼里另外一种很重要的物质是磷酸钙。骨胶原负责让骨骼不会轻易被折断，可要是没有了磷酸钙，你的大腿骨就会变得像橡胶那么软。

骨胶原和磷酸钙的组合让骨骼变得既坚固又有韧性。如果非要把一根骨头和一根警棍放在一起对比的话，那么骨头还要更坚固一些。同样都是100克的话，一根骨头比一根警棍能扛起来的东西更重。成年人的大腿骨被1000千克的东西压住都不会断掉。而且我们骨骼的设计还更好，不会太细，自身重量也不重。

我们的骨骼是好样的。它们为其他身体部位提供保护——比如我们的肋骨和头盖骨，也支撑强壮的肌肉，让肌肉充分地发挥作用。这么棒的骨骼还很轻，全部加起来只有几千克而已。除了提供保护和支撑，骨骼还有其他的重要职责。有的骨头每分钟都能制造出好几百万个新的红细胞和白细胞。这些骨头里面有骨髓，是身体的血细胞制造工厂。骨骼还是人体的钙质银行。它们会在身体有多余的钙质的时候先把它们存储起来，身体缺钙的时候再把它们拿出来用。

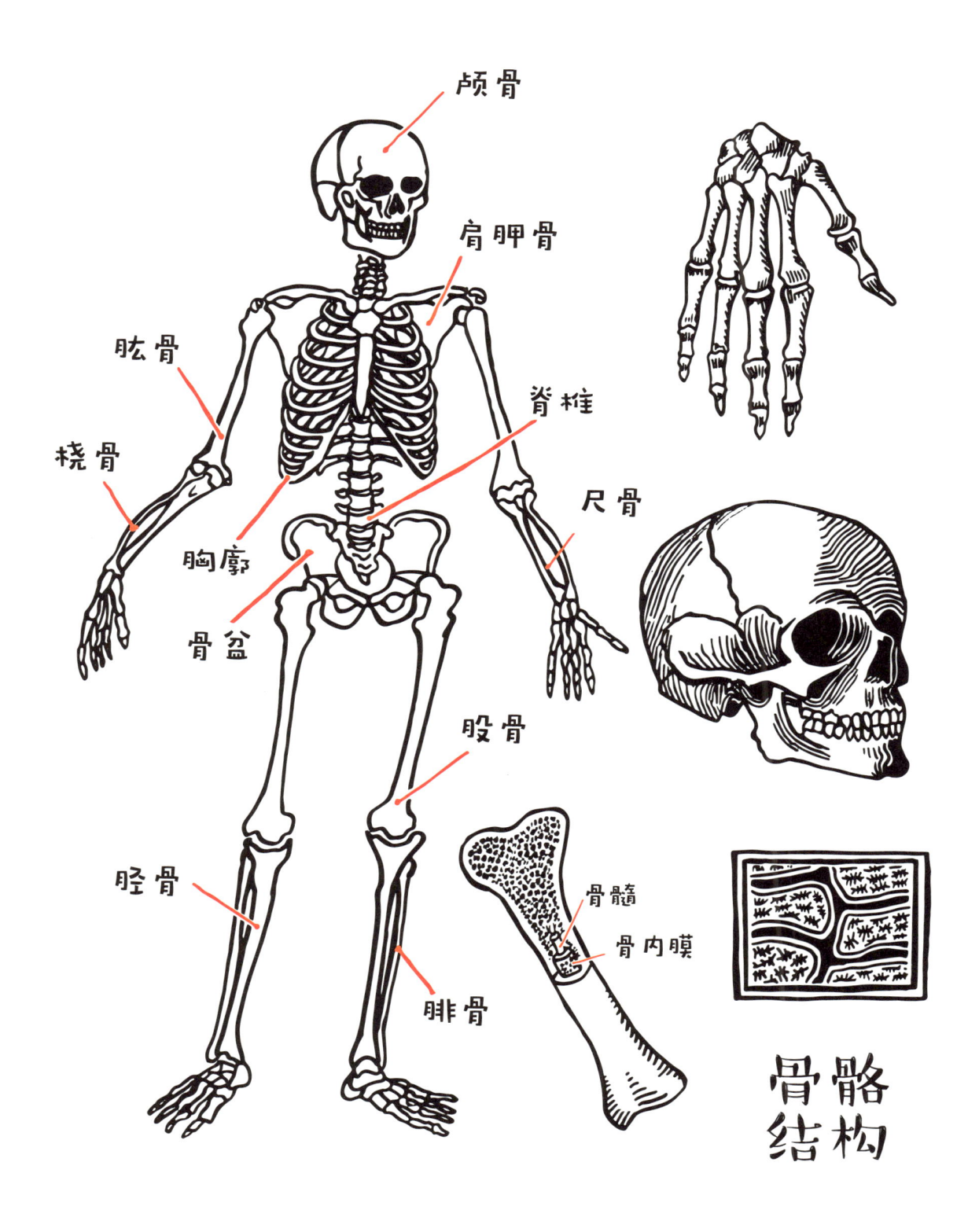

- 跑着跳着飞起来再蹲下摔倒了再站起来然后继续 -

颅骨
肩胛骨
肱骨
脊椎
桡骨
尺骨
胸廓
骨盆
股骨
胫骨
腓骨
骨髓
骨内膜

骨骼结构

135

— 第九部分 —

动起来

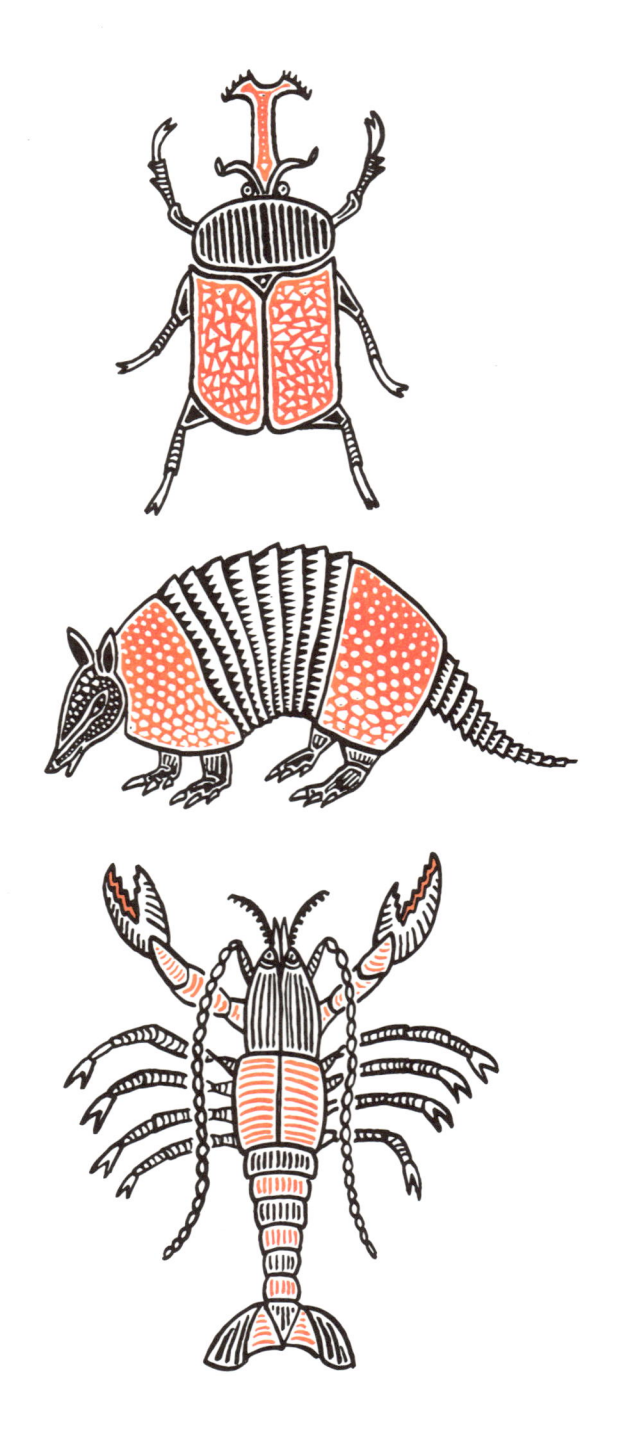

为什么挥手的时候也会用到脚趾？

现在你的身体里面一共有206块骨头，超过一半的骨头都在手上或者脚上，它们大都是非常小的骨头，比如趾骨和跗骨。你还记得刚开始看这章的时候，我们一起撒了个欢吗？你在完成那些疯狂的动作的时候，其实用到了全身几乎所有的骨头，因为全身的骨骼互相之间都是有联系的。你在挥手的时候，脚趾里的骨头也在帮忙保持身体的平衡。你可以去生物实验室看看骨骼的模型，模型也是按照人体的方式被连接在一起的。只有一块骨头是个例外：舌头里的舌骨。它是全身唯一一块完全独立的骨头，跟其他所有的骨头都没有联系。

对我们来说，骨骼是身体很重要的组成部分。但是在自然界里，有骨架的生物才是例外。绝大多数的动物都把它们的"盔甲"穿在身体外面，比如软体动物、螃蟹和小龙虾。所有的昆虫也都有体外的盔甲，不过盔甲并不影响它们行动，所以我们晚上根本找不到那只一直在我们耳边飞来飞去的蚊子。

为什么人需要软骨？

说到这，我们只讲到了骨骼里很坚固的那些，但是人也有软骨。软骨可能会让你想到鱼鳍，你这么想没错，因为鱼鳍里面也是软骨。软骨其实也很坚固，不过是另一种坚固。软骨里面最多的成分就是骨胶原，所以很适合用来连接两块骨头。我们身体的所有关节都是由软骨组成的。

膝盖的解剖学结构

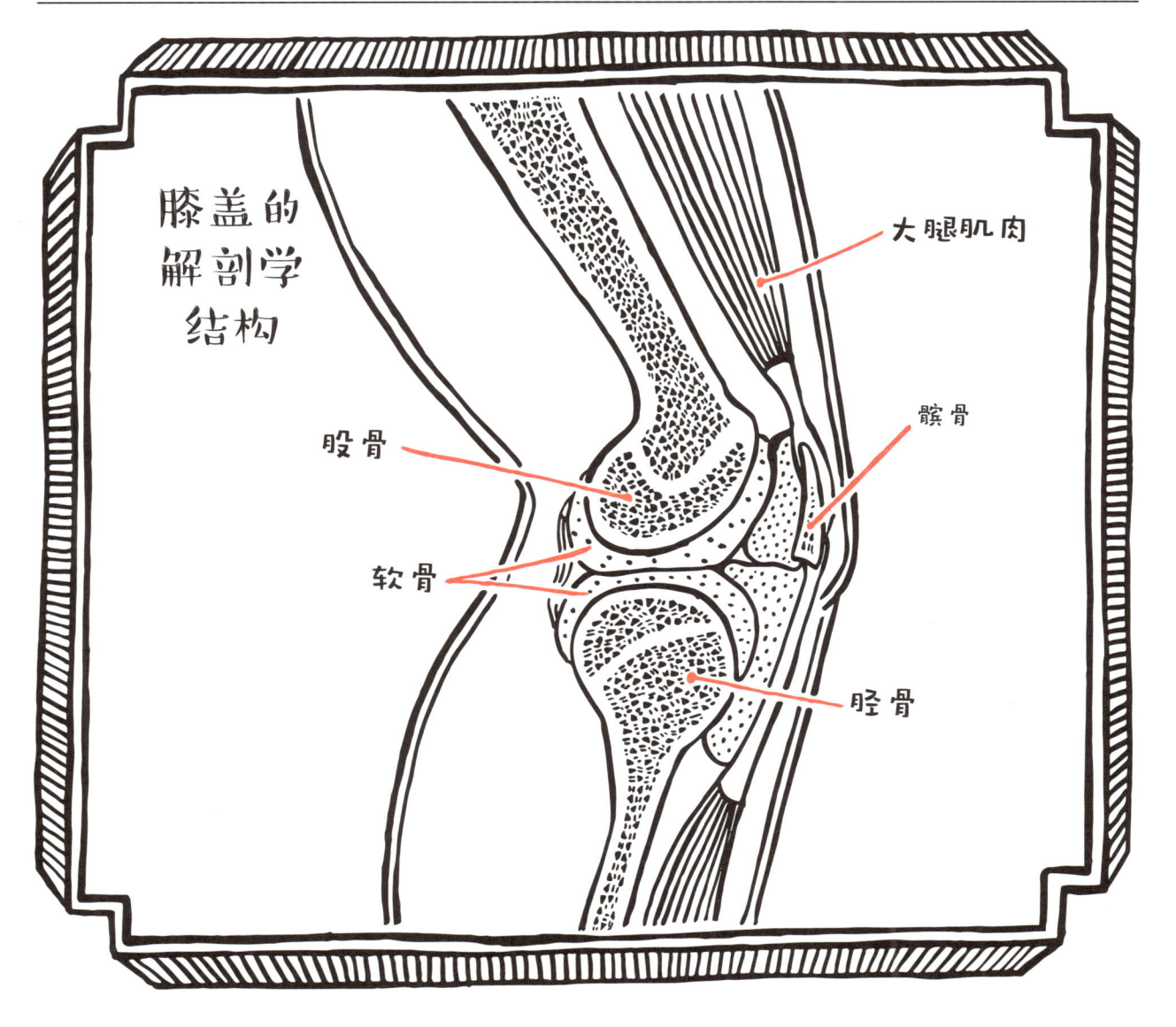

- 大腿肌肉
- 股骨
- 髌骨
- 软骨
- 胫骨

膝盖里面有软骨连接你的股骨和胫骨。膝盖要承受你整个上半身的重量。在你跑步或者跳高的时候，膝盖还要承受更大的重量。幸好膝盖为承受重量作好了一切准备。软骨负责保证你的胫骨和股骨不会撞到一起、互相摩擦，膝盖里面的一层液体还能把两根骨头隔离开，并且把跑步或者跳高产生的冲击吸收掉。关节虽然非常好用，但是如果经常需要承受太多压力的话，也会出现磨损的。你现在还不需要担心，关节磨损要在好多年之后才会出现。

手指里面也有关节，它们还能发出"咔咔"的声音，很多人以为这种声音代表关节受到了伤害。其实不用担心，唐纳·恩格（Donald Unger）已经帮我们研究过了。小时候，他的妈妈严厉地制止他，不让他捏手指发出"咔咔"的声音。唐纳长大了以后成了科学家，花了五十多年的时间做了一个实验，他从来只会捏左手的手指，从来不捏右手的手指。结果怎么样呢？两只手的骨头没有任何区别。他真的是一位非常负责任的科学家。

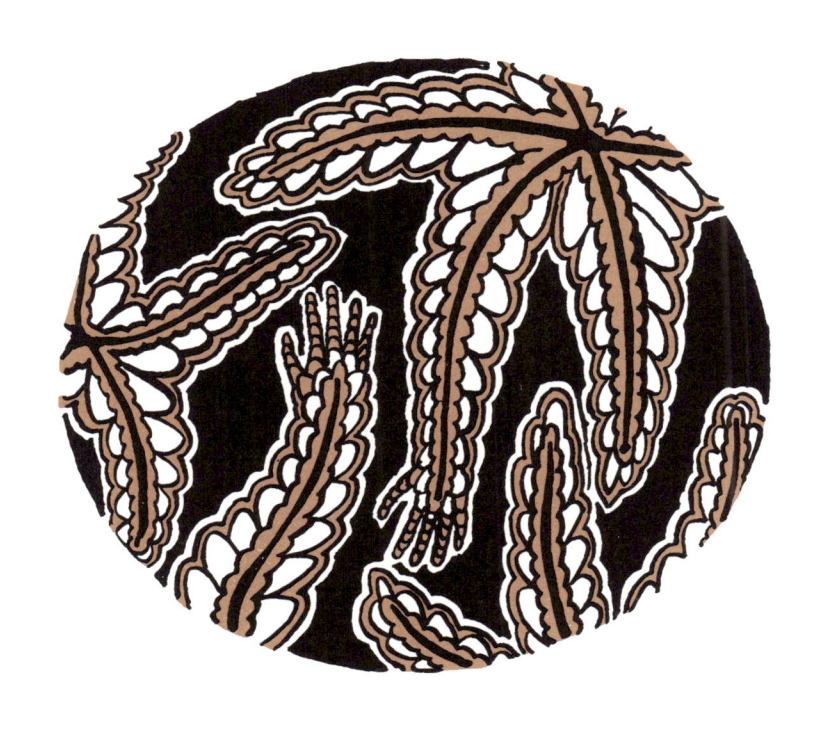

―― 第十部分 ――

生存

— 第十部分 —

孕育

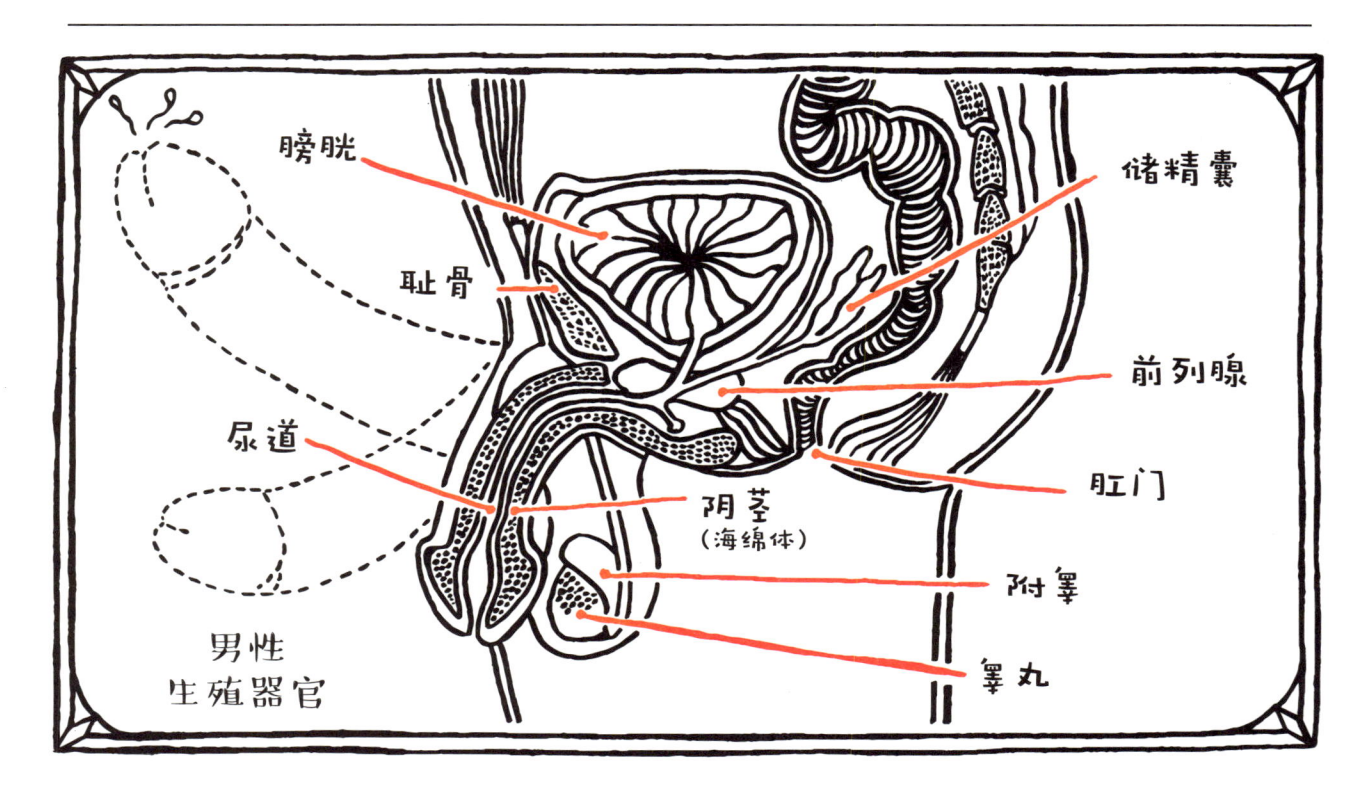

男性生殖器官（图示标注）：膀胱、耻骨、尿道、阴茎（海绵体）、储精囊、前列腺、肛门、附睾、睾丸

为什么现在我们要回到这本书的开头？

好了，我们来聊聊性。说一点就可以了，因为很多东西用文字是解释不了的，就像你没法和没用过现代科技的人解释无线网络是什么一样，或者给从出生就看不见的人解释伦勃朗（Rembrandt Harmensz van Rijn）的画长什么样子。世界上最美妙的感觉没法用文字来形容，它会让你暂时失去思考的能力。这种感觉只可意会，不可言传。虽然我不能把它写出来，但是我可以告诉你产生这种感觉的身体器官是怎么工作的。这个部分聚集了几千条神经，所以特别特别敏感。你应该能猜到我在说什么地方了吧？对了，就是下边那里。这种感觉叫作高潮。

男性在经历高潮的时候，他们的阴茎会喷射精液。精液里面有几亿个精子。女性也会经历高潮，但是她们没有射精这个过程。你只有在进行性行为（或者做梦梦到性行为）的时候才能经历高潮。性是很愉快的事情，但也是很私密的事情，所以性会唤起很多深沉和复杂的感情。所有跟性有关系的事情，都和高潮一样让人感到愉悦。性也可能会让人非常难受，比如在过于紧张的情况下，或者参与性行为的人根本不想这么做，却被别人逼迫。所以最好的办法是等到你再大一些再去体验。更重要的是，性行为的后果可能会非常严重，严重到再生出一个小小的孩子来。你自己也是性的产物。好了，现在我们又回到这本书开头了，就是"生命的赛跑"那一部分。你还记得那场比赛都发生了什么吗？

为什么不用打扮就能变漂亮？

为了帮你回忆，我再来简单地讲一下。但是我这次不会再用精子的视角来讲这个故事。绝大部分精子都没有存活下来的机会，这一点你已经读到过了。对于卵子来说，其实也是一样的。给了你生命的那一颗卵子，在你妈妈还在她妈妈——也就是你外婆——肚子里的时候，就已经存在了。八周大左右的时候，身体里就已经开始形成卵子了。我说的可不是出生八周的时候，而是受精卵八周大的时候，那个时候你的妈妈看起来更像一个外星小虫子，一点都不像婴儿。从那个时候开始，你妈妈的身体里会出现十几万个卵子。但是等到其中一个给你生命，就是很久很久以后的事情了。

卵子来自于女性下腹——就是肚子靠下的位置——的输卵管，有的时候来自左边的那根输卵管，有的时候来自右边的那根。每根输卵管都连着一个小鼓包，里面有几百万个卵子，这两个小鼓包叫作卵巢。每个月只有一个卵子离开卵巢，而且它还会被一层厚厚的保护细胞包裹着。卵子进入子宫之后，会落在子宫里的黏膜层上。这个卵子离开卵巢的过程叫作排卵，每个女性一生中大概会进行四百多次排卵。这四百多次排卵里面，绝大部分都没有什么成果。如果落在子宫里的卵子没有在排卵之后的几天里被受精，那么它之前在卵巢里苦等的那些年就都白费了。这颗卵子会被分解掉，永远地失去被受精的机会。有趣的是，很多科学实验都证明了一点，如果一位女性正在排卵过程当中，那么男性会认为她比平常更有吸引力。到目前为止，没人知道这是为什么。如果单看受精的成功概率的话，假如这个时候有精子去卵子家里敲门，成功率确实是要高一些的。

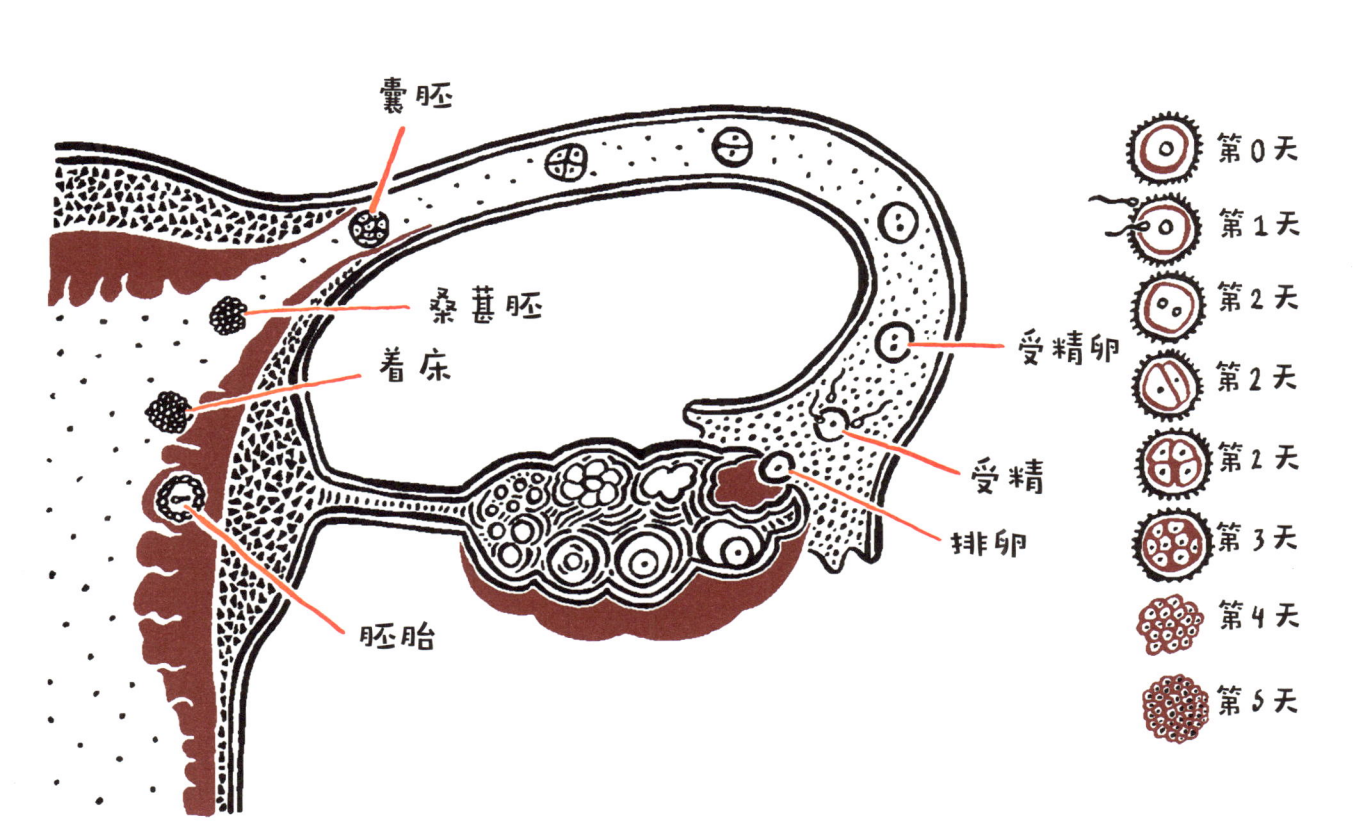

现实 　　广告

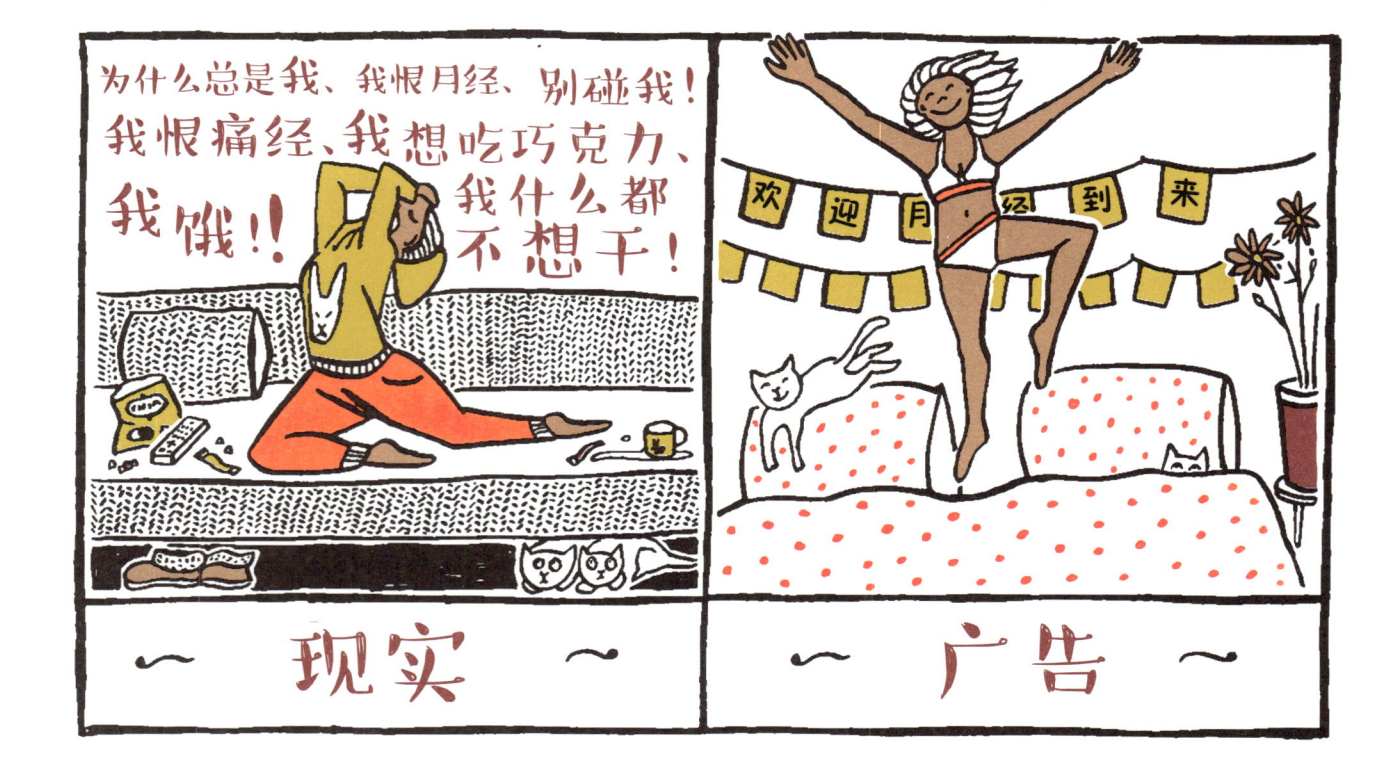

为什么不要太相信广告？

绝大多数的卵子不会被受精。不过这也是好事，否则地球上就不止 70 亿人了，估计要有 700 亿。被卵巢排出来又没有受精的卵子不会在身体里面停留太久。身体会在排卵后的第二个星期开始清理工作，卵子和卵子停留那一片黏膜层都会被清理掉。身体会把这层黏膜铲起来，所以子宫也会出一些血。我们把这个过程叫作月经或生理期。电视广告里正在经历生理期的女性看起来都非常愉快。她们穿着紧身的白色裤子，开心地大笑，甚至还会祝对方有个愉快的生理期。但是现实往往跟广告不一样。生理期的女性经常会肚子疼。生理期还会导致女性身体里的各种激素不受控制，很多女性都会感觉不太愉快——有些甚至会觉得非常糟糕、很容易生气，或者正好相反，有些人会变得特别沉默和沮丧。更何况，失血本来就会让人不开心。古埃及的女性会把莎草纸堵在阴道的出口，防止血流出来弄脏衣服。古罗马女性更喜欢用羊毛。再晚些时候的欧洲，流行什么都不做，直接让血流到衣服上面。直到第一次世界大战期间，前线的护士才想到把给士兵止血的棉条当作卫生巾用。那些棉条制造商别提多高兴了，销量一下子翻了好多倍。现在，生产卫生巾和卫生棉条的公司还是能赚很多钱。卫生巾和卫生棉条让现在女性的生理期稍微少了一些麻烦。

为什么精子不能走红毯？

如果卵子想要保住性命，就被精子受精——也就是需要性。在发生性行为的时候，会有 3 亿个精子被射进女性阴道里面。大部分精子根本接近不了卵子。卵子是人体内最大的细胞，而精子却是人体内最小的细胞。精子看起来像尾巴很长的很小很小的蝌蚪。长尾巴可以为精子提供前进的动力。但问题是，精子根本不知道该往哪个方向跑。更惨的是，阴道完全不欢迎这些精子。对于阴道来说，精子是可能会引起疾病的东西，所以阴道的内壁上还有一层可以杀死精子的酸性物质。一个小时之内，精子就不剩下多少了。侥幸存活下来的精子却还有好长的一段路要走：穿过整个子宫。这段旅程也不安全到哪里去，因为它们要面对无处不在的白细胞，随时有可能成为它的猎物。

虽然卵细胞是细胞里面最大的一种，但实际大小其实还是非常非常小，所以很容易就错过了。为了提高成功率，卵子会一直向精子发送化学信号，直到有一个精子进入卵子的细胞膜位置。在第一个精子进入的一瞬间，卵子的细胞膜会完全关上，不让别的精子再有机会进入。现在结合成一体的卵子和精子要开始孕育一个新的生命了。

随着科技的发展，这已经不是唯一一种孕育新生命的办法了。有些想成为父母的男性和女性不能通过我上面讲的那种方式怀上一个小宝宝，所以他们会请医生在实验室里把卵子和精子结合起来。如果你刚好属于这种情况的话，也不要气馁。虽然你没有参与那场赛跑，但是你是被专业的医生亲手挑选出来的，所以你也是独一无二的。

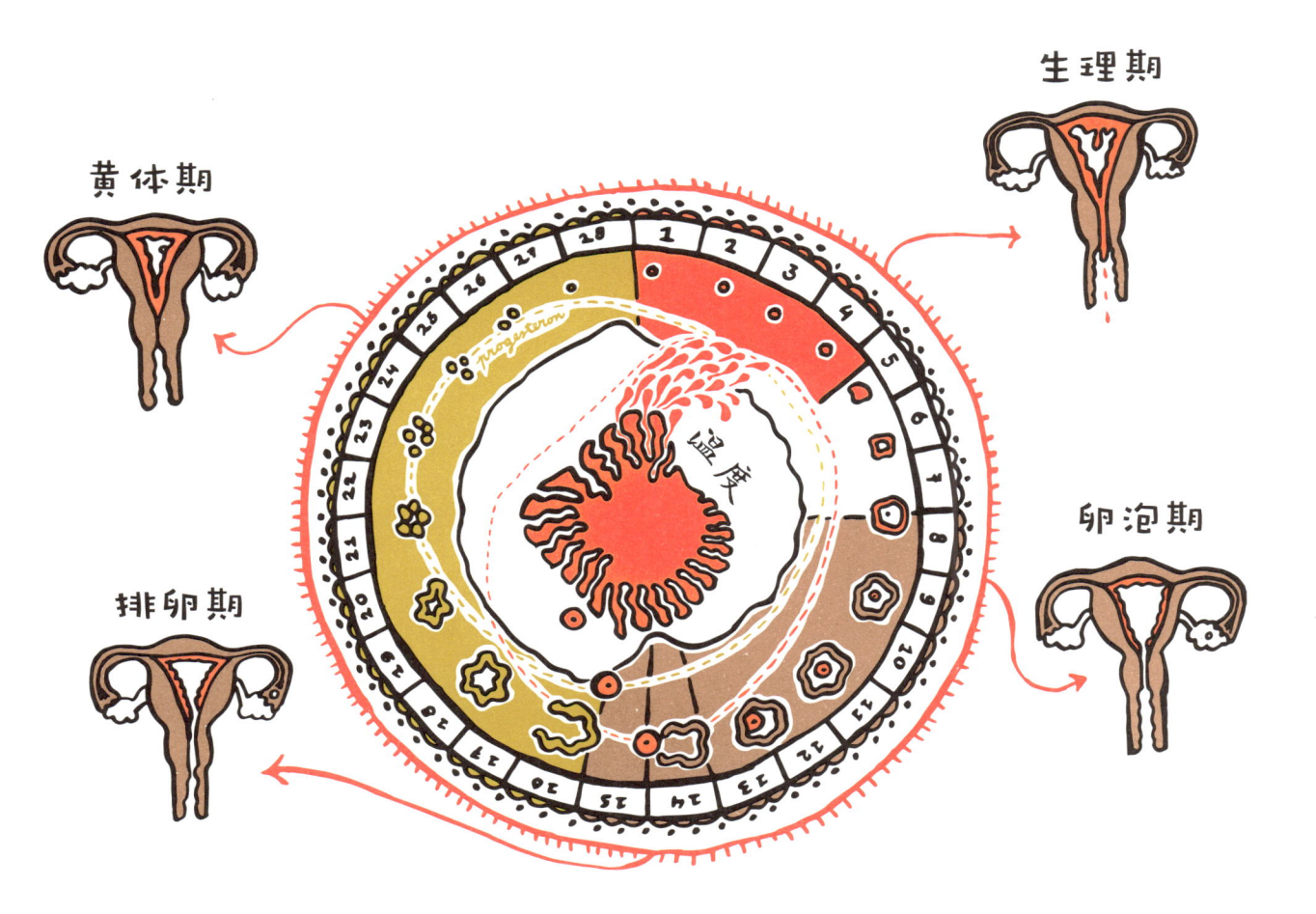

第十部分

子宫里面

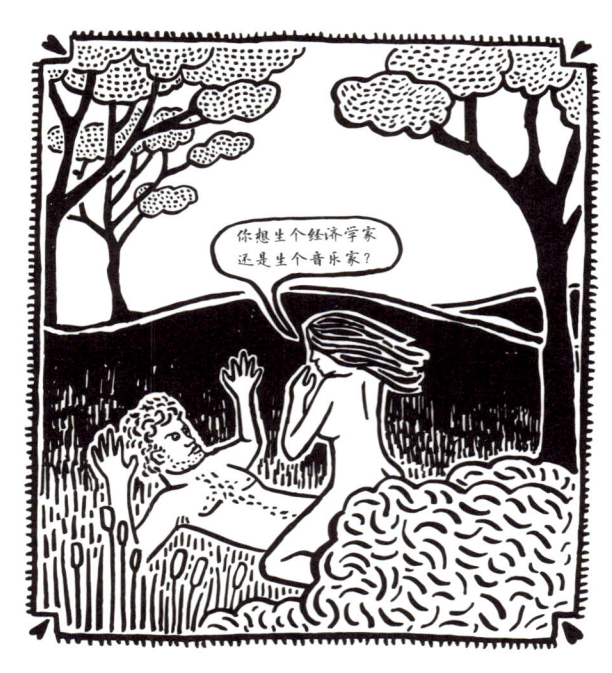

为什么一个孩子能不能成为钢琴家其实在受精时就已经决定好了？

精子和卵子结合到一起变成新细胞的时候，会发生一件神奇的事情。虽然这个时候受精卵只是一个细胞，但是它已经决定了这个孩子的性别还有长相。爸爸和妈妈的基因结合之后，产生了21000个新的基因，一半是妈妈的基因，一半是爸爸的。孩子可能会有妈妈的耳朵、爸爸的下巴、外婆的鼻子和奶奶的嘴等等。在这一瞬间，这个孩子以后能成为大钢琴家还是聪明的数学家其实已经被决定了。当然，除了有音乐天赋的基因之外，这个孩子还得有机会接触到钢琴。要不然，不管有多少天分，也不可能成为钢琴家的。一个孩子的生活环境、成长经历的重要性和基因是一样的。

一个受精的卵子叫作胚胎。胚胎非常容易受伤，它分裂的速度非常慢，三天之后，才只能分裂成16个细胞。在这之后，胚胎的分裂速度才会越来越快。在分裂刚开始的时候，胚胎里面只有一种细胞：干细胞。干细胞能变成两百多种不同的细胞，包括骨骼细胞、皮肤细胞、脑细胞等等。在胚胎成长的同时，妈妈的身体也会发生各种变化。妈妈体内的血液会增多，而且会制造更多的红细胞来保证子宫和胚胎得到足够的氧气。我们能看到的第一个器官就是胚胎的心脏：在胚胎还只有葡萄籽那么大的时候，心脏就已经开始跳动了。

为什么其实婴儿已经会走了？

在受精四周之后，胚胎就已经有豌豆那么大了。现在我们在胚胎上能看到两个黑色的小点点——眼睛已经开始发育了。这个时候，胚胎大概每天能长1毫米，还会长出小分叉——也就是后来的小胳膊和小腿。这个阶段的胚胎看起来完全不像一个小人儿，而是跟猪或者黑猩猩的胚胎没有什么区别。六周的时候，胚胎已经长大了一点，但也只有一颗核桃那么大。七八周的时候，胚胎开始有了一点小人儿的样子。从这个时候开始，医生就不再说胚胎了，而是说胎儿。

胎儿九周大的时候，开始会动。他的肌肉变得越来越有力量，还能自己动起来。胎儿从头到脚都泡在水里，被一个袋子包裹着。他也能微微地呼吸，只不过他吸进去的不是空气，而是液体。这对宝宝来说不是问题，因为他的氧气不是肺提供的，而是来自妈妈的血液。

再过两周，宝宝会开始走路。不过当然不是穿着鞋在街上走，而是在妈妈的肚子里踢腿。这不是宝宝的大脑有意识地在走路，而是一种非条件反射。刚刚出生的宝宝也还保留着这种反射。

为什么胎儿都"长成"了还不能出生？

受精之后三个月的宝宝已经有两百多种不同的细胞了，基本上和你身体里现在有的细胞没什么区别。四个月的胎儿大脑就开始发育了。他的骨头也越来越坚固。眼睛最开始出现的时候，会长在脑袋的两边，就像小鸟一样。但是这个时候，胎儿两只眼睛之间的距离已经没有那么远了。胎儿的小手有时候会自己抬起来或者放下去。

有一些五个月大的胎儿已经能睁开眼了，倒不是因为子宫里面有什么好看的风景，但这说明他们已经会眨眼了。这个时候的胎儿已经"长成"了，毕竟他们连指纹都有了。可是如果他们想在子宫外面存活下来，就还要在妈妈的子宫里再多成长一段时候。这是因为他们的肺还没有完全长好。六个月大的胎儿才开始有在子宫之外存活下来的可能。这个时候，胎儿最好还是留在子宫里继续长大一些，好变得更强壮一些。七个月的时候，胎儿的各个器官基本都能工作了，只不过它们真的非常小，又非常脆弱。

为什么肚子里的宝宝的口味是妈妈决定的？

虽然子宫里既没有好看的风景也没有什么声音，但是胎儿的各种感官已经发育得很好了。他们甚至能尝到妈妈吃的食物的味道。如果这个时候妈妈很喜欢吃大蒜，那么她的孩子以后很可能也会喜欢大蒜的。

胎儿在妈妈的肚子里能听到咕噜咕噜的声音或者妈妈身边特别大的声音，尤其是很大的震动声。对于胎儿来说，震动声听来就像很远的地方有一场摇滚音乐节一直没结束一样。胎儿其实很喜欢音乐：如果妈妈听的是节奏很快的舞曲，肚子里的宝宝也会很兴奋；听很安静的音乐的时候，宝宝会安静地一起听。这个时候他们的手指已经会动了，但不一定是左手还是右手，这个时候就已经可以知道他是左撇子还是右撇子了。眼睛虽然已经可以看到东西了，但是眼睛的颜色还没有确定。在这个阶段，蓝色的眼睛也可能会变成棕色。宝宝出生几个月之后，眼睛的颜色才最后确定下来。胎儿醒着的时间不长，大部分时间都是在睡觉，而且跟我们做梦的时候一样，都是在快速眼动睡眠阶段。所以这个时候，胎儿可能就会做梦了。可惜我们不能直接问胎儿来确定这个猜想，不过我猜他们的梦应该也不会非常刺激。

八个月大的胎儿已经可以在子宫外存活下来了。但是如果他在妈妈的肚子里再多待一些时间，他会变得更加健康。现在他已经会笑了，而且会经常笑。基本上所有的脑细胞也都发育完全了，大概有860亿个。大脑的发育程度并不能决定胎儿什么时候出生，但是肺的发育程度可以。如果肺部发育完毕了，那么胎儿也就准备好迎接这个世界了。肺会制造一种激素，告诉胎儿的身体可以准备开始了。肺对于刚出生的婴儿来说非常重要，因为它们从婴儿离开妈妈身体的那一刻起就要开始工作，把肺里的液体排出去，把空气吸进来。

只要离开了妈妈的肚子，婴儿最自在的时光就结束了。他们会开始经历疼痛、饥饿和寒冷。在出生之后的一段时间里，他们还会忘记该怎么笑。直到出生四个星期之后，他们才能像胎儿时期一样又开心地笑起来。希望他们从这个时候开始能一直开心、努力地度过快乐的一生。

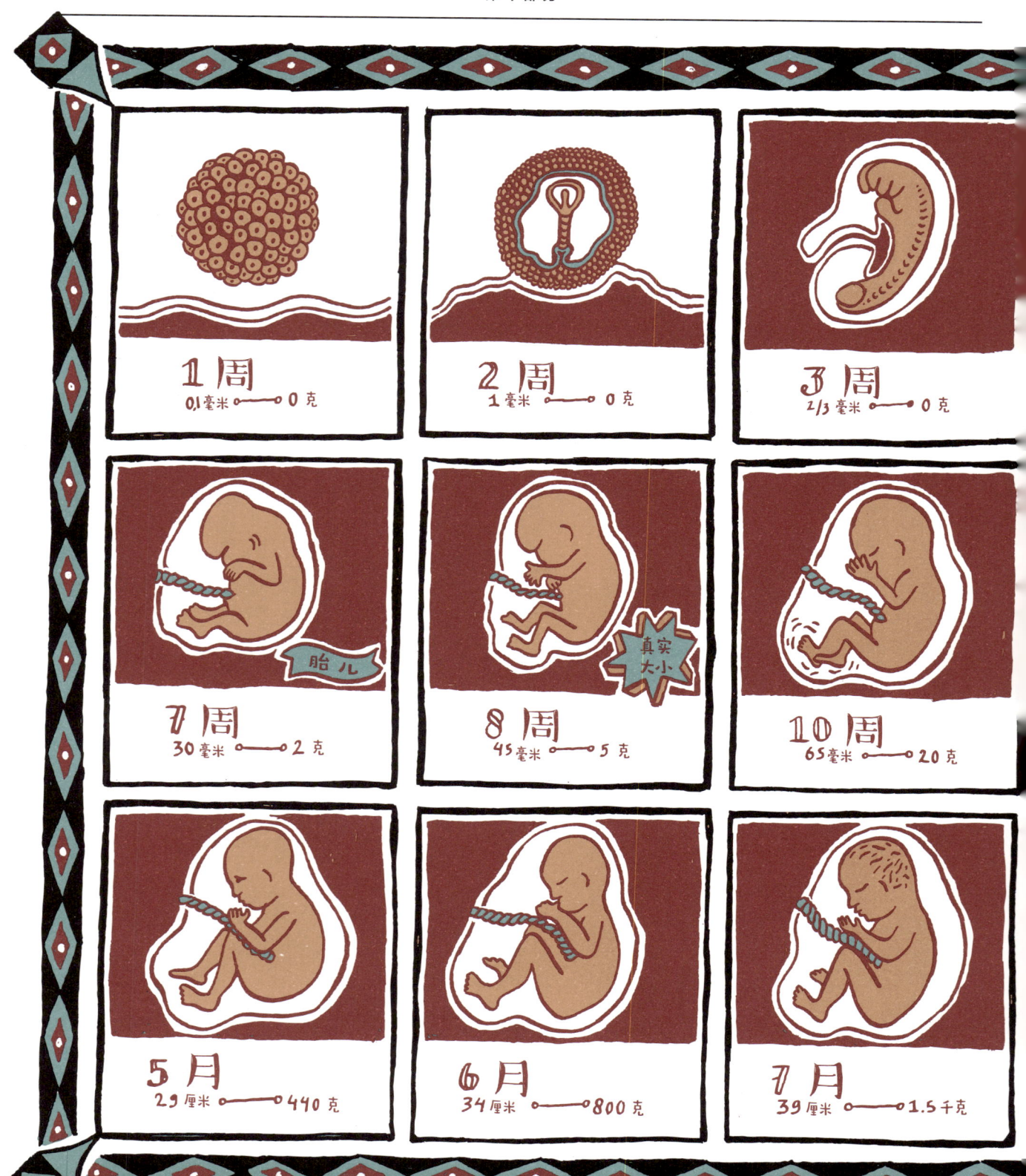

— 第十部分 —

1周　0.1毫米 — 0克	**2周**　1毫米 — 0克	**3周**　2/3毫米 — 0克
7周（胎儿）　30毫米 — 2克	**8周**（真实大小）　45毫米 — 5克	**10周**　65毫米 — 20克
5月　29厘米 — 440克	**6月**　34厘米 — 800克	**7月**　39厘米 — 1.5千克

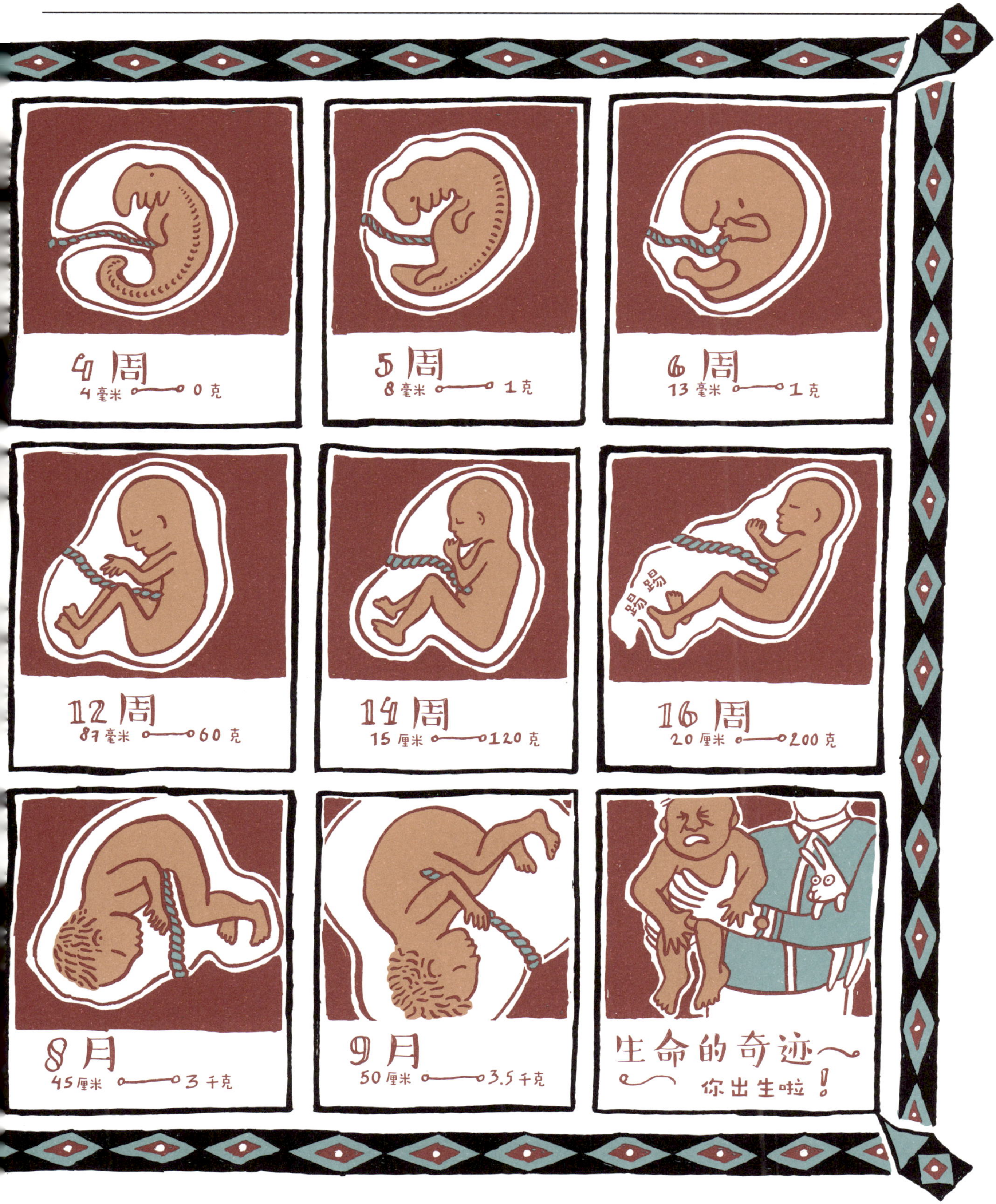

- 生存 -

4 周 4毫米 0克	5 周 8毫米 1克	6 周 13毫米 1克
12 周 87毫米 60克	14 周 15厘米 120克	16 周 踢踢 20厘米 200克
8 月 45厘米 3千克	9 月 50厘米 3.5千克	生命的奇迹～ 你出生啦！

— 第十部分 —

我们的未来

为什么死亡其实不那么可怕？

现在的你，以前只是一个细胞而已。你的细胞不断地分裂，你也长得越来越大，越来越强壮。只要你活着，你的细胞会不断地分裂。大部分分裂出来的细胞和之前的细胞是一模一样的。有的时候，分裂的过程会出一点点小问题。这些问题很小，小到不会产生什么严重的后果。就好像你在复印的时候，不小心在复印纸上蹭了一点点油墨。这张纸上除了这一个点，其他的东西都没有变。复印件也不会出现什么大的问题，只是多了一个小点而已。不过只要这个点出现了，它就会一直存在。如果这张纸一直被复印七十年，复印件上还是会有这个小点。

细胞在分裂的时候出现的问题就像这个小点一样。因为这个"小点"的存在，细胞慢慢地开始不能正常工作。每个人都会变老：皮肤上会出现皱纹、肌肉没有以前那么有力量了、骨头变得脆弱了等等。更何况身体里面还有一些细胞是不能分裂和更新的，比如脑细胞、视网膜细胞和牙齿等等。如果这些部位出现了问题，那身体就没办法自我修复了。也正是因为这样，上了年纪的人看起来状态没有那么好，而且他们的记忆力也没以前好了。

到了最后，我们的身体会没办法继续工作，这个时候就会发生无法避免的事情：死亡。死亡其实没那么可怕。你可以回忆一下你出生之前的生活，一点都不可怕不是吗？如果你不存在，也就不会感到难受了。死亡只是这样而已。也有些人相信死亡之后人还是在世界里的。如果这是真的，那么人就不能算是真的死去了。不管怎么样，有人去世对身边的人来说是非常难过的，尤其是朋友和家人。虽然死亡也许没那么可怕，但是死去的过程经常很让人难受。所以我们要做的事情就是尽可能多活一段时间。就这么说定了！不过，我们到底该怎么做呢？

为什么不是所有的百岁老人都要住到养老院里去？

为了研究人的寿命究竟能有多长，人们做了很多很多的实验。其中有一个实验专门研究超过一百岁的老人，结果非常有趣。如果你想长命百岁，最好先去看看你家里的老人们是不是都很长寿，因为长寿其实是遗传的，就像下棋的天赋或者容易出汗的脚一样。有些家族的基因就很长寿，另外一些家族可能就没有这么幸运了。这对你来说不能算是好消息，因为你现在想要换一对父母也已经晚了。

那么我们能做些什么呢？最重要的是要学会缓解压力。很多超过一百岁的老人都度过了很平静的一生。有很多百岁老人都是农民或者渔民，他们不在乎股市涨跌、盈利目标或者自己在社交网络上获得的点赞数量。而且他们的工作需要运动。有些百岁老人九十多岁了还在工作。他们不会退休，还是会像平常一样生活。这些老人也不会去养老院，因为他们更喜欢生活在自己家里。他们不抽烟，饮食习惯也很好：不吃太多的肉，或者根本不吃肉；吃很多蔬菜、水果和橄榄油；有的时候再吃一点鱼或者大豆。最重要的是，他们吃得并不多。很多科学调查都发现，吃得少一些的动物，能活得更久一些。这些百岁老人可能就是这样。

为什么如果你活到一百二十岁，可能比现在还健康？

要是你的家族里没有长寿的基因怎么办？别担心，我们还有现代医学呢。现在我们要面对很多能杀死我们的疾病，而且没有药物能治疗它们。不过，医生越来越聪明了。现在很严重的疾病，也许在十年或者二十年之后就可以治疗了。还有人相信我们总有一天可以长生不老——只要我们不被岩石砸死或者被鲨鱼吃掉。这些人不仅相信医生在未来能治好所有疾病，他们还相信以后会有新的方法能让人根本不会生病。比方说我们的细胞在复制的时候不会再出错，这样的话，我们在一百二十岁的时候，就不会变成一个满脸皱纹、记性不好的老人，反而会更像一个现在四十岁的人一样健康。

医学家还在研究怎么治好不正常工作的身体器官。他们可以给病人移植一个人工心脏或者人工肾脏，再或者想办法用你自己的细胞培养一个新的器官出来。专家们已经有了很多的突破。用大脑控制的机械手臂或者用自己的细胞培养出来的膀胱都已经成为现实了。要是在车祸里失去手臂的人，能够再长出一条新的手臂就好了。这样的事都能实现吗？也许未来就可以了。

为什么也许未来的人根本就不会死去？

我们身体上的小伤口，不需要我们做什么，就能自己长好。但是被截肢的人，就不能再长出一条胳膊或者腿来了。有些动物却有这种功能。断了尾巴的蜥蜴能再长出一条新的来。海星就算失去好几条手臂，也都能长出来。也许我们也可以学习一下这个技能。这些动物的秘密是一些神奇的细胞和一种粉末状的叫作细胞外基质的物质。细胞外基质就是细胞之间的物质，那些神奇的细胞就是干细胞。干细胞可以分裂，而且分裂出的细胞有不同的种类，它们最终组成了你的身体。

医学家已经成功地使用干细胞和细胞外基质，让一个病人被切掉的指尖重新长了出来。指尖上面还长出了指甲，连指纹都和之前一样。现在，医生已经开始用这种办法帮助那些腿受了重伤的士兵。治疗非常成功。这种治疗方法是这几年才有的，所以我们还要等上一段时间才能知道它的具体效果。世界上第一台电脑和电视机都不是非常完美的。但是等到你七十岁的时候，我们的医学肯定已经有了非常大的进步了。

也许，那些相信以后人类不会再经历死亡的人是对的。但是，这么多人要住到哪里去呢？地球上现在就已经有73亿人了！未来肯定还会有更多。如果所有人都不会死，那么我们要从现在就开始认真地思考怎么解决这个问题了。

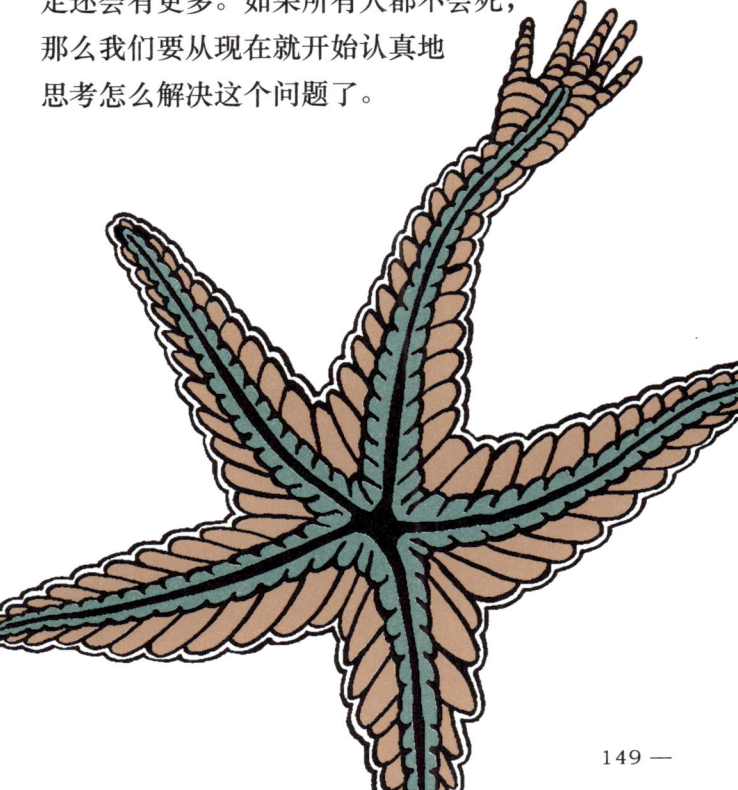

致谢

我只是一个普通的童书作家。这本书里的所有信息都来自那些对人体有深入了解的专家们写的书。这些专家对人体的了解比我要多得多,我非常感谢他们。我更要感谢那些给我提供了采访机会的医生和医学专家,他们帮我改正了书中的错误,并且加入了很多既科学又有趣的内容。我衷心地感谢他们的帮助。

我要感谢:埃斯特·尼伦、赫拉德·柯尔克霍福、布鲁诺·罗斯、迪克·斯瓦伯、提尔达·德·法博、艾伦·德·龙、雅尼娜·路德斯·范·勒尼普、斯威德·范·德·普尔、赫拉迪尼·斯库特、英格利·塞兹、马丁·麦尔、雷妮·德·维克、赫特尔德·泽恩斯特拉、安妮玛丽·穆尔德斯、彼彼·迪蒙·达克、克莱尔·罗茨和伊丽莎白·德·哈斯·范·德尔斯。

知识并
不代表智慧

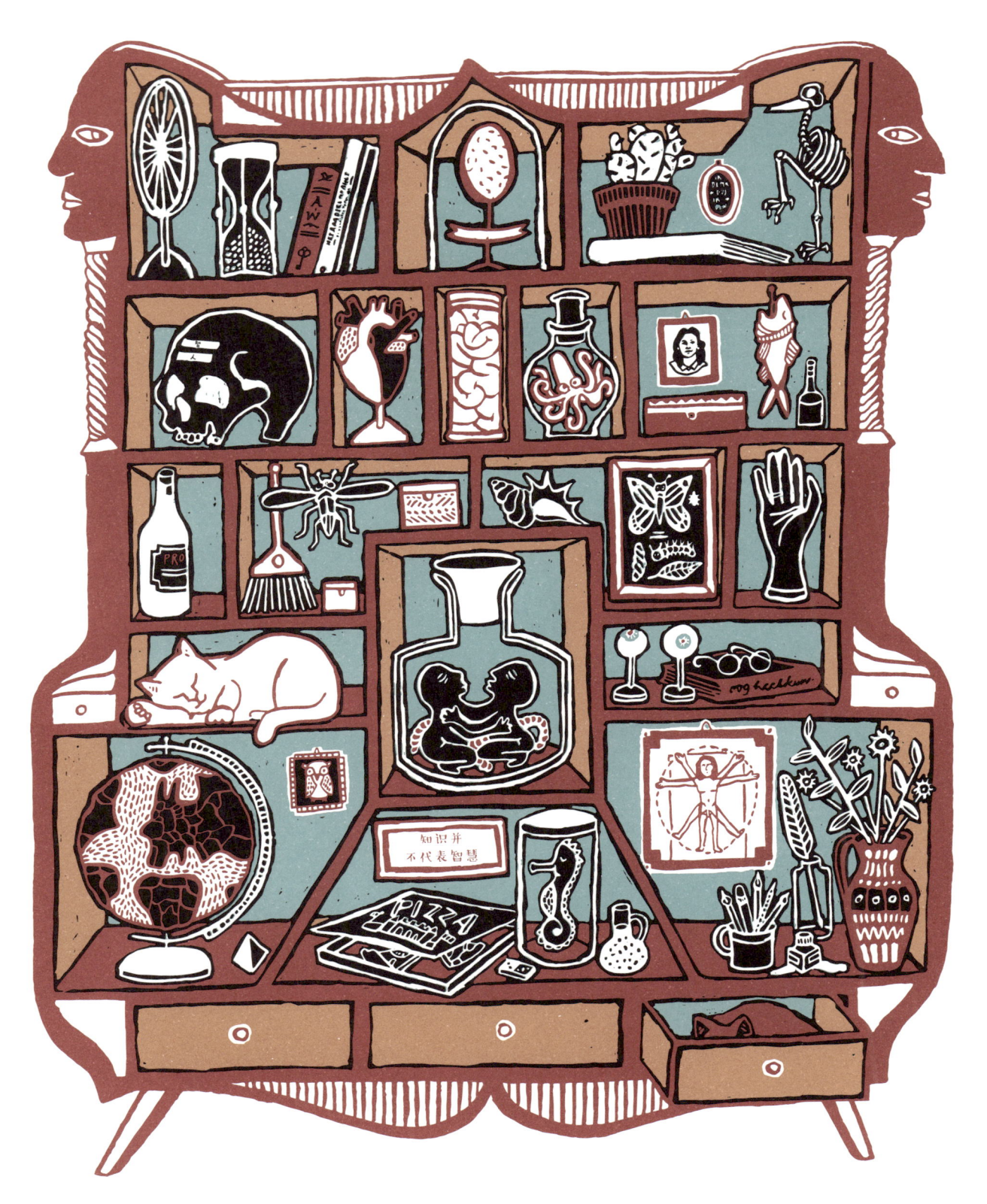

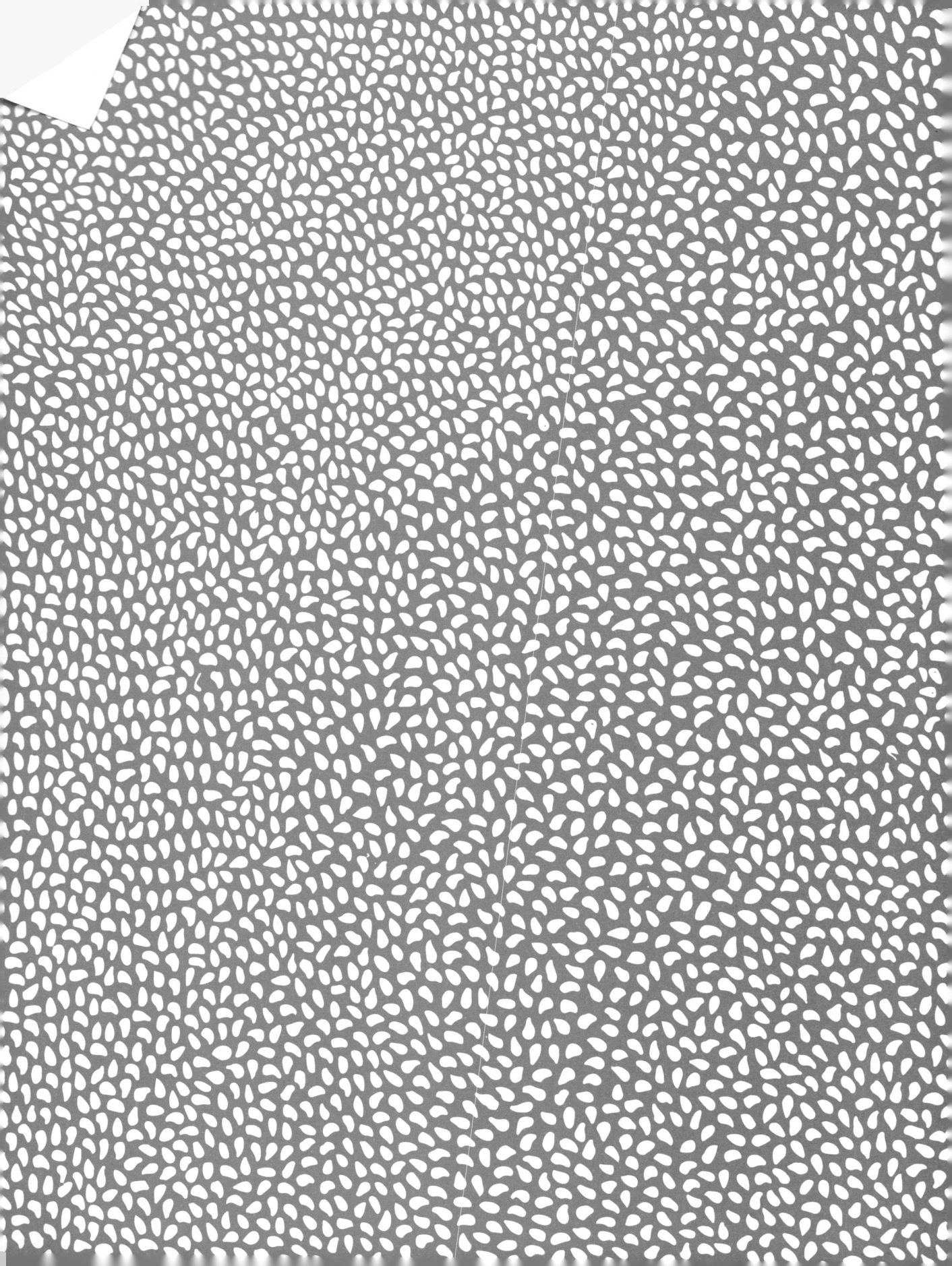